公立医院运行模式与治理路径研究

范围 著

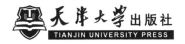

天津大学出版社
TIANJIN UNIVERSITY PRESS

图书在版编目（CIP）数据

公立医院运行模式与治理路径研究 / 范围著 . -- 天津：天津大学出版社，2022.5

ISBN 978-7-5618-7161-4

①公… Ⅱ . ①范… Ⅲ . ①医院－管理体制－研究－中国 Ⅳ . ① R197.32

中国版本图书馆 CIP 数据核字（2022）第 071336 号

出版发行	天津大学出版社
地　　址	天津市卫津路 92 号天津大学内（邮编：300072）
电　　话	发行部：022-27403647
网　　址	www.tjupress.com.cn
印　　刷	廊坊市瑞德印刷有限公司
经　　销	全国各地新华书店
开　　本	185mm×260mm
印　　张	15.5
字　　数	387 千
版　　次	2022 年 5 月第 1 版
印　　次	2022 年 5 月第 1 次
定　　价	58.00 元

前　言

　　根据决策权在政府与公立医院之间的分配情况，目前各国公立医院治理方式可以分为两大类：一类是政府以集权的行政化手段来管理公立医院；另一类是政府采取分权（自主化、法人化、民营化模式）方式治理公立医院。无论哪种模式，其实质都是改变政府与公立医院之间的关系，不同程度地下放公立医院决策权。总体来看，我国公立医院的自主权呈不断扩大态势，多数处于"预算制组织"与"自主化组织"之间。中国公立医院与政府间关系存在着三种类型：政医不分、政医分离、政医分开不分离。政医不分与政医分离两种类型的具体表现形式有公立医院不自主、依附式自主、膨胀式自主与萎缩式脱离。

　　基于委托代理等理论，将以"法人治理结构"为核心的制度安排作为调整政府与公立医院关系、实现政医分开不分离的突破口，提出基于多中心治理理论的公立医院法人治理结构、制衡与激励约束机制。治理结构中各主体附着于承载着其所在组织的特性与使命，在中观层面上实现协同治理。政府主导宏观治理，以院长为核心的医院管理层主导微观治理。三个层次的决策中心通过理事会等中观治理平台相互传导与协调，形成在规则体系内（理事会章程等）归置彼此间关系的互动运作模式，决策方式由政府一元、强制、垄断走向多元、自发与协同。中国公立医院与政府关系应从依附式自主走向双/多中心协同治理。理事会的角色表现涵盖监督、服务、战略与资源依附四种作用。规模、所有制结构与发展周期三个背景性因素的引入，增强了对角色表现潜在变化的解释力。基于委托代理理论、管家理论、资源依附论对理事会角色表现进行"结构"与"过程"双重逻辑探析。

　　本书以半结构化访谈方式实地调研，考察深圳南山区人民医院（理事会型法人治理）

和香港大学深圳医院（董事会型法人治理）治理结构与"治理促管理"机制。香港大学深圳医院作为公立医院综合改革试点，在融合创新的治理视阈下因地制宜与香港大学协同构建以董事会型法人治理为核心的管理制度、以病人健康为中心的医疗体系与现代化管理模式，推动管理人本化、科学化、精益化与数字化等，涉及先全科后专科、大专科小综合、打包收费制、唯一病人号等，为综合性公立医院管理制度创新与管理能力现代化建设提供前瞻性参考。法人治理结构是促成两种不可或缺机制——外在环境的竞争及监管机制与公立医院内部运营机制有机关联的平台与纽带。将分散于政府各部门的办医职能统一集中到理事会之类的议事平台上，解决外部治理分散化问题。

本书运用案例研究与问卷调查等方法，考察 T 市 BH 区口腔医疗机构卫生监督管理情况，从法律法规政策体系、外部监管模式与内部管理制度建设三大维度提出改进建议。运用文献分析与案例分析等方法，解析医疗机构临床用血质量安全监管的结构要素。基于 2016、2017 年度 T 市临床用血监督检查与行政处罚的数据资料，考察 T 市医疗机构临床用血监管现状，从监管对象、监管主体与监管模式等方面优化监管路径。基于信息不对称、冲突治理与协同治理理论，运用访谈、案例分析等方法，解析我国医疗纠纷处理的主要模式与化解路径，从政府职能、制度建设及舆情引导等方面优化医疗纠纷化解路径。

本书以历史、国际与现实的维度探索城市公立医院治理路径，紧密结合各国公立医院治理宏观环境，将对公立医院治理实践的考察置于各国的医疗卫生政策体系内。运用四维中观评估框架——制度安排、财务安排、责任安排及决策权限、能力与责任匹配度，从可及性、控费、质量和满意度等方面，评析英国和葡萄牙等国家的医院治理模式。变动中的医院治理形态揭示出各国旨在寻求公平、效率和回应三个维度的均衡。第一，提升医疗服务的总体效率是各国公立医院治理变革的基本目标，对战略和运营两个层面的财务议题的重点审核折射了这一点。第二，医院自治和政治控制间的平衡点取决于医院通过自身力量履行义务与独立处理问题的能力，患者人群的期望，所引入的新模式的性质，市、区域或国家政府的预期、行为和财政状况等。第三，受所根植的社会思潮和文化传统的深刻影响，医疗体系深受国家及区域社会政策的影响，"路径"依赖于社会保障制度的演化。第四，无论是委托代理模式，还是新公共管理模式，利益相关方在院长高管层之上都有类似于理事会这样的决策议事平台，社会精英、医护代表、社区代表等多元参与已成趋势。财务绩效与诸如护理质量、病患安全回应性和患者满意度等议题，是引导理事会/董事会活动的焦点。

从中国的现实性与宏观背景出发，提出在健康中国战略下重塑公立医院治理理念，以全民健康管理理念引领制度安排。转变办医理念，实现法人治理"分级决策"；重塑管医理念，从粗放式到精细化，从分散化到一体化；转变行医理念，推进诊疗标准化与服务人性化；转变供给理念，从规模扩张转向资源整合；管理层方面，从医而优则仕到管理队伍职业化；发展理念回归，针对我国公立医院特点，设计"公益性"保障和竞争力提升指标体系。

目　录

第1章 导论

1.1 引言

全球医疗服务体系普遍低效，医疗费用不断上涨，人才流失、资源浪费和腐败等现象并存，已引起各国政府深入关注。经济合作与发展组织（Organization for Economic Co-operation and Development，OECD）典型国家普遍进行了公立医院治理变革。我国公立医院收支规模不断扩大，医教研防等业务活动、预算资金资产成本管理等经济活动、人财物技术等资源配置活动愈加复杂，经济运行压力逐渐加大，亟须坚持向公益性方向发展，加快补齐运营管理短板和弱项，向精细化管理要效益。

2009 年 3 月，中共中央国务院《关于深化医药卫生体制改革的意见》指出"要推进公立医院管理体制改革，积极探索政事分开、管办分开的多种实现形式；落实公立医院独立法人地位，建立和完善医院法人治理结构。"在中国长达四十多年的医药卫生体制改革历程中，《关于深化医药卫生体制改革的意见》作为医改新方案，具有里程碑的意义，明确了在市场经济环境下，我国公立医院改革和发展的方向。2009 年出台的《医药卫生体制改革近期重点实施方案（2009—2011 年）》指出只有真正落实公立医院的独立法人地位，才能在实行管办分开的同时从根本上激发公立医院的内在活力。

维护公益性与调动积极性是公立医院治理的价值目标。建立现代医院管理制度是公立医院改革的必经之路，是提高医院竞争力的紧迫要求（方鹏骞，张霄艳，谢俏丽等，2014）。制度化放权、治理有效、管理科学是其突出特征和要求（钟东波，2017）。《国务院办公厅关于建立现代医院管理制度的指导意见》（国办发〔2017〕67号）对建立现代医院管理制度做了系统安排，并且指出"加快医疗服务供给侧结构性改革，实现医院治理体系和管理能力现代化。""形成维护公益性、调动积极性、保障可持续的公立医院运行新机制和决策、执行、监督相互协调、相互制衡、相互促进的治理机制。"

1.1.1　问题的提出

　　《国务院办公厅关于建立现代医院管理制度的指导意见》（国办发〔2017〕67号）强调"坚持政事分开、管办分开。加快转变政府职能，深化"放管服"改革，合理界定政府作为公立医院出资人的举办监督职责和公立医院作为事业单位的自主运营管理权限，实行所有权与经营权分离。"我国公立医院去行政化改革相当迟滞（顾昕，2019）。管办分开是厘清政府职能的过程。政府如何行使公立医院举办权、重大事项决策权、资产收益权？如何加强对医疗质量安全、医疗费用及不良执业等行为的监管？在医院所有制性质不变的前提下，如何运用间接的制度力量更迭相对简单的直接控制手段，促进医疗资源合理配置，实现社会效益与运行效率的统一，是个亟待解决的难题（李晓颖，代英姿，2013）。

　　卫生部等有关部委于2010年发布了《关于公立医院改革试点的指导意见》，为公立医院改革提出了更具体的目标和任务，指出公立医院管理体制改革是公立医院改革诸项任务中最重要的内容，包括探索政事分开、管办分开的有效形式，建立协调、统一、高效的公立医院管理体制，科学界定公立医院所有者和管理者的责权，探索建立医院法人治理结构，推进医院院长职业化、专业化建设。2015年4月1日中央全面深化改革领导小组第十一次会议审议通过了《关于城市公立医院综合改革试点的指导意见》。公立医院改革试点城市承担着探索经验、提供借鉴的试点重任，力图在公立医院管理体制改革方面，特别是在建立公立医院法人治理结构方面，探索出一条切实可行的道路，以治理促管理。

　　"治理"一词是从企业界的公司治理结构中引入的，由于先入为主的原因，人们普遍将治理结构与企业界中的公司治理等同起来，进而认为只有实行股份制的医院才存在治理的问题，形成对公立医院治理的误解。其实，只要存在所有者和经营管理者之间的关系，就存在治理的问题。从理论和经验两个层面对中国公立医院治理变革现状及模式演进进行探索，关于公立医院治理的主要问题：一是政府权力与公立医院权利边界问题；二是政府与医院以及公立医院内部的委托代理问题；三是政府办医职能分散化，公立医院外部治理主体多头交叉的问题；四是关于公立医院治理模式（自主化/法人化/民营化）的选择，治理结构（董事会/理事会/法定机构等形式）的设定与治理机制的组合。

1. 政府与公立医院权责边界划分问题

"政事分开"的实质在于将对公立医院的微观管理权下放给医院管理层，政府专注于对公立医院的宏观调控。在传统的公立医院管理体制上，医院治理主要存在的问题是：卫生行政部门和公立医院之间的权责关系不明确，卫生行政部门既代表着政府的利益，又代表着公立医院的利益，既是"裁判员"，又是"运动员"，容易引发监管的缺位，造成执法不公、效率低下；政府没有行使好作为公立医院所有者代表的监管职能，缺乏对医院明确而有效的激励与约束；政府占有了医院的一部分管理权，医院的灵活性与能动性受到抑制，所有权与经营管理权错位、越位、缺位与不到位现象并存。我国绝大多数公立医院缺乏明确的出资人代表，公立医院的资产所有权在政府国资委。由于公立医院未建立出资人制度，政府部门的预算软约束难以真正对公立医院的国有资产运行情况进行监督。如此导致政府和院长的权责界定不清晰，如中国公立医院在购买大型设备、修建大楼方面医院院长却具有投资决策、预算制定这样的出资人权力，致使内部人控制现象严重；同时又面临人事、分配、任命管理干部等权力没有落实，难以激活医院活力，提高医院运行效率。医院绩效评价机制也缺乏合理性和运行的常态化，着眼于医院规模、创收能力，趋利现象严重，公益性必然弱化。公立医院治理的目的在于，使医院具有自主运营的能动性与灵活性，同时使政府卫生部门能够有效履行出资人和行业监管的职能。公立医院改革的关键是改革政府对公立医院的治理。模式是多样的，但不论采纳何种模式，最为重要的是实质性地改变政府与医院的关系。

表 1-1 "政""医"不分

存在问题		问题的具体表现	
所有权与经营权错位、越位、缺位、不到位	⇒	导致公立医院运营效率低下；国有资产流失；以院长为中心的内部人控制体制	阻碍公立医院增强核心竞争力；体现公益性

2. 政府与公立医院以及公立医院内部的委托代理问题

在院长负责制下，医院院长作为终极代理人，理论上享有医院决策权。在实践中，由于公立医院存在多个委托人（各级政府、政府职能部门都同时可以成为公立医院的委托人），以及委托人的目标不统一（按照国家卫生政策的规定，公立医院的目标是提供普遍服务、保护弱势人群，而事实上公立医院的目标还包括培养医学人才、资产保值增值等；院长关注的是他本人的社会地位、晋升机会和货币收入。由此导致难以确定医院和医院院长的绩效评估和考核体系,有些医院形成以院长为中心的内部人控制体制(李卫平,周海沙,2005)。

公立医院的性质决定了其行为方式直接牵涉公众利益。从理论渊源上公司治理对公立医院治理具有借鉴意义,但是,公立医院治理结构是公共服务组织的治理结构,而非公司治理结构。公共服务组织的治理强调各利益相关方在平等的前提下通过一系列的制度安排实现各方利益的协调和制衡,是一种基于共同利益基础上的协调和合作。公立医院治理通过治理结构设定来解决政府乃至全民对公立医院管理者如何进行激励和约束,如何实现公共问责的问题。

3. 公立医院外部治理分散化问题

公立医院治理的难点是理顺医院外部治理主体的责、权不一致的情况。中国的公立医院外部治理,主要来源于政府多个部门,呈现多头交叉治理,治理分散化的情形。政府"办医"职能分散在各个部门,编制、发改、财政、人力资源与社会保障、卫生等政府相关部门按照各自职责,直接对医院实施人员编制、政府投入、财政预算、人力资源调配和人员聘任等管理,造成政府对医院的管理职能难以协调一致。卫生部门主管医疗卫生机构和行业;人力资源与社会保障部门管理医保经费;发改部门管投资、价格和药品;财政部门管财政投入。公立医院要接受组织人事部门管理,如对院长任职资格审查、任免和任期考核等;要接受卫生行政部门的监管,如对医院业务开展的直接指导和监督;要接受物价部门管理,如依法依规严格进行医疗收费;要接受财政部门对财务状况的监督检查,以提高卫生资源配置效率;要接受审计部门对大额资金使用情况的审计;要接受食品药品监管部门对药品和医疗器械的安全质量检查。

如何将各部门观念、利益、分目标统合协调起来,产生乘数效应,避免内耗、扯皮与折扣,不偏离并尽可能接近总目标? 改善医院治理就是要使医院管理者的目标与所有者的目标接近。有些公立医院,治理不善的原因就在于目标不明确或相冲突。2012年前,医改办设在综合性改革部门,地位比较超脱,执行力强。2013年机构改革后,把国务院和地方各级医改办从发改委调整到卫生部门,客观上削弱了改革的统合协调力量,成为制约改革深化的体制上的原因。

4. 政事不分致监管不力,政事分离致治理真空

政事不分会导致政府监管不力。若政事分开,就能保证监管给力了吗? 政事分开不能分离,否则会带来治理真空。集权会增加信息成本和策略成本,分权则难以避免制度的缺失和规避责任。"政事分开、管办分开"意味着改变现行"行政事业一体化"的组织体制,"事业"

与"行政"部门之间实现：从隶属关系到契约关系。对"政事分开、管办分开"的顾虑是事业单位放开独立后问责机制的弱化。在事业单位逐步脱离政府内部行政管理机构的序列，获得了独立运作的自主权（尤其是分配自主权和人事自主权），不再受到自上而下的约束后，如果不及时建立起替代性的约束制度安排，将导致事实上的"治理真空"，带来"混乱或失序"。公共卫生领域的公共投入不足是事实，但其效率和公平问题的根源主要不在于缺少公共资金，而在于缺少社会公正的价值观和有效的政府管理，卫生资源供给缺少规划和有效的监督执行，"大药房""大检查"和手术滥用等供给失控是问题的症结所在（葛延风，贡森等，2007）。转轨国家改革经验研究表明：在其他更为基础性的制度，如法律制定、公共预算、问责机制以及相应的财务及审计控制都没有建立起来的情况下，转轨国家在公共服务改革过程中，"监管俘获"和"政府俘获"现象十分严重，不仅无法保证公共服务的质量和效率，而且造成了公共资金使用的严重浪费（张安，2006）。

"法人治理"是通过制度安排所有者对经营者的监督与制衡机制，合理地配置所有者与经营者间的权责关系，以保证所有者利益最大化的过程。不难看出，法人治理结构有望成为调整政府与公立医院关系的抓手。无论是在医院内部、政府层面，还是在社会层面，形成对医院进行统筹规划与战略决策的治理结构很有必要。一方面，发挥防火墙作用，厘清政事缠绕，隔离政府的微观干预，使其专司监管职责；另一方面，起到黏合剂的作用，避免在公权力无法触及或无法及时触及的地带存在潜在的治理真空，政府可以借助治理结构与医院"藕断丝连"，实现政事分开不分离，信息对称不失控。优化组合的治理结构中精英荟萃，可以起到智囊作用，有益于丰富决策方案。既要通过治理结构促进政事分开，又要通过治理结构与激励约束机制确保政事分开不分离，通过治理准则促进政事关系规范化。随着公立医院自主权不断扩大，政府在公立医院外部治理中的作用越来越向规制与监管角色转变，提出以"法人治理结构"为核心的公立医院制度安排的途径和对策有重要的现实和理论意义。

1.1.2　理论意义与实践价值

1. 在中观层面丰富治理理论，拓展治理相关理论应用深度

丰富治理内涵，拓展多中心治理等理论在公立医院领域的应用深度。公立医院在我国的医疗体系中占据着主导地位，也是我国事业单位中重要的组成部分。增强自主性和公共性是事业单位的改革方向之一。改进对医院治理结构的安排，是增强公立医院自主性的前提，也是实现公立医院公益性的核心手段。国外公立医院经历长期的治理实践已形成了比

较成熟的制度安排,如完备的法律制度、政府对理事会构建的影响力、理事会的广泛代表性、结构模式多样性和相对成熟的绩效评估体系。中国一些中东部省份也积极筹划改革,在部分单位开展试点,在建立法人治理结构、创新治理机制等方面进行了有效的探索。有必要系统考察国外各级政府在公立医院"去行政化"中的作为,在治理结构选择与绩效监控中的作用,构架科学实用、全方位、流程化的公立医院治理评估框架和医疗服务绩效考评体系。

在世界范围内选择具有典型性与创新性的公立医院法人治理案例国家,按照筹资方式分作两组:税收资助型亦即普遍医疗型国家,如英国、葡萄牙与西班牙;社会保险型国家,如荷兰与法国。以这些国家的公立医院和私立非营利医院(主要是荷兰)为研究对象,开展国别研究。拟考察的一组问题是:①各个国家中,参与到医院治理实践中的行动者数量,各自扮演的角色与承担的责任;②各个国家治理模式的设计、实施与评估的核心要点,使某个维度的服务绩效确有改善的治理举措(机制、工具和技术);③治理行动在多大程度上解决了预期要解决的问题,还存在着何种约束性条件;④什么时候从一个一体的公共系统转变为实质享有某些和某种程度上的管理决策权的独立法人地位的医院是合适的;⑤决策者如何将一个处于科层控制下的僵化的、一体的服务供给系统,转变为一个依靠间接机制充分引发独立性的、绩效更优良的服务供给体系?

变革后可得的数据量和类型限制了对所考察国家和地区的治理变革评价,有些案例地区不是规模较小,就是仅选择少数医院实行变革,难以对变革和未变革医院进行有统计价值的比较,无法对变革医院进行控制下的实验研究。即使是采用系统综述纳入标准设计的评价研究,由于政策和干预措施都是在特定经济社会和卫生体系环境中实施的,其研究结论的推断也需要非常谨慎。医院法人治理的效果或卫生体系的绩效特别难以衡量。虽然很多研究都在评论改革在技术效率方面的效果,但大多数国家对这一绩效维度甚至也没有很好的监测。因此,质量、公平和配置效率的度量标准就更难获得了,但是正是因为变革的复杂性和争议性,使得制定明确、清晰、可测量的目标并监测变革朝目标方向的进展情况,从深化治理实践的角度来看显得很有必要。治理非常强调执行力的概念。

2. 理顺治院体制,为"政事分开"提供可行对策

促进政府职能转变,实现政府与医院关系规范化,解决关系中现存的越位、缺位、错位问题。中共中央国务院《关于深化医药卫生体制改革意见》指出:"推进公立医院管理体制改革。从有利于强化公立医院公益性和政府有效监管出发,积极探索政事分开、管办分开的多种实现形式。进一步转变政府职能,卫生行政部门主要承担卫生发展规划、资格准入、规范标准、服务监管等行业管理职能,其他有关部门按照各自职能进行管理和提供

服务。落实公立医院独立法人地位。"

治理问题对在不同程度上脱开政府行政机关的事业单位尤其重要。公司治理不善会出现营利中的诈骗等行为，比如众所周知的安然事件。倘若对事业单位不善加治理，事业单位法人责任的缺失会影响到事业单位和政府的公信力。事业单位是政府职能的延伸。政事分开绝非意味着弱化和放弃政府在公共服务领域的责任。因此，政府部门在授予事业单位运作决定权的同时，必须维持其作为出资者的监控权，加强其作为所有者代表的监管责任。在制度设计上，政府必须力求事业单位独立运作权和政府监管权的平衡。当代发达国家和地区行政改革的重要经验是：一方面将公共服务部门从对行政组织的依附中剥离出来，并给予充分的经营管理自主权，同时又通过一系列制度安排强化对其业务活动的监督和约束（朱光明，2005）。希冀案例国家和地区中涉及的立法经验、绩效合同治理实务、董事会运作指南等，能够为政事关系规范化、平衡机制设计、监管标准细化、问责制度落实等提供前瞻性思考。

3. 创新治院路径，增强政府综合治理能力

创新治理路径，促进政府"综合"治理能力的提升。传统"行政"部门与"事业"单位一体化的情境下，政府部门承担提供医疗卫生服务的职责，可通过对医院（预算制单位）的直接控制来追求部门目标。然而，当卫生服务被推向市场环境，医院被鼓励对市场激励因素作出反应时，关键性的部门目标可能受到威胁，这些部门目标包括公平性、成本控制以及弱势群体的服务可及性。政府必须通过加强信息发布、建立有效的管制和医疗服务合同框架等方式来弥补因缺乏直接控制造成的缺陷。医院越是贴近市场激励环境，这些补充性治理措施就越重要。由于增强医院自主性的改革将直接减少政府对医院的直接控制，因此间接控制机制变得更为重要。政府在预算管理、采购、产出的监测、审计、通过法律框架审查反竞争行为和实施患者保护方面的能力，将在鼓励医院有效利用它们新获得的自主权方面发挥关键作用。因此，治理方案中需要包含一些加强政府职能与能力的措施，这对平衡与加强激励（活力）和监督（约束力）机制至关重要。

4. 以治理促管理，为事业单位提质增效做参考

中共中央国务院《关于分类推进事业单位改革的指导意见》（下文简称《指导意见》）指出："对面向社会提供公益服务的事业单位，积极探索管办分离的有效实现形式，逐步取消行政级别。对不同类型事业单位实行不同的机构编制管理，科学制定机构编制标准，合理控制总量，着力优化结构，建立动态调整机制，强化监督管理；建立健全法人治理结构。面向社会提供公益服务的事业单位，探索建立理事会、董事会、管委会等多种形式的治理

结构，健全决策、执行和监督机制，提高运行效率，确保公益目标实现。不宜建立法人治理结构的事业单位，要继续完善现行管理模式。""加强对事业单位的监督。建立事业单位绩效考评制度，考评结果作为确定预算、负责人奖惩与收入分配等的重要依据。加强审计监督和舆论监督。面向社会提供公益服务的事业单位要建立信息披露制度，重要事项和年度报告要向社会公开，涉及人民群众切身利益的重大公益服务事项要进行社会公示和听证。"

《指导意见》构建了我国公共事业单位改革的宏观框架和整体目标，具有宏观性和指导性，并从清理规范、合理分类开始进入实际操作阶段。科教文卫等公益服务类事业的改革方向之一是增强事业单位的自主性和公共性。《关于建立和完善事业单位法人治理结构的意见》是《指导意见》的配套文件。随着建立健全法人治理结构等一系列改革的深入推进，医疗、教育等领域的治理实践成为重点话题。影响事业单位治理环境的各种因素间的交互作用很重要。变革的推进对不同体系的影响是有差异的，这些差异与政治家的反应、技术官僚的利益、制度的作用和主流的价值观息息相关（不同于国有企业和行政序列的改革，人们对医院的变革会有更为切身的体会）。本书不仅系统评述与中观分析，也从实务层面、具体操作环节上总结经验。

1.2　国内外研究概况

1.2.1　国外研究概况

1. 医疗领域中的法人治理

在有关公司治理的文献中，法人治理（Corporate Governance，CG）的定义多种多样。法人治理决定着公司的高层决策者（高管）如何管理和监督契约关系（Garvey and Swan，1992），（John and Senbe，1998）。将法人治理视为一套组合性机制，通过这些机制，公司的利益相关者对公司的内部人事和管理施加控制以保护其利益。随着社会经济的不断发展以及法学理论的进展，法人制度以及法人治理的应用越来越广，已逐步被借鉴引入公共治理领域和非营利性组织中。比如德国，规定公益机构必须建立董事会。法人制度中所包含的法人财产权、决策权、执行权、内部报告机制、激励约束机制等核心内容，已然是法人治理中具有普遍性的问题，对任何一种类别的法人都是有意义的（Cadbury，2000）。

法人治理在医疗领域尚未得到系统化关注，以发展中国家为背景的法人治理的实证研究的文献不多。尽管（Pointer and Orlikoff，1999）早已指出：今天的医疗服务组织所面临的挑战比过去大得多。持续增长的医疗成本、日益扩大的市场需求、新型疾病和疗法的出现、技术进步、公众意识、渐增的顾客不满和媒体的关注都是影响因素。一方面对于改进服务质量、实现药物和医疗突破的要求受到了缩水的投资的制约。另一方面，缺乏有志愿且符合资格的看护。在高度竞争的顾客市场中，竞争正驱动着医疗服务提供者尽可能提供最佳医疗服务，但是对于这些医疗组织的透明度和可问责性的忧虑依然持续存在。公共医疗组织如何使用宝贵的税收倍受关注。

在公司领域逐渐发展起来的治理模式是否能够，以及能在怎样的程度为医院良好的治理提供有益的参照，法人治理能否为医疗部门提供一种广泛的参考框架，医疗部门需要对其作出自己的理解。这些思考的原则应当是在变动着的组织和环境背景同医院治理实体的结构、组成和活动等的关键性配置之间，持续追求一种拟合（Eeckloo et al，2004）。非营利组织缺乏利润最大化的动机，注意力总是移向一系列利益相关者。这些区别同它们各自的董事会结构的相关性越来越明显，非营利组织的董事会规模往往会更大，因为需要代表组织中利害攸关的各方。非营利组织的董事会也被要求评估他们的组织如何实现了使命的各个方面：可及性、社会公平性、质量的提升、成本的减少以及对有特色的价值导向的病人医疗护理服务的识别（Weil，2003）。

艾克洛（Eeckloo et al.,2004）指出这两类医院的最重要区别还是最终的所有权和控制权的问题。在营利组织中，所有与控制间的关系非常容易定义，总体上指董事会和管理层向股东交代责任。但非营利医院的治理就不同了，因为没有实际的所有者，注意力移向了一系列的利益相关者。这个区别对决策过程具有重要意义。营利医院的决策过程都会受到一个主要标准的影响，即医院的最佳经济利益。而非营利医院的决定更复杂，涉及多种标准的整合与平衡。

公司和非营利医院的董事会有许多类似的责任和挑战，特别是在今天高度竞争的医疗环境中。共同的挑战是对于管理层和医疗人员间关系的理解与管理，同经营的动力和阻力相互作用，在董事会权威和管理层职责间创建一种平衡。非营利医院的董事通常具有服务社区的愿望，没有监督管理性决策和绩效的愿望。这表明董事可能没做好充分的准备去应对许多医疗组织正在面临着的不见缓和的财务压力（Wilson，2012）。

法人治理和临床治理之间更有相似之处，但临床治理主要关注临床或医院发生了什么，而法人治理的范围更广，临床治理只是其绩效测量的一个重要方面（Braithwaite and Travaglia，2008）。关注临床治理的医疗机构的董事会越来越潜心于"为安全和质量规划和组织治理结构"。确保在线证据的可及，有效处理冲突、进行风险管理，对那些促进医院信息公开的政策和以病人为着眼点的方法给予支持（Balding，2005）。

由于 20 世纪 90 年代早期出现对医疗体系不满的浪潮，临床治理作为对渐增的诉讼压力的一种反应，主要出现在英国、加拿大和澳大利亚（Braithwaite and Travaglia，2008）。临床治理的核心目标是确保医疗服务质量与安全成为医疗体系运作和绩效管理的主要动力，采取了良好的临床治理方针的整合的医疗体系，经历了文化和体系的变革：提升透明度、可问责性、持续学习和改进。合理的临床治理鼓励医师和病人更多地参与到治理中来（Duckett，2007）。

整合医疗方面，许多工业化国家进行了某种程度的医疗体系整合以消除医疗行业中的过度服务供给，提升医疗的可及性，减少成本，结果产生了更为复杂的治理结构。许多政府立法和提供激励机制以促进整合。在美国，体系整合运动导致了并购和出售股份的浪潮，许多医疗组织加入了整合式医疗卫生服务体系（IDS），多个州都在运行这种系统（Weil，2003）。尽管有关于 IDS 如何成功的证据，但显然它们在质量和成本方面对任何州都没有显著影响。这也许是由于政治的、经济的和组织性的原因，诸如寡头垄断行为、协调与整合议题、董事会与当地社区间有距离。美国医院在市场行销行为、费用支付形式、竞争和结构上经历了很大变化，当今的美国医疗产业已由单一的医院结构转化成独立医院、医疗集团、健康管理计划与医生联盟的组合系统。

从医疗领域不同的变革经历中可以吸取的教训是具体国情下的适用性，然而，似乎总体上还是有一些共同趋势。显然鉴于渐增的复杂性、有关质量与安全的更大压力、目标的多维性，医疗组织将不得不迎合各种利益相关者，将合理的诊疗治理作为法人治理实践的必要组成部分。董事会的构成和作用也越来越关键和具有挑战性。问责起始于 CEO 和董事会。他们负责为医疗组织定调，确保各就各位，从合适的设备和设施到符合资格条件的临床人员，到医疗资源和服务的可及。就几方面而言——阐明关键使命和目标、设立制衡机制、调和定性的与定量的多重绩效标准、提高服务供给和资源配置效率、同时提升透明度和可问责性，营利性医院和非营利医院的董事会都面临着重要的职责（Mayers，2008）。

2. 全球法人治理模式

公共医疗卫生支出在财政决策中的分量，总是先引起人们对经济研究的浓厚兴趣，然后是对管理研究的兴趣，即医疗服务组织的特点对公共支出水平以及服务质量的作用（Scaletti A.，2014）。世界银行普力克（Preker）和哈丁（Harding）博士将公立医院法人治理模式 / 组织变革形式划分为自主化（Autonomization）、法人化（Corporatization）和民营化（Privatization），三种类型都涉及重塑政府与公立医院关系，不同程度下放控制权 / 自主决策权。

（1）公立医院自主化（Autonomization）

公立医院自主化是将日常管理决策权由科层体制中的行政部门向公立医院的管理层转移的组织变革过程（即让管理者来管理）。在不打破公有制医疗机构产权的前提下，克服整个系统等级化的官僚作风的组织模式，增强公立医院的自主权，在它们之间建立竞争，赋予患者选择权。公立医院在英国和北欧地区的这种主导模式取得了很大进展，已成为"新公共管理运动"模式。突尼斯在自主化道路上进行了谨慎的摸索，渐进地进行着为了实现有限目标的变革。

（2）法人化（Corporatization）

法人化即引导公立医院转变为面对市场或类似市场的压力以提高绩效的半官方的法人实体，在保持公有权（国有全资/控股）以强调社会目标的同时，旨在效仿私立部门中的某些业务结构元素以提高效率。具体方式有两种：一是契约型法人化，医院依照公司法注册为公司，其与股东间的契约关系通过注册文件得到法律的确认；二是法定型法人化，立法确立公立医院转变为法人实体，对改革后医院的活动作出具体规定。法人实体的特征是硬预算约束/财务底线约束，使医院对自身的财务业绩负完全责任。市场激励因素源于硬预算约束与服务收入（非预算拨款）自留比例的增加和对自留收入使用处置权的联合作用。问责机制根植于董事会中，涉及医院及其董事会与监督主体的约束协议（绩效目标与社会责任等）。董事会实行公共协商决策机制。政府的法定身份是医院的最大股东，在董事会占重要地位。

（3）民营化（Privatization）

民营化意味着更多地依赖于私人机构，减少对政府的依赖。大多数美国的社区医院就是民办的非营利组织。

3. 公立医院法人化特征及趋势研究

民营化及其结果在各类文献中有广泛论述（Oliver J. and Schreyögg J, 2012），法人化却非如此，尽管它在实践中并不少见（Laurin C. and Vining, 2007）。法人化在马来西亚、澳大利亚、新西兰、新加坡等国家流行，且取得了可喜的成效。新加坡是公立医院法人化治理较为成功的国家，主要采取组建医疗集团与公立医院公司化（契约型法人化）两大策略，公司制改革后的"公立医院"可以开发各种医疗服务，医疗服务的价格完全由医院自己确定，政府为了实现医疗的相对公平，采取了诸如为生活困难的人民提供卫生保健开支、为公立医院的病床提供专项资金补贴等政策措施（Phua K, Hong F, 2003）。法人化在日本、德国等国家也有广泛应用，汉堡大学医学中心运用数据包络分析法（Date Envelopment Analysis，DEA）与逻辑斯蒂回归分析法（Logistic Regression）等方法发现法人化对德国公立医院的效率有显著的正向影响（Lindlbauer I., Winter V.，2015）。

1.2.2　国内研究概况

1. 中国公立医院法人治理模式述评

学者们对上海申康医院发展中心、浙江东阳医院、江苏无锡人民医院、山东潍坊医院、成都武侯区人民医院、山东省泰安市中心医院、北大深圳医院等进行了研究。医政学各界对医院治理给予了极大的关注，在政府与公立医院的关系、公立医院治理模式的选择、治理结构的设定、治理机制的组合等多方面进行了大量实践与研究。李卫平、黄二丹等学者总结梳理了上海申康医院发展中心、浙江东阳医院、成都武侯区人民医院等的典型模式。

（1）上海申康医院发展中心模式

上海申康医院发展中心是上海市政府设立的国有非营利性事业法人单位，履行国有资产出资人职责，实行理事会领导下的主任负责制，负责对院长考核和离任审计。理事会由上海市国有资产监督管理委员会、上海市发展和改革委员会等职能部门以及医学院校的负责人组成。"申康"下属公立医院享有人事、内部组织机构设置、经济分配和预算执行等权力。

（2）浙江东阳医院法人化模式

医院实行董事会领导下的院长负责制。董事会由捐资方代表、卫生局和财政局的官员、医院管理专家组成；享有重大决策权以及院长考核权。院长负责组织实施董事会决议，享有人事决策等经营自主权。

（3）成都武侯区人民医院自主化模式

成都武侯区人民医院建立医院管理委员会。在医院管理委员会中，政府派出到医院管理委员会的代表是院长、副院长和院办主任。区政府主要通过审计局的年度审计、主管部门的绩效考核和医院职工问卷评估实现对该院管理者的问责。自主化模式通过加强监管机制而不是赋予医院的主体资格，也能达到较好的效果。

（4）山东潍坊医院模式

潍坊市政府在卫生局下设医院管理中心，作为出资人代表管理公立医院、选聘院长、考核院长工作绩效；卫生局作为政府行政部门对医院管理中心的业绩进行监管。但潍坊公立医院院长年薪制最终失败了，医院人事权也形同虚设，根源在于潍坊市公立医院治理改革思路不是以确立公立医院独立法人地位为目标，而是以强化卫生部门办医职能为目标。

（5）山东泰安市中心医院模式

泰安市中心医院试行医院职工内部股份制，股票在医院内部职工发行，允许在本院股票市场按规定进行内部转让，但不得在市场上出售。医院成立院务委员会作为医院的决策机构。医院设立监督委员会，负责监督院务委员会和管理层（梁铭会，李敬伟，王霞，2007）。

（6）江苏无锡人民医院模式

邓国胜与纪颖考察了江苏无锡人民医院模式。无锡市政府成立医院管理中心，履行出资人职责；推行管办分开，成立医院经营集团。医院经营集团由院长、党委书记、工会主席等人员组成。院长自主决定内部机构的设置、科室编制和人员组成。医院管理中心对托管医院进行绩效考评。但实践并不理想，由于无锡市医院管理中心的大部分成员来自政府部门，权利和责任不明确，并且对于医院的经营不熟悉，实际上只是个协商和咨询机构；医院管理中心与医院的关系演变为总公司和分公司的关系，医院不再具有独立法人地位。

（7）北大深圳医院模式

江捍平总结了北大深圳医院模式。深圳市政府与北京大学、香港科技大学合作，成立了深圳北京大学香港科技大学医学中心（后更名为北京大学深圳医院）。医学中心通过院务委员会行使对北大深圳医院的决策权；院务委员会主任由市卫生行政部门和大学相关人员担任，医院实行院长负责制。

上述几种模式的共同点为形成了以院长为首的经营管理层，即增强了医院的自主经营权和院长的决策权。7种模式的差别体现在：①上海申康模式、无锡模式、潍坊模式都成立了医院管理中心，但这些管理中心存在差别。上海申康模式和江苏无锡模式的医院管理中心是与卫生局并列的一级事业管理单位，潍坊模式的医院管理中心是卫生局的隶属部门。②医院与政府间关系：上海申康模式、北大深圳医院模式采用的是托管契约治理模式，成都武侯模式、山东泰安模式采用的是理事会或管理委员会治理模式。③浙江东阳模式的出资人包括地方政府和境外投资者，其施行的是以董事会为核心的法人化治理模式。

上海申康模式、浙江东阳医院法人化模式、山东泰安市中心医院模式的实践效果较显著，上海申康医院发展中心对公立医院的法人治理是从自主化模式逐步过渡到法人化模式。东阳医院法人化模式改变了长期以来由上级组织部门或卫生行政主管部门直接任命院长的做法。东阳医院董事会将社会责任承担能力、实现医院发展目标的能力以及职业素养等作为选任院长的主要标准，从而保证了优秀的管理人才进入"院长"岗位。山东泰安市中心医院内部股份制的模式兼顾国家、集体、个人三者利益，取得了较好的治理效果（梁铭会，邓利强，王霞，2007）。

从理论和经验分析来看，对公立医院法人治理的分歧集中于选择法人化还是自主化模式，理论分析似乎更主张法人化，且应通过立法和章程的方式来规范董事会或理事会型治理结构运作。经验分析似乎更主张采用自主化。无论主张法人化还是自主化，理由似乎都缺乏说服力，似乎仅停留在经验介绍的层面，很少有解释不同治理模式以及治理结构之间差异及其影响因素的理论框架。选择何种模式，须探究该地区市场经济的发展程度、地方政府的治理能力、各方代表参与医院公共治理的动力。未来公立医院治理的战略性选择，关键是理顺管理体制、规范政府与医院关系、建立多方参与的治理结构；建立公益性考核指标体系，并据此加强对医院管理队伍的培训、考核与问责，实现管理队伍职业化，增强院长等高层管理者的公益意识与经营意识，使委托代理问题最小化，达到有效治理的目标。

2. 医疗机构临床用血监督管理述评

在医疗市场逐步放开之前，能够达到应用输血治疗条件的医疗机构均为公立医疗机构，对临床用血的监管一直以医疗机构内部管理为主，运行监管与行业监管为辅，临床用血监管的相关研究较少，且以内部管理的角度为主。

（1）新型监管体系构建的角度

刘兰秋（2013）解析了我国现行医疗服务监管制度所存在的监管主体不健全、监管规则不完善、监管理念落后等问题，提出基于法治化、专业化、多元化、独立化的理念来构建新型医疗服务监管制度。冯宇彤（2017）提出政府应着重监管规则的制定、违法违规的查处、信息公开公示等权威强制性内容，而相对专业性、技术性较强的内容则建议逐步放权。统一整合各监管渠道的医疗服务监管信息，形成统一的信息交换与公开公示平台，并面向公众提供便捷获取渠道。

（2）运行监管与行业监管的角度

在界定行业监管与运行监管概念基础之上，方子等（2015）分析了国内医院监管问题，提出完善的行业监管与运行监管策略。王长青等（2015）通过建立博弈模型，解析监管机构与公立医院、行业协会与公立医院、患者与公立医院的多重博弈行为；区分行业监管与运行监管，建议"管办分开"。主张加强行政部门对医疗行业外部控制能力，在行业监管、市场准入、服务质量、服务价格、服务供给等多方面实施管控。

（3）监管信息化的角度

杨宝成等（2012）解析了深圳市临床用血监督管理的实践经验与基本成效，建议促进临床输血监管数据化。程聪等（2016）解析了闭环式输血信息管理系统的实际运用过程，提出串联输血申请审核程序、相容性试验、领取发放程序、输血过程与输血后评价、不良事件报告等环节，实现临床输血管理的程序化、完整化、自动化。

3. 口腔医疗行业监督管理述评

（1）监督方法方面

卫生监督机构吸取了餐饮住宿监督管理的成功经验，采取量化分级监督方法。王琳璐（2016）通过大量调查发现，在吉林省的部分地区口腔医疗机构有口腔卫生条件不良的情况，存在口腔卫生标准不规范的现象。她认为在这些地区建立量化分级医疗机构可以有效解决这一问题。但是吴晓军（2017）等人在随后的研究中提出，这些地区的很多居民对这种机构设置并不了解。因此他们提出应当采取展示成果、广告宣传等方法提高这一机构的知名度，提高社会监督在口腔卫生医疗行业的监督力度，以提高行业自律。

（2）监督技术方面

许多学者通过一系列研究提出加强口腔医疗行业卫生监督的办法，其中常用的方法有分类监督评价以及不良积分评价。唐烟台、耿岩（2016）重点分析了不良积分评价的应用，通过讨论指出该种评价方式往往适用于二级以下的诊疗机构。孙利勇（2017）针对上海市宝山区的口腔诊疗机构展开研究，重点分析了分类监督评价体系的应用。孙利勇把口腔诊疗机构的等级分为重点监督、合格以及优秀三类，对不同的诊疗机构分别进行检查评价，将其与校验、换证等进行有机的结合，以提高评价体系的效用。具体而言，口腔诊疗机构可以把卫生评价结果作为审批换证的重要依据，由相应的政府机构负责审批以及换证等相关工作。

（3）监督设备方面

在口腔医疗行业的监督上已经广泛运用高新技术。利用新型仪器快速检测各种口腔消毒方法的消毒效果已经成为各个口腔卫生监督机构的常用方法。孙利勇（2017）重点分析如何用小型监测仪器对灭菌效果进行检测，指出可以根据灭菌参数及其他相关指标判断灭菌效果，但需要考虑怎样将其应用于卫生监督工作的实际执法过程中。

1.3　研究思路和研究框架

根据决策权在政府与公立医院之间的分配情况可知，目前各国公立医院治理方式可以分为两大类：一类是政府以集权的行政化手段来管理公立医院；另一类是政府采取分权（自主化、法人化、民营化）模式治理公立医院。针对中国公立医院治理中存在的"政医不分"

与"政医分离"所引发的矛盾和问题,提出"政医分开不分离",将以"法人治理结构"为核心的制度安排作为调整政府与公立医院关系,实现政医分开不分离的抓手。治理结构中各主体在中观层面上实现协同治理。

1.3.1 法人治理基本框架

法人治理既不能生搬企业的法人治理结构,也不能硬套国际上公立医院的法人治理结构。通过考察中国试点城市与国际上典型国家的公立医院治理结构与过程,探索符合我国社会主义市场经济体制和医药卫生体制改革方向的、符合卫生事业发展规律的、适应公立医院功能定位及特点的法人治理结构。立足治理结构与机制建设,调整政府与医院关系,激励与约束并举,以治理促管理,增强中国公立医院自主性与公共性,提升公立医院服务绩效。

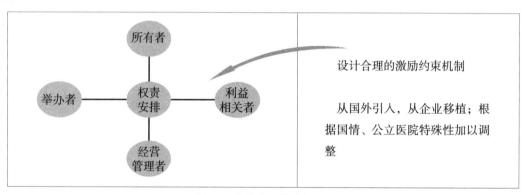

图 1-1 法人治理基本框架

1.3.2 公立医院治理中观四维框架

在"政事分开"的视域下,将"医院决策自主权"作为关键研究变量,引出中观层面医院治理的四大维度。一是制度维度。谁? 有什么凭据? 有资格吗? 有什么不同与特殊性? 二是融资维度。有权处理相关资源吗? 从哪里得到资金? 如何处理资本和盈余? 用怎样的流程来管理投资和运营成本? 三是问责维度。代表谁的利益与意志? 向谁报告? 在特定背景下的组织结构? 参与决策过程的都有谁? 四是职责与决策权限能力的匹配度。能兑现承诺吗? 能与其他方谈判并取得共识吗? 如何适应突发事件? 日常经营决策的透明度?

如表 1-2 所示,以更为详细的方式来具体化这四大要素,搭建出公立医院法人治理中观四维评估框架:制度安排,财务安排,责任安排及决策权限、能力与责任匹配度。运用四维框架,从可及性、控费、质量和满意度等方面,分析法人治理模式(自主化、法人化)

及其具体表现形式（比如英国的基金信托医联体等），评价法人治理特征与干预措施，为中国公立医院治理提供前瞻性思考。

表 1-2 公立医院治理中观四维框架

> a. 制度安排
> ·法律地位、法定形式和目标（社会性的、政治性的）
> ·决策权限与余地（临床服务、定位、激励／制裁）
> ·与利益相关者的关系：专业组织、工会的作用
> b. 财务安排
> ·资本投资（来源、约束条件）
> ·调整资本和运营开支：额外的来源，贷款
> ·保留盈余和承担债务的能力
> c. 责任安排
> ·监事会（角色、规模、组成、任命）
> ·公民和病患参与
> ·报告义务（完整性、透明度和时间安排）
> d. 决策权限、能力与责任
> ·对意想不到的情形做动态调整的余地／免受政治干预的空间
> ·与临床医生分享权力（临床试验、设备、雇佣和解雇）
> ·内部监控，实时跟踪和评估的灵活性

类别 a，b 和 c 强调基于广泛目标和策略，由利益相关者进行的决策，涉及制度安排、财务安排和责任安排，结合起来可以称为中观层面的战略治理。其中有些安排是宏观层面的经国家设定而传导渗透至中观层面。d 类指对医院董事会决议的执行能力及贯穿医院日常的治理策略与技术，可称为运行治理。

1.3.3　公立医院治理系统化评估框架

法人治理被认为是在特定的政策环境之内对医院施加的一系列干预措施（通过设定治理结构与施加激励约束机制），以期获得医院管理者和员工行为的反应，进而改进医院的绩效。图 1-2 展示了一个法人治理中假定因果关系的概念图，它描述了从生产流程的改变到医院绩效相应改变的过程。

对公立医院治理的评估可以分为四个部分：第一，将行为的外部影响因素作为变革环境的有机组成部分予以考虑；第二，法人治理的特征与干预措施；第三，医院行为的相应变化，描述医院管理者们对变革的反应；第四，从社会角度测量变革对公立医院绩效的影响。

每一部分的评价对观察变革是否影响了医院绩效，以及为什么某些领域的绩效会优于其他领域都非常必要。公立医院的法人治理并不能提高每一个维度的绩效。有些措施可能改善一组绩效指标，而其他措施可能改善另一组绩效指标，有些变革可能在任何方面都不能提高医院的绩效，甚至还会损害医院的绩效。

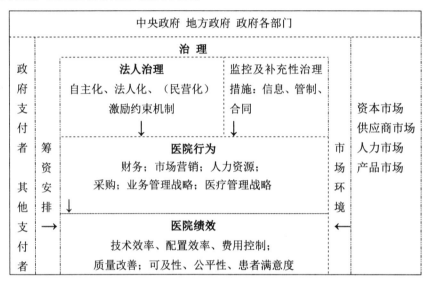

图1-2 公立医院宏观治理框架

1.4 研究方法

1. 案例研究

本书从理论和经验层面探寻中国试点城市与国际上典型国家的公立医院法人治理变革模式、结构与机制，分析国内外公立医院法人治理的特点及相关影响因素。选择深圳、T市及其BH区等作为中国公立医院实证研究案例。深圳是原国家卫生计生委指定的全国17个公立医院改革试点城市之一，重点试点法人治理结构与社区卫生服务"院办院管"主题。

基于2016、2017年度T市临床用血监督检查与行政处罚的数据资料，考察T市医疗机构临床用血监管现状，从监管对象、监管主体与监管模式等方面优化监管路径。基于信息不对称、冲突治理与协同治理理论，运用访谈、案例分析等方法，解析我国医疗纠纷处理的主要模式与化解路径。

2. 访谈

依循研究目标、研究计划及访谈提纲，围绕重点难点问题，充分运用参加国内外研讨会等契机，访谈国内外医疗卫生领域的实践从业者、专家学者和政界人士。赴深圳、上海等地开展实地调研，深度访谈医院管理者、卫生行政部门管理者、医院管理领域专家和医护人员，考察理事会型（深圳南山区人民医院）、董事会型（港大深圳医院）与法定机构型（公立医院管理中心）法人治理结构与运转过程，挖掘影响结构运行效果的因素，为治理机制设计与引入提供咨询建议，探讨以治理促管理的方式方法。

3. 问卷调查

为更加深入掌握 T 市 BH 区口腔诊疗机构内部员工对卫生监督管理工作的认知态度，随机抽样出 616 位 BH 区口腔诊疗机构员工开展问卷调查，发出纸质问卷 616 份，得到有效问卷 600 份，问卷的整体回收比例是 97%。

采用《T 市公立医院管理队伍职业化调查问卷》，对 T 市 15 家市级三级甲等公立医院 257 名不同层级的医院管理者进行问卷调查，从观念认识、个人素质能力、教育培训这三个层面分析 T 市公立医院管理队伍职业化现况及存在的主要问题。对 T 市公立医院管理人员问卷样本分配为：15 家市级三级甲等医院，每家医院发放 20 份问卷，见表 1-3，调查对象范围为各医院的院长、书记、副院长、副书记、职能处长（或）科长。

表 1-3　管理队伍职业化调查现场——T 市三级甲等公立医院

T 市三级甲等公立医院	T 市中医药研究院、T 市肿瘤医院、T 市中医药大学第一附属医院、T 市中医药大学第二附属医院、T 市医科大学总医院、T 市医科大学第二医院、T 市第一中心医院、T 市第三中心医院、T 市第四中心医院、T 市中心妇产医院、T 市人民医院、T 市环湖医院、T 市南开医院、T 市儿童医院、T 市 T 医院

1.5　创新点

本研究的创新点包括以下几个方面。

第一，在"政事分开"的治理视域下，将"医院决策自主权"作为关键研究变量，引出中观层面医院治理的四大方面，搭建出公立医院法人治理中观四维评估框架：制度安排，财务安排，责任安排及决策权限、能力与责任匹配度。

第二，以历史、国际与现实的维度探讨中国公立医院治理路径，指出要使国有医院达成政府预期的医改目标，必须使不可或缺的两种机制（外在竞争及监管机制与公立医院内部运营机制）相关联，法人治理结构正是促成有效关联的平台与纽带。

第三，提出在健康中国战略下重塑公立医院治理理念，以全民健康管理理念引领制度安排,推进一体化无缝隙健康管理服务模式,建议转变办医理念,实现法人治理"分级决策";重塑管医理念,从粗放式到精细化,从分散化到一体化;转变行医理念,实现诊疗标准化与服务人性化。

第四,采取"多镜头进路",把公立医院置于动态开放的系统环境中来研究。公立医院面对着来自政府、医药企业、医药管理者、医护人员、银行等利益相关主体的价值观与利益的冲突协调问题。治理安排决定医院为谁服务,由谁控制,风险和利益如何在各主体之间分配等系列问题,旨在寻求公立医院各方利益平衡与协调,且实现自身的公益服务职能。

第五,在采取任何分析框架和行动设计之前,充分重视治理背景。医疗领域的政策,历史因素在使其显现出不同特点与政策风格方面起到了重要作用。政策环境不仅涉及现阶段的政策导向——效率抑或公平,还有既往政策的延续效应。影响治理环境的各种因素间的交互作用很重要。变革的推进对不同体系的影响是有差异的,这些差异取决于政治家的反应、技术官僚的利益、制度的作用和主流的价值观(不同于国有企业和行政序列的改革,人们对公立医院等公共服务组织的变革会有更为切身的体会)。

第六,动态平衡理念下的公立医院治理研究。①放权与控权的平衡。公立医院要在增大自主权的同时使问责手段到位(市场压力、审计、监测安排与能力、董事会的胜任力等、及时而全面的财务报告、会计准则和信息披露支持的强有力的非政治化监督机制)。②用一种支付方式的正向激励平衡另一种支付方式的负面作用。筹资和支付体系实行了不同的结构性改革。这些支付改革通常增强了资源配置与使用者或支付者选择之间的联系。这些方法中没有一个是完美的,每一种方法虽有助于实现一个目标,却是以牺牲其他目标为代价的。致力于促进生产力提高的支付体系会导致供方诱导需求;能更好地控制成本的支付体系往往会导致萎缩的和低下的生产率;从后付制向预付制转变有助于控制费用,但可能会对服务质量产生负面影响。每种支付结构所产生的激励机制可以很强大,同时也经常会产生一些必须解决的过度冒进的问题。大多数支付体系并没有被完全掌握,也没有措施来弥补过度冒进或者已知的不利影响。这通常需要综合性的支付结构,用一种支付方式的正向激励平衡另一种支付方式的负面作用。例如,在生产能力尤显重要时,往往可运用人头付费和按项目付费结合起来的方法。

第七,从系统、组织、个体三个层面研究理事会。理事会设立的动力机制、组成及产生方式、理事会与管理层(事业单位领导班子、中层管理者)的关系、理事会与组织绩效、监事会与财务绩效的相关性、理事会与组织服务对象的关系、理事会对公众参与的作用等。

第2章 公立医院治理的核心概念与理论基础

2.1 核心概念

2.1.1 治理

治理作为一个流行术语，会让人们想到可问责、透明度、回应及参与等直觉上的特性，然而，当谈及治理在不同领域应用的界定时，治理又转换为一种相当复杂的、多面向的概念（European Commission，2001）。这种多面向属性使治理越来越多地出现在许多新概念和新术语中，如公司治理、临床治理、社会治理、文化治理、全球治理、政府治理和电子治理等，伦敦大学伯贝克学院甚至有一个"足球治理"研究中心。溯本求源，这些多面向的界定均源自治理含义本身，并将治理理论延伸至社会的、政治的和经济的诸多维度，进而在企业和组织层面、地方和社区层面、国家层面甚至是超国家层面的人类活动中日渐显现。

即便关于治理的辨析仍然存在着某种程度的模糊性和应用的宽泛性，但治理究其本质，是"全部或者部分自主的个体或组织为促进共同利益的实现，朝着既定方向实现控制和协调的方式"（Heinrich C.J. Hill C.J.，2001）。这意味着治理成型于价值观、规则、程序和结构所复合决定的个体或组织作出决策的方式及过程。联合国全球治理委员会指出，"治理"是"各种公共的或私人的机构管理其共同事务的诸多方法的总和，是使机构间的相互冲突或不同利益得以调和，并采取联合行动的持续过程"，这既包括有权迫使大家服从的正式制度和规则，也包括大家同意或符合其利益的各种非正式制度安排。总体来看，治理概念和治理理论是复杂而且动态发展的，不能简单地等同于某些一成不变的职务分工。具体到非营利组织和医院治理研究，治理应着重政策和组织特性的问题，而管理则侧重于日常的项目实施问题。非营利组织治理是指非营利组织用以设定长期方向并维持组织整合的机制。一般而言，这种治理通常围绕理事会的角色及其运作为探讨的核心（Young DR.，2003）。

2.1.2 法人治理

1. 法人治理的含义

"法人治理"是通过制度安排所有者对经营者的监督与制衡机制，合理地配置所有者与经营者间的权责关系，以保证所有者利益最大化的过程。治理结构虽然首先在公司治理领域中提出，但这种本质为利益制衡的机制也逐渐被引入其他领域，如非营利组织、事业单位等（Stolzenberg，Edward A，2000）。法人治理结构是关于出资人与管理者的职责、权利和义务的制度化安排，涉及出资者、决策层（董事会 / 理事会 / 治理委员会等）、监事会与管理执行层。为了保证出资者与经营者在利益上的趋同，法人治理结构必须内含着出资者与经营者激励相容的机制安排。目的在于使诸方面权力 / 权利在分开状态中，能够保持有效的监督和约束，使不同权利主体在运用有关权利时受到相应的责任的约束，从而实现诸方面利益均衡以保证效率。

董事会型公司治理结构如图 2-1 所示。

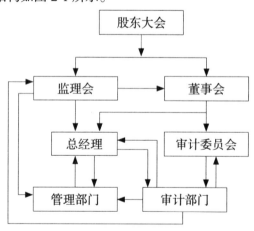

图 2-1 董事会型公司治理结构

法人治理的实质、目的与形式如表 2-1 所示。

表 2-1 法人治理的实质、目的与形式

前提条件	产权清晰
实质与核心	两权分离； 所有者对经营者的监督与制衡
目的	解决内部人控制； 使经营者目标与所有者趋同； 使所有者利益最大化
形式	一系列的制度安排（出资方、董事会、监事会、管理层）； 合理配置权利与责任 对经营管理者激励与约束

2. 管理、管制与法人治理

与管理、管制一样的是法人治理也有提高绩效的目的。但管理的主要目的是提高单个组织的绩效，其主要作用领域是微观组织；管制主要是加强政府部门和其他机构之间的联系，在此过程中，政府处于主导地位，而其他机构处于被管制地位；法人治理目的是实现参与各方的综合利益最大化。从运作机制来看，都是在平等的前提下通过一系列的制度安排实现各方利益的一种协调和制衡，是一种基于共同利益基础上的协调与合作，与管理相比，治理更强调各利益相关方之间的协调和平衡。

2.1.3　事业单位及其治理结构

事业单位是指国家以社会公益为目的，由国家机关举办或者其他组织利用国有资产举办的，从事教育、科技、文化、卫生等活动的社会服务组织[1]。事业单位的主要特征有：①依法设立；②从事公益服务；③不以营利为目的；④社会组织。1998 年国务院颁布实行了《事业单位登记管理暂行条例》，其中明确规定事业单位应当具备法人条件。但要使事业单位成为真正的法人和市场竞争主体，就要构建真正适应市场的法人治理结构。目前我国的法律法规和有关法律性规范中还没有关于"事业单位法人治理结构"的规定。

事业单位的治理结构首先是一种相互制衡关系，其核心是在法律、法规和惯例的框架下，以保护社会公众和政府投资者利益为核心的一套权利安排、责任分工和激励约束机制。狭义的事业单位治理结构是指在事业单位内部、投资者、经营者及监督者之间的关系。广义的事业单位治理结构还将事业单位外部的约束因素考虑在内，即包括上述各方与利益相

---

[1] 《事业单位登记管理暂行条例》国务院第 252、411 号令。

关者（员工、工会、服务对象等）之间的关系。从本质上看，狭义与广义的治理结构概念均强调事业单位的权力分配与制衡机制，但相比之下，广义的治理结构概念更符合事业单位相对于企业治理结构的特征。

2.1.4 公立医院治理

1. 医疗机构治理

根据《美国医疗机构评审国际联合委员会医院评审标准（第四版）》（JCI,2011），医疗机构治理的含义是：应有一个实体（如卫生部）、一个或多个所有者、或一组明确的个人（如董事会或其他治理机构）负责监管本院的运作并最终负有责任向所在社区或来本院求医的人群提供高质量的医疗服务。该实体的职责和责任写入文件明确其如何实施。此外，还应阐明如何基于本院特有的标准，对该治理机构和本院管理层的绩效进行评价。本院的治理和管理结构应在组织机构图或其他阐述权责链的文件中明确规定或展示。治理结构的名称和位置并不重要。重要的是职责必须落实以确保有清晰的领导、高效的运作和优质的医疗服务。单纯在组织机构图中标明人员姓名或职衔并不能确保本院治理机构和管理人员的有效沟通，尤其是当治理机构和本院分开时，比如远距离的所有者或国家或地区卫生当局。所以，治理机构应制订一套与本院管理人员沟通合作的程序，以实现本院的使命和计划。

2. 公立医院治理

从治理角度讲，公立医院改革是涵盖对众多内部和外部治理者的意见予以回应的过程。每个国家的公立医院都处于用户、政治家和其他利益相关者的判断价值的复杂网络的中心（Scaletti A., 2014）。公立医院治理即一组联结出资人（代表）（中央、区域或地方政府）、医院决策层（董事会/管理委员会）、监事会、管理层、医护技及其他利益相关者（患者、债权人、供应商等）彼此间职责、权力（利）和义务的制度安排，包括产权制度、决策与督导机制、激励约束机制、问责机制。治理过程应符合善治原则，如表 2-2 所示（Veerle van Doeveren，2011）。

表 2-2 善治的基本原则

	问责	效能效率	开放透明	法治	腐败控制	平等包容	融合	回应	共识	监管质量	政治稳定
欧盟	√	√	√				√				
经合组织	√	√	√	√	√	√					
联合国	√	√	√	√		√		√	√		

续表

	问责	效能效率	开放透明	法治	腐败控制	平等包容	融合	回应	共识	监管质量	政治稳定
世界银行	√	√		√	√					√	√

中观层面的治理框架派生于公立医院治理的一般性定义：一组关乎决策过程的程序与工具，驱动和引导全部的公立医院活动，影响医院行为的各个方面，识别多重利益相关者间的复杂关系。一般包括从规范性价值（公平、道德）到可及性、质量、对病患的回应性和患者安全维度，还包含政治性的、财政性的、管理上的及日常运营中的议题。公立医院治理强调了一连串的不一定是连续性的程序和工具，不只是其所应用于某个或某些特定的处境或组织。此外，这个定义强调：治理行为反映着国家各种宏观的制度性要素和／或所有者，中观（制度）和微观（经营管理）三大层面的内容。宏观层面的治理指的是国家层面的政府决策，决定了医疗体系的基本架构，包括公立医院的筹资和管理模式。比如，当一国确定以税收为主要筹资来源举办公立医院时，这就是一种宏观治理决策。在实践中，许多参与者可以分别或同时在治理过程中：国家，区域或地方政府，监事会，管理委员会，高级管理人员，各科室主任，医务人员的专业组织（医师管理协会等），以及各种类型的病人群体，所有这些在医院内部和医院之外，在不同行为者间创造了复杂的决策关系。合起来说，涉及定义中所囊括的一系列活动，活动结果受到各种监督组织干预措施的影响，这些监管组织关注临床医疗质量，病人安全，人员的资格认证和财务会计。

3. 公立医院法人治理与治理结构

公立医院法人治理是通过制度安排所有者代表（政府）对公立医院经营管理者的监督与制衡机制，合理配置所有者与经营者间的权责关系，以保证所有者利益最大化的过程。公立医院法人治理结构是关于政府、公立医院以及公立医院管理者的职责、权利和义务的制度化安排。

在医院中，尤其是公立医院中设立治理结构的必要性越来越受重视（Stolzenberg，Edward A.，2000）。公立医院治理比企业治理复杂得多。公立医院由国有资本投入举办，是以社会效益为追求目标的非营利法人，在法律限制和政治影响，目标、评价和决策标准的复杂性，市场接触程度等方面不同于私营部门。公立医院的法律性质和目标决定了其行为方式直接牵涉公众利益，它在治理理念上对利益相关者诉求的关注方式和目的的不同，拟解决政府（出资人代表）乃至全民（所有者）对医院管理者如何进行激励和约束，实现公共问责的问题。公立医院内部治理结构涉及决策层（董事会／理事会／其他）、监事会与管理执行层（院长为首）的职责和权利安排。外部治理体系包括政府部门（外部的政府监管结构、政策驱动的购买方）、市场部门（保险公司与患者等市场驱动的购买方）、其他第三方的监督和制约关系，涉及卫生政策整体框架内的其他并行改革：筹资安排、供方支付体系改革和市场环境（竞争压力）。

公立医院法人治理结构如图 2-2 所示。

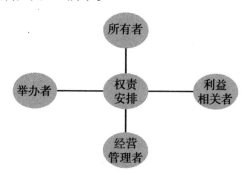

图 2-2 公立医院法人治理结构

2.1.5　中国的公立医院及其基本属性

据《中国卫生和计划生育统计年鉴》2013 卷，公立医院指经济类型为国有和集体的医院。从资本结构的角度，将公立医院界定为国有独资或国有控股的医院，其中国有资本包括政府国有资本和国有企业资本，其基本特征为体现国有资本意志，具有公益性质。

公立医院分为政府办医院（根据功能定位主要划分为县办医院、地市办医院、省办医院、部门办医院）和其他公立医院（主要包括军队医院、国有和集体企事业单位等举办的医院）。公立医院是生产医疗卫生公益性服务产品的机构，同时承担着社会组织应承担的社会公益责任。公立医院具有如下属性。

1. 生产性和经营性

公立医院作为知识密集型的集约化生产群体，又是一种必须提高经济效益和效率的经济实体。医院在本身服务过程中就体现了自己的生产性和经营性的特征。首先，它是运用医学科学技术进行医疗卫生保健服务的生产单位，所提供的服务则是一种无形的劳动产品。其次，医院是具有经济性质的经营单位，在为社会提供医疗服务的过程中，根据所消耗的物质资料和劳动力价值，得到相应的经济补偿。

2. 公益性

政府和医院都是维护政府所属医院公益性的行为主体。我们把公立医院公益性的定义和政府对公立医院公益性的保障措施合并起来，作为公立医院公益性的实现形式。即公立医院既需要公立医院自身的行为符合公益性（结果指标），又需要政府为医院实现公益性提供保障措施（投入指标）。

表 2-3 公立医院公益性的定义及其实现形式 [1]

投入	
·明确公益性的定位和任务 ·有利于实现公益性的管理和考核机制	·有利于实现公益性的财政投入 ·有利于实现公益性的内部治理机制
结果	
·基本要求 遵守国家法令和制度 保障医疗安全和质量 非营利 ·公平可及性 资源规划均衡，符合区域卫生规划和居民需要 以人人可承担的成本提供基本医疗卫生条件	·服务 对没有支付能力的人群提供适当的服务 ·效率 提供的服务项目符合成本效益原则 通过总额预付对医疗总费用起宏观调控作用 内部工作效率高，资源有效利用 ·政策性职能 按要求完成科研、教学、应急等政策性任务 发挥规模和范围优势，参与医疗服务体系一体化

2.2　中国城市公立医院治理的理论基础

　　多中心治理理论、委托代理理论、利益相关者理论和产权理论中关于信息、激励、购买服务、合同以及如何更好地组织生产和提供服务的观点对公立医院治理产生了影响。委托代理理论有助于揭示患者与医生之间、医院与医生之间和政府作为所有者与医院管理者之间的委托代理关系；委托代理理论对出资人、债权人和公司经理人关系的分析，有助于深刻理解政府和公立医院之间的治理关系；产权理论关于剩余索取权的归属和剩余收益权的分配以及激励理论对公立医院的治理结构及其激励机制的变革产生了影响；多中心治理理论为公共事务提出了不同于官僚行政理论的治理逻辑，有助于揭示公立医院治理体系的体制特征，对公立医院治理结构的变革有影响。

---

[1] 李玲，江宇等：《中国公立医院改革——问题、对策和出路》，北京，社会科学文献出版社，2012。

2.2.1 多中心治理理论

奥斯特罗姆在针对大城市地区治理模式的研究中提出了多中心的治理体制。多中心是指多个权力中心和组织体制治理公共事务，提供公共服务。多中心意味着许多决策中心，它们在形式上相互独立，在竞争性关系中相互重视对方的存在，相互签订各种各样的合约，并从事合作性的活动，或者利用新机制来解决冲突，在这一意义上大城市地区各种各样的组织可以以连续的、可预见的互动行为模式前后一致地运作。他认为多中心体制要比单中心体制更适合多样化的政策方案。而且多中心的体制并不只限于大城市政府领域，"如果大城市地区的治理要成为多中心秩序，多中心必须可应用于大范围的社会任务。他继而考察了市场体制、司法决策、宪政、联盟组织以及公共服务运作中都存在的多中心。奥斯特罗姆试图通过多中心理论构建一种组织模式，其中多个独立的要素能够相互协调，在一个一般的规则体系内归置其相互关系的互动运作模式。

多中心治理以自主治理为基础，允许多个权力中心或服务中心并存，通过竞争和协作给予公民更多的选择权和更好的服务，减少了搭便车行为，提高了决策的科学性。从研究方法看，多中心是将诸种社会科学方法有机融入公共事务治理问题的分析中，将宏观现象与微观基础连接起来；重视物品（或资源）属性和社群（或人）的属性对治理绩效的影响；提供了操作、集体和立法三个层次的制度分析框架。多中心治理为公共事务提出了不同于官僚行政理论的治理逻辑（王兴伦，2005）。传统公共行政理论认为，提高效率需要强化层级节制、权责界限清晰；同一件事情必须交给同一个部门完成。传统的治理方式可以看成是单中心治理。在多中心的治理机制中，正需要借助多样化权力和政府单位，以解决不同范围的公共治理问题。

2.2.2 委托代理理论

"委托代理"理论早已成为当代公司治理的理论起点，是探究委托代理关系中存在的合同问题以及解决方案的一项理论，也就是怎样设计出一个刺激结构（即契约）来引导代理人为委托人的利益行动。委托代理关系是指一方（即委托人）委托另一方（即代理人）代替其进行某种活动，代理人从事的活动则会影响到委托人的自身利益，此外代理人委托从事的活动，如果发生了意外，责任后果或者损失由委托人承担。本质上讲，委托代理关系是契约关系的一种，不过在委托代理关系中，代理人同委托人的关系又与一般的雇佣关系有所不同，委托人赋予代理人非常大的自主决策权，但是委托人却不易对代理人的活动进行监控。

委托代理理论强调在存在广泛的不确定性以及各方获得信息不均衡的情况下，协调个体间不同利益的必要性。根据其理论模型，关键的一对关系是委托人和代理人之间的关系。委托人需要代理人的努力和专业知识，但其只有有限的能力去监督代理人的行为和评价最终产出是否令人满意。代理理论的文献涉及诸多领域合同的研究，例如研究通过薪酬支付和监督机制的契约，尝试在自利但又相互依存的个体之间寻求激励相容并赢得合作的方式等（Sappington D.E.，1991）。在卫生部门，利益协调十分普遍且有必要，患者与医生之间的关系就是典型的委托代理关系。医生和医院管理者之间各有不同的利益和能力，然而他们相互需要对方。法人治理是中观层面的组织治理，重点分析的是政府作为所有者和医院管理者之间的委托代理关系。政府是公立医院的所有者，政府同公立医院之间是委托代理关系。由于政府与公立医院、医院职工之间的信息不对称，因此委托人非常有必要对代理人进行监督，要求公开披露医院的信息。由于信息不对称，委托代理成本增加，还需要建立公立医院的外部监管体系。

在某种意义上，政府像公司一样，无论是与其雇员或是外部服务提供者／供应商订立合同，都必须通过设计评估和奖励机制来获得高质量的绩效。有几项研究深入归纳了代理理论，从就业环境到构成公司的全方位关系——被概念化为众多合同的关系网络（Fama E.F.，1980）。此种概念化的合同关系，阐明出资人、普通股股东、债权人及公司经理人之间的关系，增进对所有权和治理的理解。阐释所有者与公司之间的重要关系，也有助于增进对政府和公共服务提供者之间治理关系的理解。现代公司的兴盛和优势主要归因于成功的治理结构。这种治理结构允许职业经理人在几乎不承担财务风险的前提下被赋予决策权和相应的绩效激励。风险主要由多元化的投资者承担，而他们并不掌控公司。这个分析框架有助于识别和解释不同治理结构组织的不同绩效。识别出何种类型的治理机制适用于何种环境，有助于改进公共组织和私立组织的治理，尤其是在理解监督与问责机制对激励的重要影响方面。

2.2.3　产权理论

产权理论研究是由于个人试图将产权价值最大化而产生的组织规模和合同类型。产权理论同样关注激励问题，只是角度略有不同。由于私有制似乎具有更强的正面激励效率的作用，产权理论试图找出其中的原因。对此的解释主要集中于两个问题：剩余控制权的归属以及剩余收益的分配（Milgrom P.，Roberts J.，1992）。

剩余控制权是对于法律没有明确指定用途并且没有用合同让渡给他人的资产的决策权。除了剩余控制权，所有者还拥有资产的剩余收益权。剩余收益是指某期间的会计利润与该期间的资本成本之差，是组织创造的高于市场平均回报的收益。剩余收益是从经济学的角度出发，衡量投入资本所产生的利润超过资本成本的剩余情况，公式如下：剩余收益 = 会计利润 – 资本成本 = 投资资本 × 投资资本回报率 – 资本成本率。公式清楚地表明，剩余收益是会计利润超过投资资本机会成本的溢价。剩余收益权的接受者可能随环境的变化而变化。一个不能偿还债务的公司可能要向债权人支付其收入中越来越多份额的股份。此时，债权人就成为剩余收益索取人。当公司绩效上升的时候，公司可能会支付奖金红利，提高薪水，将更多员工晋升到级别更高、待遇更为优厚的职位。因此，一部分员工也能分享公司的剩余收益。剩余收益权和剩余控制权构成了对所有者最有力的激励机制。

剩余索取权指的是在契约中没有特别规定的活动的决策权。而剩余控制权是企业的一些生死攸关的决策，所以将这两种权力统称为剩余权。剩余控制权的举例：当你拥有一家公司的时候，你有权雇用或者解雇员工，只要你没有任何歧视或者违反其他有关法规或者雇佣契约的条款；你也能够决定公司产品、价格、服务条款，只要你没有触犯这方面的法规；你也可以把企业的部分甚至全部资产卖出去，只要你遵从资产买卖的规则。从以上的例子可以看出，拥有一种资产，并不意味着你能够随心所欲地处置它，而是必须在种种的条件和规范下行使权力。但是，绝对完备的法规和绝对完备的契约是不存在的。毕竟制定法规和契约的人不可能预见到一切可能发生的状况，更不可能针对各种可能发生的情况制定出适合的解决方案，而要用精确的语言写成条文更是不可能的。

剩余控制权与剩余索取权相结合为所有者的资产保值、增值提供了强大动力和能力。公司通常尝试以分配红利或股份的形式给公司中的关键决策者授予剩余索取权，以此再创高效的激励。相关分析有助于更好地理解政府失灵的制度原因，设计旨在为掌握关键信息的人赋予相应的决策权并给他们足够的经济激励进行决策（使剩余索取权与决策的产出挂钩）的组织治理方案。

2.2.4 利益相关者理论

利益相关者指在组织内外与组织绩效有相关利益的人或团体，对医院而言是指所有与医院营运利益相关的人或团体。该理论强调医院运营过程中要引入利益相关者，努力满足多方利益相关者的不同要求，关注医疗机构经营所造成的社会经济和政治影响。冯占春与熊占路（2007）运用利益相关者理论分析了我国公立医院治理结构变革引入利益相关者理论的必要性，认为引入该理论有助于公立医院内外部制衡的实现，能够对公立医院经营管理形成有效的监督。公立医院法人治理结构改革涉及多个利益相关者的利益调整和责任分担，通过运用利益相关者理论分析公立医院法人治理结构改革中利益相关者的角色、立场和复杂关系，可以明晰改革中的动力和阻力（郭蕊，韩优莉，吴欣，2012）。

2.3　中国公立医院治理问题的理论分析：基于委托代理理论

公立医院在我国医疗体系中占据主导地位，其所有权归全体人民所示。全民财产的庞大性、复杂性和分散性，决定其最高的控制机构必然会进一步寻找下一级代理人，代表国家行使所有权职能，形成所有权代理，同时所有权代理人也作为委托人，在所有权与经营权分开的原则下，委托代理人具体经营管理医院，形成经营权代理。由此可见，公立医院存在着委托代理链，由于治理结构设计不合理，其委托代理问题更为严重，具体表现在以下方面。

公立医院按照所有权隶属关系又可划分为部属医院、省级医院、地市级医院、市辖区区级医院。全体人民选举产生全国人民代表大会（以下简称人代会），人代会授权中央政府对公立医院进行管理；中央政府经过层层授权，分别由各级政府进行属地化管理。这就形成了公立医院的多级所有权委托代理和经营权委托代理关系，其基础是层层授权的公共产权国家行政代理。

此外，政府并非铁板一块，由于政府职能的多样化和复杂性，政府设立人力资源和社会保障、财政、卫生等不同的部门来实现其职能。人力资源和社会保障部门作为医疗费用的支付者，扮演消费者代理人的角色；财政部门作为资金的筹集者，扮演部分所有权代理人的角色；卫生部门委托和调控医疗服务供给方，实现对医疗服务市场的间接管理；国资委承担国有资产的管理职能。不难看出，政府既是消费者的代理人，又是供给方公立医院的委托人。由于消费者与代理人、供给方与委托人有着不同的利益，因此政府不同部门的利益博弈与对公立医院的多线干预，决定了现行医疗卫生体制改革中法人治理的结构与形式的形成与发展。政府与公立医院以及公立医院内部的委托代理如图 2-3 所示。

由于公立医院的委托代理链比较长，所以信息不对称也更为突出。从公立医院的产权制度来看，公立医院的资产作为全体国民的资产而存在，但全体国民的概念又是一个抽象的概念，不可能全体人民都作为所有者来直接管理和经营资产，而是要通过多层委托代理的方式来间接加以管理。首先是资产的终极所有者（初始委托人）与国家各级政府之间存在委托代理关系；其次是各级政府与公立医院代理人之间也存在委托代理关系。在这个委托代理链中，各级政府身兼两职：既是第一层委托代理关系中的代理人，又是第二层委托

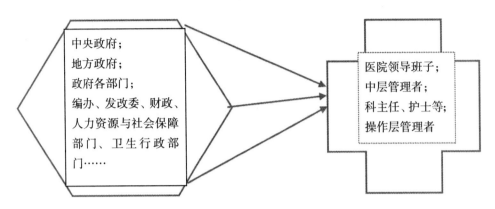

图 2-3 政府与公立医院以及公立医院内部的委托代理

代理关系中的委托人，是国有资产的终极所有者和医院代理人之间的中介。同时在医院内部还存在层层委托代理的关系。中国的公立医院管理人员按照管理层级可分为三层：第一层为决策层，主要指院长、书记等医院领导班子；第二层为执行管理层，主要指医院办公室、党委办公室、人力资源部、医务部、科教部、规划财务部、护理部、门诊部、总务部、党支部、工会、团委等中层管理部门人员；第三层为操作层，主要指医院各业务科室的科主任、护士长、党支部、工会分会、团支部等组织。公立医院的委托代理链长，导致信息不对称问题严重，源自初始委托人的监督和激励的作用在逐级的委托代理链中不断弱化。事实证明，作为终极所有者的国民不可能对公立医院（以院长为中心的领导班子、国有资产等）进行有效监督。综上，公立医院的委托代理关系实质上是具有间接性、多层性和复杂性的。

公立医院的委托人出资者虚置，产权主体具有不确定性和随意性，对于代理人的行为缺乏有效的激励约束机制，往往导致内部人控制。首先，在委托人方面，从法理上讲，我国公立医院是全民所有的，即国有资产所有权归全体人民。然而就是由于这种高度分散化的所有人关系，在现实经济关系中无法履行委托人的真正权利和义务，导致了出资者虚位。由于没有一个统一的部门来代表国家行使国有资产所有权，存在多头管理的局面，造成了国有资产主体的不确定性和随意性。其次，产权要进行交易，除了拥有产权的所有权主体需明确之外，对财产的占有权、使用权、支配权和经营权的主体也必须是明确的，而且这些产权的主体必须具备行使权能的能力，承担相应的责任并享受合法的利益。我国公立医院作为国有资产代理人的公立医院代理人，并不一定能够有效履行作为代理人的权利和责任，不一定总能符合委托者利益。第一，行政化色彩浓，市场化压力不足。院长主要由上级组织部门直接任免，对院长选聘调任，套用行政官员的廉洁自律等标准。院长等管理者不存在市场淘汰压力。第二，自主性动力不足，牵制和依赖机制并存。政府部门多头插手，医院无所适从，管理层疲于应付，短期化倾向明显。第三，所有权约束不到位。决策责任不明确。如大型设备购置权等要征求或听命于主管部门，一旦失误，医院管理者不肯承担责任，而主管部门政府官员也无力承担决策失误的责任；医院管理者由于没有剩余支配权，所以没有相应的利益风险责任去保障运营效率。也就是说，公立医院院长等高层管理者的行为特征受到其所依存的体制环境的影响。在转轨时期，管理者既要承担政府公益责任，又要谋求在市场竞争中的生存发展，既想摆脱行政干预，又依赖政府扶持；既要尊重政府意志，又要考虑医院自身利益；既想全心投入，又因可能被调换而追求短期利益……其背后蕴藏的根本问题在于没有建立起对公立医院代理人的激励-约束机制。代理人（以院长为首的管理层）选择与控制问题是公立医院法人治理过程的关键。

2.4　基于多中心治理理论的公立医院法人治理 [1]

2.4.1　中国公立医院自主权变迁过程

1949 年至十一届三中全会，公立医院决策制度实行的是党委负责制。自十一届三中全会至 1982 年，公立医院决策安排实行的是党委领导下的院长负责制。1982 年以后，院长的行政决策自主权日益增大，医院实行的是院长负责制。总体来看，六十多年来，中国公立医院自主权呈现不断扩大的态势，处于"预算制组织"与"自主化组织"之间。

2.4.2　中国公立医院与政府间关系类型

根据决策权在政府与公立医院之间的分配情况，目前各国公立医院治理方式可以分为两大类：一类是政府以集权的行政化手段来管理公立医院；另一类是政府采取分权（自主化、法人化、民营化）模式治理公立医院。无论哪种模式，其实质都是改变政府与公立医院间关系，不同程度地下放公立医院决策权。

中国公立医院与政府间关系存在三种类型：政医不分、政医分离、政医分开不分离（表2-4）。当前中国公立医院治理中存在着政医不分与政医分离两种类型引发的问题与矛盾。公立医院不自主、依附式自主、膨胀式自主与萎缩式脱离是这两种类型的具体表现形式。

---

[1] 范围：《政事分开视域下的公立医院法人治理研究》，载《电子科技大学学报（社科版）》，2015, 17（05），5~11 页。

1. 政医不分型

表 2-4 框 1 为公立医院不自主。公立医院在使用财政资金筹建和经营时，产生代理问题是不可避免的。政府为降低代理成本，以及由于监管体系薄弱，直接将公立医院视为机关附属体，致使医院在经营过程中不仅出现了官僚主义，也使公众对医院服务和经营效率产生了怀疑。

表 2-4 政府与公立医院关系类型

注：六边形表示政府；十字形表示公立医院；三角形表示法人治理结构；
圆形表示大学或者其他组织

表 2-4 框 2 为公立医院依附式自主。公立医院出资者与公立医院之间的法律关系模糊不清。依据中国法律规定，公立医院为事业单位法人。从法人类别上看，公立医院应属于

公法人，即其运营经费来自财政，其收入也归属于财政。同时，政府以其财政对公立医院的债务承担无限责任。但实际的状况是，政府财政对大部分公立医院实行的是差额补贴或定额补贴、结余留用的政策，即医院的结余不再通过收支两条线的方式上缴国库，而是由医院留用。政府加大了医院自主化改革。多数公立医院事实上处于预算制组织与自主化组织之间。政府往往根据自身的意愿对医院进行管理，有时则放任自流。这种状况使得公立医院处于公法人和私法人的中间形态，导致我国公立医院权利和政府权力边界界定不清。

政府既是公立医院的投资者，又是公立医院的直接管控者与监督者，政府同时扮演裁判员和运动员的角色。公立医院与政府血脉相通，公立医院在医疗服务市场中获得垄断地位，享受着免税等优惠待遇，垄断着就医的患者，非公立医院不可能与公立医院处于平等的竞争地位。如前文所述，政医不分致使所有权与经营管理权缺位、越位、错位现象并存，出现政府监管不力、医院运营低效、政府寻租、监管俘获等一系列问题。政府双重角色造成公立医院治理失效。

2. 政医分离型

政医分离会产生治理真空等问题。表 2-4 框 3 为公立医院膨胀式自主，政府失去对公立医院的控制。公立医院没能有效发挥政府资源作用，成为一个追逐利益的市场主体。表2-4 框 4 为公立医院萎缩式脱离，政府对运营不佳的公立医院甩包袱。仅从经济效益上讲，投入的国有资产整体上不能实现保值和增值。由于资产使用存在严重浪费、缺乏有效成本管理等原因，公立医院平均主营业务结余为负值，必须通过财政补助才能实现收支平衡，不能形成依靠医院自身积累发展医疗事业的良性循环。

3. 政医分开不分离型

如表 2-4 框 5、框 6 所示，政医分开不分离是政府与公立医院关系的理想状态，是公立医院治理接近良治甚至善治状态的标识。集权会增加信息成本和策略成本，分权则难以避免制度的缺失和规避责任。如前文所述，政事不分会导致政府监管不力，政事分离会带来治理真空。如何实现政医分开不分离？通过法人治理推进政医分开，通过法人治理确保政医分开不分离。

2.4.3　基于多中心治理理论的公立医院法人治理结构

法人治理结构是调整政府与公立医院关系的抓手。要使公立医院朝着政府预定的医改目标前进，两种机制不可或缺——外在环境的竞争及监管的机制与公立医院内部运营机制，法人治理结构是促成两种机制有机关联的平台与纽带。表 2-4 用体现制衡特性的三角形表示法人治理结构。众所周知，几何学中三角形是最稳定的形状。

多中心治理理论将宏观现象与微观基础连接起来，提供了操作、集体和立宪三个层次的制度分析框架。多中心治理为公共事务提出了不同于官僚行政理论的治理逻辑。传统公共行政理论认为，提高效率需要强化层级节制、权责界限清晰；同一件事情必须交给同一个部门完成。可以将传统的治理方式看作单中心治理。在多中心的治理机制中，正需要借助多权力中心或者多决策中心，以解决不同范围的公共治理问题。关于治理结构的设定，旨在解决政府多头治理问题的可由政府主导，设在政府层面；旨在寻求技术合作的由医院高管主导，设在医院内部，充分尊重来自战略合作伙伴（大学等）的代表的意见。

基于多中心治理理论的公立医院法人治理结构如图 2-4 所示。

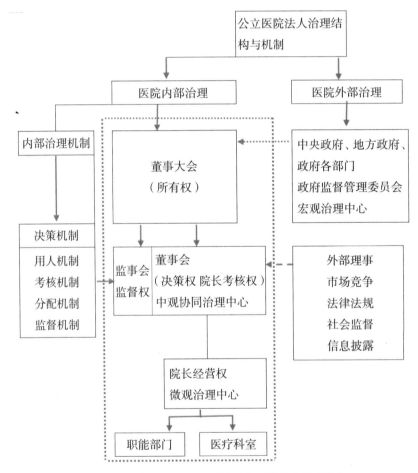

图 2-4 基于多中心治理理论的公立医院法人治理结构

如图 2-4 所示，法人治理结构中各主体附着于承载着其所在组织的特性与使命，以董事会等治理机构为中观决策平台，在中观层面上实现协同治理；医院管理层主导微观治理，负责微观决策。政府主导宏观治理，负责宏观决策。由此，形成三个层次的决策中心。决策中心相互协调，形成在规则体系（政府颁布的治理准则、董事会章程等）内归置彼此间关系的互动运作模式，决策方式由政府一元、强制、垄断走向多元、自发与协同。公共利益的实现方式并不限于政府的权力、政府的发号施令或运用权威。法人治理虽然需要权威，但这个权威并不一定来自行政官僚。话语权在代表（董事/理事/治理委员）间流转。法人治理所要创造的结构或秩序不能由外部强加，其发挥作用是要依靠多种互相发生影响的行为者的互动。

董事会/理事会/法定机构（公立医院管理中心等）等一般被称作治理机构。治理机构的职责主要在批准层面包括以下五项内容，每项内容包含若干具体的衡量要素。①治理机构批准并公布医院的使命陈述（在筛查结果的基础上，确定医疗机构的功能、任务和资源是否满足患者需要。拟提供的医疗服务与本院的使命是否相一致）。②治理机构批准医院战略和管理规划以及运作制度和程序。对授权批准机构应在治理规章制度和程序中有规定。治理机构批准有关医疗卫生专业教育和科研的组织战略并监管相关工作的质量。③治理机构批准固定资产和运营预算，分配资源以实现医院使命。④治理机构任命医院的高级管理人员，评价医院管理人员的工作绩效，高级管理人员的工作绩效评价至少一年一次。⑤治理机构批准医院的质量和患者安全计划。引导与规划是公立医院启动与保持质量改进、降低对患者和员工风险的基础。这种引导与规划来自医院的高管层及那些管理医院临床与日常活动的人员。在医疗服务质量安全、项目管理监督方面，高管层与中层管理者都有责任。高管层制订质量和安全规划并以他们的远见与支持塑造医院的质量文化。治理机构对医院的质量与患者安全负有最终责任，因此，他们批准质量和患者安全计划，定期接收医院质量改进与患者安全项目的报告并据此采取行动。

理论上合理的制度设计并不保证公立医院会有效代表社会公众的利益；法人治理结构下，理事的构成、参与意愿与能力影响理事会整体治理水平（承担责任的能力、透明能力、法治能力、高效管理能力、回应能力等）。如若医院运营不好，董事们的责任和奖惩办法该怎样确定。有的医院书记和院长担任正副董事长，董事会成员也是院内人员占多数。原班底另加少数院外董事，对医院决策水平不会有什么实质性影响。有的理事会以政府派驻代表为主导，其他理事不作为，理事会充斥着政府各部门的利益。

从全国来看，真正实现了在所有权和经营权分开的基础上实行法人治理的公立医院并不多。目前的公立医院采取的是院长负责制（和职工代表大会相结合）的管理体制，设有董事会/理事会的并不多。实行了法人治理的公立医院其治理结构和机制还不够完善，如出资人虚置、两权还没有真正分开，医院还没有真正的人事自主权；监事会虚设，起不到应有的监督作用；激励约束机制不健全，没有良好的外部治理平台等。

第3章　公立医院治理的中国实践

建立健全现代医院管理制度是推进健康中国的重要内容。中央强调尊重地方首创精神，鼓励地方开展建立健全现代医院管理制度试点，及时总结推广医院科学化、精细化、信息化管理经验做法[1]。

3.1　深圳公立医院运行模式创新的实战经验

作为改革先锋城市，深圳公立医院改革的步伐在加快。深圳市是国家卫生计生委指定的全国第一批17个公立医院改革试点城市之一，重点试点法人治理结构与社区卫生服务"院办院管"两个主题。深圳医改整体来说在广东省是做得最好的。2010年深圳被确定为广东省唯一的公立医院改革试点。 深圳与全国医改面临相似的问题，而作为中国最大的移民城市和流动人口"倒挂"城市，其医疗卫生事业发展又面临着独特的难题。深圳南山医院虽然是区级医院，但是有很强的核心竞争力，在神经外科等方面具有国际水平。深圳南山医院实行的是理事会型法人治理，在法人治理的保障性机制与基础性条件方面，有不少可圈可点的经验。理事会提出的开放办院与科教兴院的治理战略，全员聘用制、中层干部考核百分制等许多具体的治理措施都值得推广。

两批次试点城市分布如表3-1所示。

---

[1] 国务院办公厅：《深化医药卫生体制改革2018年下半年重点工作任务》，2018。

表 3-1 两批次试点城市分布

	东部 12 个	中部 11 个	西部 11 个
第一批 17 个	鞍山、上海、镇江、厦门、潍坊、深圳、北京	七台河、芜湖、马鞍山、洛阳、鄂州、株洲	遵义、昆明、宝鸡、西宁
第二批 17 个	天津、绍兴、宁波、三明、珠海	唐山、太原、长春、新余、三亚	重庆、南充、庆阳、银川、克拉玛依、柳州、鄂尔多斯

3.1.1　理事会型法人治理实践：基于南山医院的半结构化访谈

近年来，深圳市南山区人民医院（以下简称"南山医院"）按照上下联动、内增活力、外加推力的原则，坚持点面结合、统筹兼顾、突出重点、边试边推，紧紧围绕缓解群众看病难、看病贵问题，积极出台一些看得准、见效快的公立医院改革政策措施，在居民得实惠和医护人员受鼓舞方面取得实质性进展。南山医院大力推动以医院理事会型法人治理为突破口的体制机制综合改革，促进医院经营管理的全面提升。

访谈提纲如表 3-2 所示。

表 3-2 访谈提纲

访谈对象：医院管理者、卫生部门管理者、医院管理专家及医护人员
（一）基本情况
（1）南山医院的发展（作为医疗机构的基本数据，市、区政府的政策和资金支持）；
（2）南山医院的主要服务对象（深圳户籍居民、外来务工人员、流动人口、其他）；
（3）改革前和改革后的年度经营情况；
（4）深圳市南山区的公共卫生服务体系、基本医疗保障和民营医院的情况。
（二）改制（改革）前后，医院的组织结构和运行管理
（1）改制前医院的组织架构和决策过程是怎样的？改革后发生了哪些明显变化？
（2）改制后医院的医、药两部分如何运行的？利益相关者构成是否有变化？
（3）目前，主管部门如何评价考核医院？对医院管理层的评价体系如何？针对医生、护士、其他人员的绩效（即对不同类别员工如何监督和控制？）。
（三）改革的效果：与深圳同类医院或其他医院的比较
（1）改革后，社会、患者和当地居民对此的反应和评价如何？
（2）南山医院与当地政府、居民和主管部门的关系如何？
（3）南山医院在社区医疗、门诊和住院治疗方面与深圳其他医院的差别？
（4）南山医院目前形成了哪些自己的特色？

1. 基本情况与功能定位

（1）基本情况

深圳市南山区人民医院，坐落于深圳经济特区西部南头半岛中心区，是深圳市第四家三级甲等医院暨南山区区域医疗中心。

南山医院始建于20世纪40年代，前身为"南头人民公社卫生院""南头地段卫生院""南头区人民医院"，1991年正式注册现名。2004年增名"深圳市第六人民医院"。2009年9月，挂牌"华中科技大学协和深圳医院"。2012年12月，成为广东医学院非直属临床医学院。

南山医院是国家卫生计生委临床路径管理试点单位，其建立了一整套管理制度、工作模式、运行机制以及质量评估和持续改进体系，大力促进了管理效能、患者满意度、医疗质量的大幅提升。2007—2012年，医院在深圳市医疗服务整体管理与质量控制评估中总分均为区属中心医院第一名，2010年因通过三级甲等医院评审获得免检殊荣。

作为深圳西部中心区域唯一一家大型综合性医院，医院承担并出色地完成了大量突发公共卫生事件的医疗救治工作及政府各项指令性任务。如派遣医务人员参加援疆医疗队开展卫生对口支援、汶川地震抢险救灾、防治甲型H1N1流感、婴幼儿结石筛查、手足口病防治、雪灾期间的医疗保健、摩托艇大赛期间的医疗保障、2011年大运会主会场的定点医疗保障服务等，获得了良好的社会声誉。目前，南山医院所属26家社康中心形成了"院办院管、双向转诊、联网运营"的服务模式，提升了基层医疗服务能力和水平。

（2）功能定位

区域医疗中心南山医院，负责全区危急重症、疑难病症、重大突发事件医疗救护以及技术指导，负责医学科研教学和重点学科群建设任务；蛇口片区医疗中心蛇口人民医院和西丽片区医疗中心西丽人民医院承担相应片区内基本医疗服务。基层医疗服务网络尤其是社康中心主要负责常见病、多发病、慢性病的诊疗服务，以及社区康复、社区保健和公共卫生服务。

2. 发展的外部环境和条件

（1）医疗卫生事业发展得到空前重视

科学发展观的提出和建设"和谐南山、效益南山"的目标，对统筹经济与社会的协调发展提出了更高的要求。当前全国各地均着手卫生体制改革，把逐步解决群众看病难、看病贵问题作为重大历史任务，全社会关心、支持卫生事业发展的局面初步形成，这是卫生事业发展难得的历史机遇。南山区实现本地生产总值1 720.5亿元，辖区税收总收入265.5亿元，地方财政一般预算收入38.45亿元，全区财政支出的81.4%用于民生工作，良好的经济环境为卫生事业今后的持续发展奠定了良好的基础条件。

（2）快速增长的人口总量和特殊的二元结构

全区人口呈快速机械性增长趋势，户籍人口与暂住人口比例严重倒挂，全区户籍人口49.52万，仅占常住人口的50.1%，超常的人口规模和特殊的人口结构给全区医疗卫生工作带来巨大压力。同时，深圳户籍居民、白领阶层与广大劳务工已初步构成两大社会群体，形成二元人口结构，由于经济条件、受教育程度等的不同带来医疗卫生需求的差异，要求卫生系统提供多层次、全方位的医疗卫生服务。

（3）区域经济合作与经济全球化将深刻影响卫生发展

随着深港城市战略合作、内地与香港关于建立更紧密经贸关系安排（Closer Economic Partnership Arrangement，CEPA）、泛珠三角区域合作机制的启动和深化，对南山区卫生事业发展带来深刻影响。一方面，国外先进的医疗技术、医院管理和医院经营运行模式对南山区现有医疗市场形成巨大的影响；另一方面，巨大的人流和物流，不可避免地增大了疾病传播危险和疾病预防控制难度，因此要求全区卫生服务体系和服务模式作出相应的调整。

3. 完善公立医院法人治理机制

南山医院作为深圳的试点，自2009年6月开始试水医院理事会模式。理事会在区政府授权下开展工作，接受区政府的监督管理，履行医院决策职能，形成"政府出资、理事决策、班子经营、多重监督"的管理体制。医院院长就是首席执行官，有了更多、更有保障的经营自主权，同时又要对医院管理委员会负责。院长每年做工作总结汇报，他所要汇报的上级，不再是当地的卫生局，而是医院的理事会。政府卫生部门的职责是为公立医院提供配套公共服务和行业监督管理，不再干预医院的具体事务。

南山医院理事会成立后，先后决策了多项重大医院合作项目，比如拿出1 000万元与武汉协和医院合作；以提供10年免费住房的方式吸引3名国内知名医学教授加盟，成为医院科室主任，特别是吸引来1名在美国工作20多年的教授来院。这位专家在美国年薪40万美金，来到南山医院的待遇肯定要打破原有公立医院的薪酬体制。这在以前，要经过卫生、财政、人事等多个部门批准和报备。现在，经理事会考核后，认为这个顶级医生值这个薪资，就可以定下来，决策效率大为提高。

（1）基本原则

坚持南山区医院政府办院的公益性、非营利性质，同时建立利益相关者参与医院治理的机制。根据深圳市政府《关于推进卫生体制改革的意见》的有关精神，在南山区人民政府的授权下和主管副区长的直接领导下，由南山区卫生人口计生局牵头建立南山区人民医院理事会筹备组，负责理事会章程的起草和理事成员的推选工作。理事会理事成员必须具备以下条件：拥护本理事会的章程；有加入本理事会的意愿；具有社会代表性，并在某行业领域内具有一定的影响。经广泛征求意见、层层筛选，理事成员由南山区卫生和人口计划生育局书面提名，报南山区政府批准后正式聘请。

（2）模式选择

从 20 世纪 90 年代至今，我国部分地区公立医院探索了不同模式的法人治理结构改革，如浙江省东阳市人民医院的董事会模式，江苏无锡市属医院的托管模式，上海交通大学医学院附属瑞金医院的集团模式，上海交通大学医学院附属仁济医院管理公司模式，山东省泰安市中心医院国有股份合作制改革模式，香港医院管理局模式等。这些模式探索大致可以归纳为五种：自主经营目标责任制、托管模式、董事会模式、理事会模式和管办分离模式。根据实际情况，并征得上级有关部门的同意，南山医院选择了理事会模式，根本目的是分离医院决策权和执行权。我们通常将其决策机构称为理事会（或管理委员会）。理事会模式的构建中，最为重要的是出资者、理事会、院长、监事会的职权界定以及理事、院长、监事的任职资格问题。我们希望通过理事会的建立，可以真正实现出资人和经营者之间的两权分离，实现公立医院内部权力机构的分权制衡，提高公立医院的效率和决策的科学性，有效避免出资者和经营者均越位的情况。

（3）注意环节

在构建理事会管理模式中，监事会是十分必要的组成部分，可以有效促进医院民主管理，形成决策权、执行权、监督权相互制衡的运行机制，对医院管理实行社会监督。此外，理事会成员人选非常重要，他们不但要热心公益事业，更要在某一领域内有较高的社会影响和专业素质。

（4）组织架构

南山医院理事会理事长由南山区人民政府分管副区长担任，理事会下设办公室，负责会议的组织、协调和各项工作的督办落实，办公室主任由区卫生和人口计划生育局局长兼任。理事会理事的构成应具备合理的专业结构，理事还包括南山区人事局局长、华中科技大学同济医学院附属协和医院（以下简称"协和医院"）院长、深圳大学副校长、中国南方航空股份有限公司深圳分公司副总经理、深圳市华侨城酒店集团有限公司财务总监、深圳市人大代表等 9 名成员。理事会下设医疗服务、财务管理、人才发展三个专项管理委员会。

（5）理事会职能

督查、指导医院工作，审议批准医院班子依据区政府要求和相关政策法规制定的年度发展规划、发展战略、重大经营决策（含基本规章制度、用人计划、财务预算方案、薪酬分配方案、资产处置方案）。对医院班子工作绩效进行定期或不定期评定，并依据成员履职情况，提出任用建议。医院班子任期届满时，理事会进行届满评定，并依据新的工作目标、工作任务的需要和班子成员既往履职情况，提名新一届班子成员组成，报区政府批准任命。承担区政府交办的其他任务。理事会应定期就上述事项以书面形式向区政府报告。

（6）理事权利和义务

理事享有的权利：出席理事会会议，行使表决权；监督、检查医院管理层对理事会决议的执行情况；检查医院的经营状况；对医院重大问题提出议案和质询；对理事会工作的批评建议权和监督权；入会自愿，退会自由。

同时理事应承担的义务：执行本理事会的决议；维护本理事会的合法权益；完成本理事会交办的相关工作；秉持诚信和勤勉精神，认真履行职责，谨慎决策，维护社会公众的利益，支持医院经营团队；熟悉有关法律法规，掌握理事应具备的相关知识；遵守理事会工作纪律；按时参加理事会会议。

（7）运行机制

实行理事会领导下的院长负责制。以理事长为代表的理事会对医院行使最高管理权利。由院长等医院管理人员组成的执行机构在理事会授权范围内负责医院的经营管理和人事管理。理事会对产权人负责，院长对理事会负责，监事会对医院内部管理和运行给予监督与制衡。理事会会议由理事长定期召集，一般一年不少于两次。议题事先拟定，决议经半数以上与会理事表决通过为有效，经理事长签字后生效。理事会可设立咨询委员会或各类专业委员会，聘请社会专业人士担任委员，为理事会决策提供专业咨询和管理咨询服务。办公室是理事会的执行机构，在闭会期间开展日常工作，对理事会负责。

（8）取得成果

第一，在全市卫生系统第三方社会满意度调查评比中，南山医院自2009年起连年位居市内同级医院前列；第二，在理事会支持和指导下，医院与华中科技大学同济医学院附属协和医院自2009年9月开展技术合作，医疗技术水平和学科影响力显著提高；第三，经过三年多的努力，医院于2011年2月正式挂牌三级甲等医院；第四，在理事会的检查、督导下，医院财务管理及合同管理水平显著改善，综合管理水平逐步提高。

4.创新激励机制，推行绩效工资

（1）治理目的

绩效工资是现代医院管理中的一种重要管理手段，是一种全新意义上的奖金形式，更能体现医院可持续发展的价值体系以及由此产生的奖金分配基础。

南山医院自 2009 年全面推行绩效考核，实施新的绩效分配方案——以工作量、工作质量、技术水平和成本控制为主要考核依据，坚持按劳分配、多劳多得、优劳优酬、效率和技术优先、和谐公平的分配原则，既体现了公立医院的公益性，又调动了广大员工的积极性，在充分有效利用现有卫生资源的前提下，为群众提高优质的医疗保健服务，使医院获得持续发展。

（2）具体分配原则

①绩效工资总额不能超过全院当月非药品医疗收入的 25%。根据考核结果，每月发放一次绩效工资。

②工作量、工作质量、技术水平、成本控制在绩效工资分配中的比例分别为 25%、25%、25%、25%。工作量、工作质量、技术水平、成本控制采取计分制的办法予以考核。

科室绩效工资的计算：

$$科室工作量绩效工资 = \frac{全院绩效工资总额}{全院工作量总分数} \times 25\% \times 科室工作量分数$$

$$科室工作质量绩效工资 = \frac{全院绩效工资总额}{全院工作质量总分数} \times 25\% \times 科室工作质量分数$$

$$科室技术水平绩效工资 = \frac{全院绩效工资总额}{全院技术水平总分数} \times 25\% \times 科室技术水平分数$$

$$科室成本控制绩效工资 = \frac{全院绩效工资总额}{全院成本总分数} \times 25\% \times 科室成本控制分数$$

③对平均绩效工资超过全院平均绩效工资 1 倍的科室，超出部分按 20% 提取作为院长基金。

④临床、医技、社康中心科主任、副主任、护士长、组长必须完成所在科室平均业务工作量的 75%、90%、65% 和 95%；医务科、护理部、社康中心分别制定方案并进行考核，科主任负责对组长进行考核。尽管南山医院绩效工资方案已经尽可能以关键绩效指标为导向，但仍难以做到绝对合理。医院按照主动性、渐进性、可控性的原则，结合具体情况以及医院发展的战略目标，对方案不断予以修改和调整。

（3）转换用人机制

随着人事改革的全面铺开，在深圳市人力资源和社会保障局、区人事局及区卫生和人口计划生育局人事科等上级领导部门的统一部署下，南山医院已经对医院岗位设置管理方案以及岗位设置管理实施方案进行了制定，并逐步加以实施。通过推行岗位管理制度和人员聘用制度，创新管理体制，转换用人机制，整合人才资源，凝聚优秀人才，南山医院实现由身份管理向岗位管理、由固定用人向合同用人的转变，调动各类人员的积极性和创造性，促进各项事业的发展。

1）加强领导，确立人事改革领导核心

医院确立了以张德仁院长为核心的人事改革领导小组，果断决策、精心组织、制定出了合理的改革方案，保障了人事改革各项工作全面铺开，做到了有计划的推行，确保改革的顺利实施。

2）统一思想，建立人事改革思想基础

在改革中，积极调动职工参与热情，组织召开职代会、中层干部大会、院务委员会等各层次会议，广泛听取群众意见，认真采纳职工建议，虚心倾听群众呼声，做到了充分体现民意，得到广大干部职工的认可、支持和参与，在全院上下形成了良好的舆论氛围，为改革打下了坚实的思想基础。

3）引进竞争，落实人事改革岗位设置

引进竞争机制，逐步解决工作分工不明、人浮于事、效率不高等问题，实现传统的计划用人制度向合同型管理转变，逐步形成人员能进能出、职务能上能下、待遇能高能低和人才结构合理、有利于优秀人才脱颖而出的充满生机与活力的运行机制，激活员工的积极性和创造性，不断提高医院的综合实力和竞争能力。

首先，南山医院在打破原有的人事、分配制度的基础上，实行全员聘用制。根据上级人事、编制部门的有关规定和医院的现实需要，结合近期发展目标，科学、合理地设置医院的机构和各个岗位，确定岗位职数。其次，在岗位设置工作完成的基础上制定各个岗位的工作职责和用人标准，逐一作出详细规定。最后，再根据各个岗位的用人条件，分层、分批按岗位聘用。

南山医院常设岗位总量893个。其中，管理岗位5个，占常设岗位总量的0.56%；专业技术岗位888个，占常设岗位总量的99.44%；不设工勤技能岗位。主体岗位为专业技术岗位，占常设岗位总量的99.44%。主系列专业技术岗位为医疗系列，辅系列专业技术岗位分别为工程技术、财会、其他专业技术系列。

（4）层级管理与岗位管理

医院岗位管理主要通过动态评估管理与岗位聘任相结合的改革方式，培养专业化、复合型人才，提高医院人力资源的质量，为医院的可持续发展增添动力。

首先，医院制定了员工考核方案，以加大对员工的管理力度，提高员工的工作绩效和工作胜任能力，保持人员的动态流动，形成客观、公正的量化考核方法。为形成公平公正的统一考核平台，考核将分临床医疗、护理、医技、门急诊、社康、行政后勤六个系列进行，根据各个系列的不同特点，区分各项考核指标比例，并对淘汰范围内人员按各淘汰方式淘汰。

其次，为科学、客观、公正、准确地考核南山医院中层干部履行岗位职责的情况，制定了中层干部百分制考核办法，并不断进行讨论和修订在推行此办法中遇到的各个细节问题。考核办法选取各系列具有代表性、可比性、可量化、可操作的核心价值指标进行量化，其考核结果将作为中层干部年度考核、中层干部任期考核，以及中层干部年终考核奖发放的依据。

最后，全区统一实行人才评级，对不同级别的人才给予不同的奖励及待遇措施，有利于提高员工积极性及高端人才的引进。

5. 治理战略：开放办院与科教兴院

（1）以创三级甲等医院为契机，实施开放办医战略

比照三级甲等医院的要求，在医疗、科研、教学、服务、满意度、后勤保障等方面全方位提升医院的能力。南山医院 2008 年初正式提出"创建三级甲等医院"的目标，经过三年努力，经过全院摸底、任务分解、落实推进和冲刺迎评等阶段，于 2010 年 11 月 8 日接受广东省卫生厅专家组评审，并以高分通过。于 2011 年 2 月正式挂牌三级甲等医院，成为广东省首家晋级三甲医院的区级医院。

通过与协和医院等机构的合作，提升南山医院技术水平，打造南山医疗卫生品牌。在市卫生和人口计划生育委员会、南山区政府、区卫生和人口计划生育局领导的支持下，南山医院于 2009 年 9 月正式与华中科技大学同济医学院协和医院建立技术合作关系。近两年来协和医院共派出专家 117 名，常驻专家 52 名，短驻专家 65 人次，共主持、参与 680 多例手术，其中三、四级手术 680 多项；填补三甲空白 180 项。协调赴协和进修各类人员 56 人次，协和常驻专家科室讲课 146 次，短期学术交流 30 人次。同时在科研教学、住院医师规范化培训、青年医师培训等方面硕果累累。

此外，医院与四川华西医大进行友好合作，在南山医院建立了华西医大深圳远程会诊中心；与香港中文大学外科系耳鼻喉科及人类传意科技研究所合作，积极建设香港中文大学—深圳南山医院联合耳鼻喉—头颈外科培训中心暨显微及内窥镜技术实验室，定期邀请香港耳鼻喉专家来南山医院坐诊。

（2）完善人才培养体系，实施科教兴院战略

大力引进人才、加大科研奖励力度，完善人才培养体系，实施"科教兴院"战略。近几年，南山医院引进学科带头人和业务骨干 10 人，引进硕士以上学历人才 154 人。2007—2011 年间，医院累计申报各级科研课题 504 项，国家自然科学青年基金 28 项，留学回国人员科研启动基金项目（教育部）1 项，广东省自然科学基金项目 58 项，广东省科技计划项目 20 项，广东省医学科研基金 37 项，广东省中医药管理局课题 17 项，深圳市科技计划项目资助 343 项。发明专利 2 项，实用新型专利 6 项，出版国家级著作 3 本，省级著作 7 本。累计发表 SCI 论文 29 篇，统计源期刊 675 篇，非统计源期刊 420 篇。南山医院现有 3 个市级医学重点学科，7 个区级医学重点学科，5 个区级重点扶持学科。

6. 促进医疗护理质量持续改进

（1）加强质量控制，规范医疗行为

加强质量控制、规范医疗行为、保障医疗安全，落实完善各项工作制度。实施《南山医院医务部专项治理工作细则》，重点针对各科室《中华人民共和国执业医师法》《卫生部十三项核心制度》《深圳市基本医疗制度》《南山医院二线值班制度》执行情况进行督察，并制定实施了《南山医院住院总医师管理制度》。对督查中发现的问题及时反馈给相关科室，要求其及时整改，从而消除医疗安全隐患，保障医疗安全。经过实施上述举措，医疗纠纷呈现逐年减少趋势，医疗安全得到加强。

（2）全面推进优质护理服务工程

第一，不断提高护理技术水平。一是护理部护理技能小组针对 2010 年新入职的护士，进行了心肺复苏技术（Cardiopulmonary Resuscitation，CPR）、生命体征测量法等 5 项护理操作技能考核。二是针对护理实习生每周进行 1 次护理理论授课，授课教师为各临床科室护士长，以生动形象的语言将护理理论与实践有机结合，更进一步提高护理实习生的理论知识水平。三是护理部伤口、造口护理专业小组邀请深圳市第二人民医院造口师何丽娟来南山医院进行关于糖尿病护理进展的专题讲座，提高南山医院护士有关糖尿病患者的护理水平。四是护理部护士规范化培训小组针对 2011 年 12 名规范化培训人员进行了岗前培训。第二，各临床科室修订科室护士考核指标体系（根据工作量、工作质量和患者满意度），与科室绩效挂钩。第三，护理部与人事科继续着力补充临床一线护理人员。第四，提高临床一线护士福利待遇，实行同工同酬，充分调动护士工作积极性；护士的薪酬分配向临床一线护理工作量大、风险较高、技术性强的岗位倾斜，体现多劳多得、优劳优酬。通过改革薪酬方案，提高了夜班费，充分调动了护士工作的积极性。第五，加强基本医疗制度督查，

落实各项核心制度，狠抓医疗质量和医疗安全。

医务科按照《南山医院医务部专项治理工作细则》的要求，不定期地对全院各科室的基本医疗制度执行情况进行督查。2020 年 8 月，医务科共组织检查三级医师查房制度 3 次，围手术期管理制度 6 次，会诊制度 4 次，交接班制度 2 次，二线医师值班制度 3 次，执业医师法 2 次。检查过程中，大部分医护人员能很好地执行各项医疗核心制度，按照医务科备案的三级医师查房时间组织安排好本科室的三级医师查房；术前讨论、疑难病例讨论率100%，术前病历资料完整，手术、麻醉、输血等患者知情同意执行良好，高龄手术、重大手术术前麻醉会诊执行率 100%，所有医护人员能在术后将患者护送回到病房，《围手术期管理制度》执行良好；普通会诊均能在 24 小时内完成，急会诊能在 10 分钟内到位，二线医师急会诊在 20 分钟内到位；各科室晨间交接班、危重患者床旁交接班执行良好。

（3）深化开展国家卫生健康委员会临床路径管理工作

自 2011 年 4 月份南山医院开始临床路径试点工作以来，南山医院共有 20 个科室开展了临床路径试点工作，入径患者 4401 例，完成路径 4263 例，变异 335 例，退出 138 例，完成率 96.86%，高质量完成了省厅要求的完成率不低于 70% 的目标，在全国试点医院中位于前茅，获得卫生部表扬。通过临床路径管理，减少了随意性诊疗行为；缩短了平均住院日和术前等待日，提高了医疗效率；进一步提高了患者满意度，所有临床路径管理患者无一例医疗纠纷和医疗投诉事件发生；医疗费用趋于合理化。以计划性剖宫产临床路径为例，平均住院日下降 1.67 天，术前等待日下降 1.53 天，医院感染率下降 0.5%，非计划重返手术室发生率下降 0.67%，无重大手术并发症发生；次均总费用和次均总药费分别下降 129元和 226 元，药占比下降 3.37%；患者满意度 98.50%。临床路径管理工作的推进，进一步规范了诊疗行为，提高了医疗质量，保障了医疗安全，逐步实现合理检查、合理用药、合理治疗，进一步促进医疗费用的合理化。

（4）保证合理用药，着力解决看病贵问题

通过开展 2011 年全国抗菌药物临床应用专项整治活动方案全员培训，建立健全并严格执行《抗菌药物分级管理制度》《抗菌药物购用管理、遴选和定期评价制度》《抗菌药物处方专项点评制度》等，将抗菌药物临床应用专项整治活动落到实处。同时制定并实施《南山医院药品比例控制方案》，将抗生素的合理使用与科室、个人绩效挂钩，对超标科室和个人进行院内公布和处罚。此外，还开展抗菌药物临床应用监测与评估，建立抗菌药物临床应用情况通报和诫勉谈话制度。通过不懈努力和强力制度保障，南山医院药品比例、抗菌素使用比例和输液比例得到有效控制，低于全市同级医院水平。

（5）以三好一满意活动为抓手

进一步挖掘潜力、整合内部资源、优化服务流程、改善就医环境、增加便民设施、让员工满意、让群众满意。①继续办好南山区特别保健中心，为辖区近百家上市公司高层次人才做好医疗保健服务，并开设南山市公安分局门诊和区委区政府机关社康中心。②整合医疗资源、合理布局，加强学科建设。建设急诊加建病房，成立急诊重症监护室（Emergency Intensive Care Unit，EICU），以满足急诊医疗救治需求和大运保障需求，提升医院急救医学水平。成立神经外科重症监护（Neurosurgery Intensive Care Unit，NICU），并进一步加强呼吸内科重症监护病房（Intensive Care Unit，ICU）管理。③改进服务流程，增加便民惠民设施，开展预约门诊服务。

南山医院早在2010年9月就正式采用中国移动平台及网站预约（www.sznsyy.net、www.sz.91160.com、www.1258006.com）两种途径开展门诊预约挂号服务，初诊、复诊患者均可使用此项服务。

优化门、急诊环境和流程，开展多项便民措施。南山医院目前的就诊流程包括挂号→病区排队候诊→就诊→交费→辅助检查→取药→治疗等等。南山医院便民措施包括以下几点。①加强网络及电子设备的使用培训辅导，在早晨高峰期配专人协助患者使用，减少患者的就诊时间。②增加收费挂号窗口及分诊护士。③加强劳动纪律检查，监督各岗位人员准时开诊，减少患者候诊排队时间。④组织相关人员参观学习外院工作流程，不断规范、优化就诊流程。⑤开展多项便民措施，建立快速、便捷通道，如自助挂号终端机，装置检验单报告单自助打印系统，实施院外网资料查询系统、物价自助查询系统等等。⑥改善门诊服务设施，营造舒适、优美的环境氛围。

（6）中医中药适宜技术进社区工作

南山医院制定了《南山医院中医药进社区健康服务中心工作规划》及各项中医药发展计划和制度，成立了中医药进社区领导小组，按照市卫生和人口计划生育委员会的标准建设了侨城社康、马家龙社康、粤桂社康等中医示范社康中心，为探讨社区中医药服务及运行模式提供经验。

（7）最大限度化解医患矛盾

建立健全医疗纠纷第三方调解机制和医疗责任保险制度，认真落实医疗投诉处理办法，严格执行首诉负责制，开展创建"平安医院"活动，严厉打击"医闹"，和谐医患关系。

7. 问责的基础：综合目标管理责任书

为深入推进公立医院改革，提高运营效率，实现建设医德好、质量好、技术好、群众满意的南山公立医院的目标，南山医院理事会与南山医院签订综合目标管理责任书。综合目标管理责任书一年一签，一式两份，双方各执一份，经双方签字盖章后生效。解释权归南山医院理事会所有。

（1）理事会的责任和义务

①督查、指导医院工作，审议批准医院班子依据区政府要求和相关政策法规制定年度发展规划、发展战略、重大经营决策（含基本规章制度、用人计划、财务预算方案、薪酬分配方案、资产处置方案）。②对医院班子工作绩效进行定期或不定期评定，并依据成员履职情况，提出任用建议。医院班子任期届满时，理事会进行届满评定，并依据新的工作目标、工作任务的需要和班子成员既往履职情况，提名新一届班子成员组成，报区政府批准任命。③承担区政府交办的其他任务。④定期就上述事项以书面形式向区政府报告。

（2）医院领导班子的责任和义务

1）依法科学民主行使管理职权

①遵守法律、法规、规章，依法接受卫生行业监督管理，独立承担相应的行政、民事等法律责任。执行理事会的决议，并定期向理事会报告决议落实情况（院长、行政部、副院长牵头，医务部负责落实）。②实行院长负责制，院长为事业单位法人代表，领导班子成员协助院长工作。院长按重大问题议事规则决策并接受决策失误责任追究制度约束。"三重一大"问题（重大决策事项，重要人事任免事项，重大项目安排事项，大额度资金运作事项）应及时向上级卫生行政部门汇报（院长牵头，行政部负责落实）。③制定医院短、中、长期发展规划，组建与其业务范围、功能定位相适应的医院组织管理架构和管理团队、专业技术人员梯队，配置与医院发展相适应的诊疗设备，建立和维持良好的院内医疗服务环境（院长牵头，行政部、人事科负责落实，其他部门配合）。④按照管理权限和有关制度安排，确定医院岗位设置方案、内部分配实施办法，编制与执行年度预算方案，聘用工作人员，实施岗位绩效考核（院长牵头，运营部、人事科、财务科负责落实）。⑤在准入执业范围内，组织开展医疗卫生业务，创新医疗服务模式（副院长牵头，医务部、医务科负责落实）。⑥在符合公益性原则的前提下，自主与国内外有关机构和人员开展医学科研、教学、技术交流与合作（此项由副院长牵头，科教部负责落实）。⑦完善院务公开制度，自觉接受医院员工、就医者和新闻媒体监督（书记牵头，行政部、党办、宣传科负责落实）。

2）维护良好的医疗服务环境

①开展卫生文化建设活动，积极参加创建"构建和谐医患关系示范岗"活动（书记牵头，工会、行政部、党办负责落实）。②建立医疗技术风险预警机制，完善医疗技术损害处置预案，

改进患者投诉处理机制，妥善处理医院突发事件（副院长牵头，医务部、医务科负责落实，其他部门配合）。③按照医患纠纷第三方调处机制的要求，配合政府有关部门建立医患纠纷调解工作室，及时妥善处理医疗纠纷（副院长牵头，医务部、医务科负责落实）。④落实"平安医院"创建工作，配合有关部门打击"医闹""医托"（副院长牵头，后勤保障部、安保科负责落实，医务部、行政部等配合）。⑤加强治理医药购销领域商业贿赂专项工作，促进医务人员廉洁执业（副书记牵头，纪委、党办负责落实）。

3）实现医院综合管理目标

①完成深化医药卫生体制改革、公立医院改革的年度工作任务（院长牵头，行政部、后勤保障、人事科负责落实，其他部门配合完成）。②确保医院资产安全、完整（院长牵头，运营部、财务科、内审科负责落实）。③服从上级部门依照职能、依法作出的安排。

4）保障职工的合法权益

①建立健全职工代表大会制度，建立季度院务报告和职工代表评议院务工作制度，组织职工参加医院和科室的民主管理（书记、副院长牵头，工会、行政部等落实）。②科学合理安排员工工资福利待遇，使医务人员收入体现学术、技术和劳务价值。为医务人员提供较好的工作保障、良好的外部执业环境（院长牵头，运营部、人事科、财务科负责落实）。③保障临聘人员的工资和福利待遇，为临聘人员积分入户等提供便利。实施在编人员、临聘人员绩效工资同工同酬（院长牵头，行政部、人事科、运营部负责落实）。④支持医疗卫生行业的社会组织建设。

（3）医院综合管理目标

1）公益性目标（14分）

①优化资源配置。按照机构编制设置等要求开设病床、设置内设科室、配置设备和医务人员（院长牵头，各部门协同完成）。院本部，年内医护比例提高到1:1.22（院长、副院长，护理部）。院本部，逐步推进普通门诊与专科门诊分离，年内专科门诊总量占门诊总量的50%以上（副院长、医务部、医务科、门诊办）。设立社康管理中心，强化社康日常管理，加大投入，提升社康服务能力，严格执行《南山区医院专家进社区工作管理暂行办法》。参与医疗机构联网运行，落实分片转诊责任，优先诊治社康中心转诊的患者。年内社康服务量年增长20%以上，90%的社康中心开展中医适宜技术服务（书记、社康部）。②降低服务成本。实施临床路径制度和基本药物制度，推行基本医疗服务标准化（副院长、医务部、医务科、药剂科）。落实社保部门规定的基本医疗保障药品目录备药率、使用率及自费药品控制率等考核指标，落实卫生部门确定的基本药品使用比例，院本部药品收入

占业务收入比例≤37%；门、急诊输液量同比下降 10%；抗生素使用总量同比下降 6%（副院长、药剂科）。推进临床合理用血。实行医学检验、医学功能检查和医学影像检查质量认证、结果互认制度（副院长、检验科、输血科、放射科、网络技术科等）。严格执行财政补助、医疗收费、医疗保障、医疗救助等制度（院长、运营部、财务科、物价办及其他相关部门）。③提高工作效率。院本部医生日均负担诊疗人次≥16 人次，平均住院日≤10 天，医院病床使用率≥90%，住院病人数不能超过编制床位数的 10%（院长、副院长、医务部及相应部门）。④发展中医药事业。推广中医药适宜技术，引进中医药人才，创建中医药特色专科（副院长、医务科、中医科）。

2）社会责任目标（20 分）

①坚持以病人为中心。始终把社会效益放在首位，发扬救死扶伤、精益求精的人道主义精神。优先满足群众的基本医疗服务需求。参加社会公益性活动（书记、相应部门）。②完成政府职能任务。认真做好大运会南山区指定医院建设和南山赛区比赛场馆医疗服务工作，确保医疗安全和服务质量，高标准全力以赴完成大运会卫生保障任务（书记、大运办等部门）。完成卫生下乡、对口支援、组派医疗队等任务（书记、行政部、党办）。承担突发公共卫生事件和重大灾害事故紧急救治任务（副院长、医务部、行政部、医务科、门诊办、急诊科等）。向社会研究机构开放医学重点实验室、医学科技文献资源共享平台，支持生物医药企业在医院设立药品临床试验基地、医疗器械公共研发平台，支持医药卫生产业发展（副院长、科教信息部、科教科、相应部门科室）。③落实应急管理责任。实施传染病疫情报告制度，突发公共卫生事件和法定传染病报告率 100%（书记、社康部、防保科）。加入医疗急救网络，提供院前医疗急救工作，救护车出车平均反应时间≤1 分钟。保障急诊急救所需的场所、设备、人员等条件（副院长、医务部、医务科、急诊科等）。④落实公共卫生责任。逐年增加公共卫生经费投入，严格按照项目管理或监测方案使用经费。发热门诊、肠道门诊按规范设置运作，年内无医院感染事故（副院长、医务部、院感科）。按照要求指导所属社康中心，开展基本和重大公共卫生服务项目。整合设置防保和健教科，落实人员配置，专职人员应在 5 名以上，配备专人开展健康教育、科普宣传，普及防病知识，促进市民健康素养的提升（书记、社康部、防保科、宣传科）。⑤落实环保低碳责任。医疗废弃物处理合格率达到 100%，医疗污水处理合格率达到 100%，促进绿色环保医院建设（副院长、后勤保障部、总务科）。

3）持续发展目标（24 分）

①承担教学培训任务。承担高等医学院校教学基地任务。实施住院医师规范化以及专

科医师培训项目。建立学科带头人和研究生培训制度，年内招生培养博士生 3 名以上，资助本院专家培养一批年轻的技术骨干（副院长、科教信息部、科教科）。②承担重点学科和扶持学科建设任务。按市、区重点学科建设规划完成重点学科和扶持学科建设任务，在一个评审周期内，重点学科和扶持学科建设达标率 100％（副院长、科教信息部、科教科）。③承担医学科研和学术交流任务。具备与其功能、任务相适应的科研能力，年内承担国家级科研课题 1 项以上，省级科研课题 3 项以上。完善科研教学的激励、引导和考核制度，对重点学科和学科带头人的科研教学数量、质量作出明确要求。核心期刊、SCI 摘要和论著、科研成果等数量达到本院前三年平均水平。深化院际、院企、院校医教研合作和交流（副院长、科教信息部、科教科）。④保障医疗安全。落实医疗管理包干责任制，切实加强医疗管理，严格执行医疗服务规范和操作规程，持续提高医疗服务的可靠性与稳定性。相关医疗安全指标达到《医疗服务整体管理和质量控制评估标准 2010 版》的要求，无重大医疗纠纷发生，无重信重访上访事件发生（副院长、医务部、医务科、质控科）。⑤实行质量经营管理制度。抓好基础质量管理，严格控制流程质量、终末质量。质量控制综合评价指标达到《医疗服务整体管理和质量控制评估标准 2010 版》的要求。年内 CD 型病例转归率达 ≥ 52%，危重病人抢救成功率 ≥ 80%（副院长、医务部、质控科）。

4）成本效益目标（14 分）

①人员控制。医院行政管理人员数（指医院领导、党务及行政后勤科室从事管理工作在岗人员数总和）占总人数比例 ≤ 5%。人员支出占业务支出的比例 ≤ 40%（院长、行政部、人事科）。②成本控制。实行全成本核算（院长、运营部、财务科）和后勤服务外包制度（副院长、后勤保障部、总务科）。落实药品阳光采购、医疗器材集中品牌招标、医用耗材集中采购制度（副书记、后勤保障部、招标办、药剂科、设备科、总务科等）。医院每百元业务收入支出逐年降低，年内实现医院每百元业务收入支出同比降低 3%（副院长、相应部门或科室）。③两费控制。制定和落实有效的管控措施，强化对医药费用增速较快的疾病诊疗科目和费用的监管。医院每门诊人次费用、每住院人次费用年内增长 ≤ 4%，低于全市同级医院平均水平（院长、相应部门或科室）。④管理绩效。严格预算管理，健全财务分析和报告制度，保障当年收支平衡（院长、运营部、财务科）。

5）优质服务目标（14 分）

①便捷服务，减少排队。推广使用全区统一的数字化医院管理系统和全市的居民健康卡。在非流行性疾病高峰期，挂号、收费、取药等候时间控制在 30 分钟以内，预约候诊时间控制在 15 分钟以内（副院长、医务部、门诊办、财务科、药剂科、网络技术科等）。②知情

服务，减少误解。实行"医务公开"，采取有效措施向社会公开临床路径和常见疾病诊疗规范，向患者公开诊疗方案并实行知情同意制，及时公布重要、重大以及群众普遍关注的信息（副院长、医务部、医务科、宣传科等）。实行医疗服务价格公示制、门诊费用清单制、住院费用一日清单制（院长、运营部、财务科、物价办、宣传科等）。③规范服务，化解纠纷。根据执业许可范围和行业管理规范、服务标准，开展与医院等级、功能相符合的医疗服务项目。实施医师定期考核制度（副院长、医务部、医务科等）。开展卫生文化建设和"三好一满意"活动，创建"构建和谐医患关系示范岗"（书记、行政部、党办、医务科等）。加强药事管理，治理医药购销领域的商业贿赂行为（书记、纪委、党办）。建立风险防范机制，完善医患纠纷调处机制（副院长、医务部、医务科、行政部、党办等）。④周到服务，提高信誉。设置门诊信息管理平台，提供信息公开、预约挂号、叫号、报告单打印、满意度评价、投诉管理等服务（书记、副院长、医务部、门诊办、行政部、党办等）。全面推进预约诊疗服务（副院长、医务部、门诊办等）。80% 的病床实行优质护理服务，实施临床护理包干责任制（副院长、护理部）。学习民营医院节约管理成本、精细化管理、感动式服务理念（院长、运营部、行政部等）。患者对医院和社康的满意度≥80%（第三方评价）（书记、行政部、社康部、党办、门诊办等）。

6）员工激励目标（14 分）

①分配制度满意。实行综合绩效考核、岗位绩效工资制度，使医务人员的收入与其服务能力、工作量、工作质量等指标挂钩（院长、运营部、经营科）。②福利待遇满意。合理提高医务人员的收入水平，临聘人员与在编人员的绩效工资同工同酬（院长、人事科、经营科等）。③事业发展满意。为医务人员职业发展提供医、教、研等方面的条件（院长、医务部、医务科、科教信息部、科教科等）。积极推动医师多点执业，为医务人员在区属医院之间以及基层医疗机构执业提供便利（副院长、医务部、医务科等）。④从业环境满意。加强对医院和医务人员的正面宣传，树立和宣传先进典型，提高医务人员的社会认可度和职业荣誉感。维护医院良好的执业环境，保护医院和医务人员的合法权益（书记、行政部、医务部、宣传科等）。职工对医院管理层的满意度≥85%（第三方评价）（书记、行政部、党办及各部门科室）。

（4）考核和奖惩

1）绩效考核

由理事会办公室按本责任书规定的管理目标对公立医院实行年度绩效考核。公立医院绩效考核结果分成 A（85 分及以上）、B（80 分及以上）、C（75 分及以上）、D（70 分及以上）、E（69 分及以下）五级。

①医院被评为 B 级以上的，给予奖励。其中，被评为 A 级的，对医院给予通报表彰，翌年医院领导班子成员可享受高出本院职工平均绩效工资水平 3 倍的绩效工资；被评为 B 级的，翌年医院领导班子成员可享受高出本院职工平均绩效工资水平 2 倍的绩效工资；被评为 C 级的，翌年医院领导班子成员绩效工资不得高于职工平均绩效工资水平的 1.5 倍。

②医院被评为 D 级以下的，理事会对医院领导班子给予相应的处罚，医院领导班子成员年度考核不能评为优秀，翌年医院领导班子成员绩效工资不得高于职工的平均工资。其中，一年被评为 D 级的，给予通报提醒注意；连续两年被评为 D 级，给予医院领导班子黄牌警告，对责任人员提出交流轮岗或解聘处理；被评为 E 级的，直接解聘医院领导班子。如遇换届或发生岗位变动的，变动后班子成员的绩效工资发放标准与成员个人挂钩。

2）奖惩措施

①对认真完成公共卫生任务、政府指令性任务和卫生行政部门提出的年度重点工作的，对科学研究、学科建设等作出重大贡献的，以及对节约公共卫生资源和减轻医疗服务成本取得突出成绩的，对医院及领导班子给予表彰和奖励。②对在经营管理中发生重大社会负面影响事件的，给予医院领导班子警告或解聘处理，按责任轻重扣罚医院领导班子成员的绩效工资。③对违规处置国有资产或造成资产损失的，按有关规定追究领导班子成员的经济责任；对违纪违法行为，按党纪政纪法纪处理。对医院医疗赔偿金额超过前 3 年平均水平的，按有关规定进行处罚。④因卫生行政部门规划、标准和政策支持不利或行业管理不利造成医院综合管理目标不能实现时，或因理事会监管不力造成医院损失和影响的，只追究理事会下属专业委员会和有关人员的责任。

通过上述一系列措施，南山医院得以在短时期内实现质的飞跃，医疗服务质量和服务水平均得到了社会各界的认可和赞誉。第一，增强了为辖区居民提供医疗、预防、保健服务的能力。经过近几年发展，医院年门诊量由 4 年前的 160 余万增至如今的 341.35 万人次，出院人次也达到近 44 000 余人次。社区医疗也获得了较大发展，各社康中心年均门诊量总计超过 120 万人次，业务量超过全院总量的 1/3。南山医院为南山区居民提供的医疗服务量已经占到全区医疗卫生单位总额的近 60%，较好地完成了全区群众的医疗保健服务任务，为"和谐南山"作出了应有的贡献。第二，提高了为辖区居民提供医疗、预防、保健服务的水平，患者满意度不断提升，医院连续数年在全市第三方满意度调查评比中位居全市同级医院前列。市卫健委医疗质量整体评估检查南山医院总分名列全市第三，第三方顾客满意度调查结果在市内三级医院中排名第一。第三，通过狠抓经营管理，实现了医院国有资产的保值增值。医院全年业务收入已经达到 9.21 亿元，总收入已经达到 10.46 亿元，全院非流动资产总值 4.74 亿元。国有资产大幅增值。同时员工福利、待遇明显提高。聘用人员的工资福利水平逐步改善。通过上述一系列的工作，南山医院取得了一些成绩，但其也清醒地认识到自身的不足和与市内一流医院的差距。南山医院会坚决贯彻落实卫生部、省卫生厅、市卫生和人口计划生育委员会和区卫生和人口计划生育局的工作部署，转变观念，扎实工作，继续探索公立医院管理体制改革、补偿机制、运行机制及监管机制的道路，同时虚心向其他医院学习，秉持医疗卫生行业核心价值理念，坚持公立医院公益性质，不断提高医院经营管理水平、加强医疗护理技术质量和服务质量，维护辖区人民生命健康权益。

3.1.2　跨境合作：港大深圳医院董事会型法人治理实践 [1]

1. 融合创新视阈下的合作治理

香港大学深圳医院（以下简称港大深圳医院）是由深圳市政府全额投资，并引进香港大学现代化管理模式的大型综合性公立医院。医院总投资约 40 亿元，占地面积 19.2 万平方米，总建筑面积 36.7 万平方米。全部投入使用后，开放床位近 2 000 张，日均门诊量 8 000~10 000 人次。作为中国大陆公立医院治理创新试点，同时也是深港首次携手推动医疗服务素质的里程碑，2012 年 7 月 1 日，香港大学深圳医院在各界瞩目中投入运作。按照深港双方达成的共识，港大深圳医院的设立，目标在于建立一所"国内一流、国际知名"的现代化综合性医院。同时，医院作为公立医院改革试点，通过体制机制改革创新，积极探索深圳公立医院管理新模式，为深圳市乃至全国公立医院管理体制机制改革提供有益的经验。

从诞生之日起，港大深圳医院承载的改革重任不同寻常。在压力和动力之下，在期待与质疑之中，医院 8 年多来的运营发展既收获了鲜花与掌声，也积累了经验与教训。它涉及内地公立医院改革难以触及的管理制度层面。从全科家庭医生概念的推广，预约方式的倡导，打包收费模式的落地，病人关系科的设立，医疗风险责任保险的购买，团队诊疗模式的推行，乃至人事制度改革方面实行员额管理、以岗定薪，财务制度之全面预算，多元化医疗服务，文化上倡导拒收红包、廉洁自律……医院迈出的每一步实属不易。

港大深圳医院每一步的成长牵动着社会和传媒的神经，上百家境内外媒体先后发表及转载逾万篇关于医院的原创报道。医院的改革理念、服务模式、领先技术和管理文化成为

---

[1] 范围：《港大深圳医院管理制度创新的探索与实践》，载《中国医院管理》，2019，39（1），71~72+75。

媒体报道的焦点，精彩报道涉及全科家庭医生服务、儿科诊疗、急诊科分级诊治、产科特色、医患关系处理、国际医疗中心服务、拒收红包、打包收费、严控抗生素使用、唯一病人号等，成为业内与市民关注的热点。

作为一个合作改革的项目，其面临挑战是全新而巨大的。深圳乃至国内公立医院的改革步伐正在加快，港大深圳医院倡导的理念和模式，与国家医疗改革的目标是一致的。在各级政府的支持下，在董事会和深港双方的努力下，以病人健康为中心，以员工发展为根本，以医疗素质为追求，向"国内一流、国际知名"的现代化三级综合医院发展目标迈进。

"我们绝不是要再办一所传统的医院，而是必须找到新的理念，为国家的医改注入新的活力，带动全社会发生一系列的转变。从这个意义上来说，我们将给予全力支持，希望港大深圳医院坚持自己的基本理念和模式，毫不动摇，为全国医改探索出一条成功之路。"

—— 孙志刚（国家卫生计划生育委员会副主任、国务院医改办主任）

"港大深圳医院承担着深化深港医疗合作、推动深圳公立医院综合改革试点、促进深圳医疗服务国际化等重任。办好这间医院，要把深圳市政府支持医疗事业发展的举措与香港大学的国际医院管理、人才和技术紧密结合起来，把两边的制度、医务人员的智慧、深圳市民的就医习惯等更好地对接起来，才能产生"１＋１≥Ｎ"的效果。"

——吴以环（深圳市副市长、香港大学深圳医院董事长）

2. 港深科研合作–卓越专科建设–大病不出深圳

港大深圳医院的未来发展目标是成为医、教、研于一体的现代化综合医院。2012年底医院已经申请成为香港大学附属医院。医院希望在CEPA的大框架下，建立更有效的科研平台推动深港科研合作发展。医院拟在预留的1.4万平方米发展用地上，建设一栋综合性临床诊断与科研大楼。医院将充分整合香港大学优势科研和临床资源，建设成"国内一流、国际知名"的高精尖临床诊断中心及临床科研中心，致力于临床服务和医学研究，满足珠三角地区甚至辐射至全国的医院临床诊断和临床科学研究需要。医院计划建设一个约５０００平方米的中心实验室，以支持五大卓越中心建设及满足医院基础科研与教学需求。截止到2014年6月，医院获得批准的各类CME培训项目包括：国家级7项（已举办4项）、省级5项（已举办3项）、市级16项（已举办16项）。借助香港大学与海内外学术机构的广泛联系，医院先后举办深港骨科学术会议、深圳外科论坛、国际临床药师学术研讨会议、2013年国际内固定研究学会亚太创伤临床研究论坛、妇产科循证实践与新进展研讨会、环球急诊大会等25场专业论坛和国际性学术会议，有力促进了深圳与香港和国际的学术交流。

坐落于港岛西侧的香港大学医学院，从创立于1887年的香港华人西医书院发展至今，已有 130 多年。其医学研究和教育延续多年的优良传统，成绩卓著。作为亚洲首屈一指的医科学院，其生殖医学及产前诊断、肿瘤综合治疗、骨科与创伤、心血管、器官移植五大专科专长在全球居于领先地位。作为深港合作的重要内容之一，港深医院将坚持公立医院属性，保障基本医疗卫生服务的公益性，依托香港大学有力的技术支撑，全力引进香港大学五大卓越专科以及相关学科的技术骨干，为市民提供先进优质的技术，力争完成"大病不出深圳"的目标。以此提升专科学术影响力，搭建科研与教学平台，力争在短期内建成"技术先进、服务一流"的卓越医疗中心，从而带动整个深圳地区的高精尖医疗技术发展。已引进生殖医学及产前诊断中心、临床肿瘤中心，2015 年陆续引进骨科及创伤中心、心血管中心、器官移植中心。

（1）生殖医学及产前诊断中心

生殖医学及产前诊断中心由前香港妇产科学院院长、世界卫生组织排卵后避孕方法研究委员会主席何柏松教授统筹，拥有一批优秀的专家队伍。中心建成即刻引进香港大学的世界一流创新资源，开展国际先进水平的生殖医学服务。

（2）临床肿瘤中心

临床肿瘤中心由香港大学临床肿瘤科名誉教授李咏梅教授负责统筹，已经于 2013 年 3 月正式开始服务。中心可提供成人各种肿瘤的化学治疗、标靶治疗和舒缓治疗服务。中心将国际性的肿瘤治疗指引与国内实践结合，创建了自己的治疗指引，倡导多学科合作，已经建立一套安全的化疗流程。2014 年底，医院开放放射治疗中心，服务质量全面提升，服务规模进一步扩大。

（3）骨科及创伤中心

香港大学骨科的脊柱外科拥有较高的国际地位，具有 50 多年的医学研究经验，在某些领域开创了国际先河，其术中脊髓监护技术、新型非融合技术治疗脊柱侧弯达到国际一流水平。港大深圳医院骨科及创伤中心由香港大学矫形及创伤外科学系主任、香港骨科专科学院主席、脊柱外科教授、博士生导师张文智教授负责，于 2015 年提供服务。中心结合多学科力量，打造了脊柱侧弯防治一体化的卓越中心，同时建立了深圳市脊柱侧弯患者数据库，提供脊柱侧弯筛查等基础卫生保健服务，造福深圳市青少年，助其健康成长。

（4）心血管治疗中心

香港大学心脏科是世界级著名的心血管疾病研究中心，在心脏起搏及电生理，干细胞治疗方面有卓越成就。港大深圳医院心血管疾病中心由香港大学心脏科学术主管、心脏科首席专家谢鸿发教授负责。中心立足自身建设，依托香港大学-玛丽医院心血管诊疗中心，汲取国内外心血管诊疗诊断的先进理念和技术，优化组成结构与运作模式，创新发展，努力提供世界级心血管疾病诊疗一站式服务。追踪心血管理论、诊断技术动态，举办区域性、国家级及国际心血管疾病会议，推动区域和国家临床心血管疾病医学研究。

（5）器官移植中心

香港大学肝脏移植中心是移植领域中国际公认的卓越中心，从 1991 年就在香港开始了肝脏移植服务。港大深圳医院器官移植中心由玛丽医院肝脏移植中心主管、成功进行全世界首宗成人活体换肝手术的著名专家卢宠茂教授负责。中心的目标是立足自身建设，依托香港大学肝脏移植中心雄厚的实力、成熟的技术、殷实的科研和盛负的国际声誉，汲取国内外肝脏移植的先进理念和技术，优化组成结构与运作模式，发展创新，努力达到国际先进水平。积极开展乙型肝炎、肝硬化等疾病的保健和健康教育；通过肝移植的开展，促进医院各相关临床科室、检验科室、检查科室业务水平的提高和协作；与相关合作医疗机构建立良好的合作关系，负责对肝移植技术进行技术指导工作和相关人员的业务培训工作；追踪肝脏移植的新进展，开展国内外合作与交流。

3. "三权分立"的董事会型法人治理

作为深港合作携手进行医改的第一步，港大深圳医院于 2011 年 11 月 14 日正式成立第一届董事会，构建以董事会、医院管理团队、监事会"三权分立"的法人治理结构，建立了现代医院管理体制。董事会制定了《香港大学深圳医院董事会章程》，集中行使重大决策权。监事会负责监督董事、医院管理团队成员的职务行为。监事会由深圳市政府和香港大学以及医院职工代表大会派出的代表共同组成。医院管理团队负责日常运营管理。医院董事会成员包括 17 名，其中董事长由深圳市吴以环副市长担任，其他董事由深港双方各派任 8 名代表组成。医院实行董事会领导下的院长负责制；四位副院长分别主管机构事务、行政事务、医疗服务与教研事务；设置院务管理委员会、岗位设置和薪酬审核委员会、医疗质量与安全管理委员会、药物管理与药物治疗学委员会、财务管理委员会、福利管理委员会、输血管理委员会、伦理委员会、数字化发展及管理委员会、医疗设备管理委员会、感染控制委员会、内部审核委员会等 12 个常设专业委员会，辅助管理团队进行专业化决策与管理。值得指出的是，医院借鉴香港大学的模式成立了"香港大学深圳医院医学伦理委员会"，根据医学伦理委员会标准操作规程审查科研项目。董事会从成立至今，已多次召开董事会，深港双方就医院运行机制、诊疗模式、未来发展目标和改革措施制定了系列重要策略，为医院发展奠定了基本目标和方向。

香港大学深圳医院第一届董事会成员如表 3-3 所示。

表 3-3 香港大学深圳医院第一届董事会成员

香港大学深圳医院第一届董事会成员	
徐立之 香港大学校长	罗乐宣 深圳市公立医院管理中心主任
文保莲 香港养和医院护理总监	欧阳祥山 深圳美丽集团董事长
王虎善 深圳市财政委副主任	黄景强 香港大学校务委员会委员
方津生 具有经营香港私家医院资格的医生	梁卓伟 香港大学医学院院长
王庭珠 深圳市发展改革委副主任	梁智鸿 香港大学校务委员会主席
王 敏 深圳市人力资源和社会保障局局长	蒋宇扬 清华大学深圳研究生院副院长
邓惠琼 香港大学医学院院务委员会主席 香港大学深圳医院院长	赖福明 具有经营香港公立医院资格的医生
孙福金 深圳市编办副主任	蔡立 深圳市卫生和计划生育委员会主任
吴以环 深圳市副市长	

4. 员工管理人本化

（1）具有竞争力的薪酬制度

港大深圳医院打破事业单位的人事编制制度，采取全员聘用的人力资源管理制度，对医务人员实行合同制管理，薪酬由其资历、岗位及工作表现而定，与医院、科室脱钩，高于同级别的公立医院。倡导公开披露的医疗文化，对灰色收入零容忍。

（2）有计划的持续培训

借助香港大学对外交流平台，为员工提供赴香港及海外学习的机会和医学专科训练，协助其考取国内国际认可的专业资格。实施医务人才"一人一计划"，加快科室人才梯队建设。管理人员推行系列培训活动，涉及质量持续改进（CQI）、根本原因分析法（RCA）、病区 6S 管理及品管圈（QCC）等培训，引进国际先进的医院质量管理理念。如药学部成功举办国际临床药学学术会议和儿科用药论坛，定期面向全院医务工作人员组织药学培训，共计组织 60 多次关于临床药学的内部培训，多次安排临床药学测试，并为儿科医务人员提供早产婴儿用药培训。

（3）员工关怀

医院重视建立良好的员工关系，良好的沟通对医院的团队精神建社、保持士气至关重要。医院组织安排了各类活动，包括参加深圳市民长跑日活动、圣诞午餐等。医院推出《合力》内刊作为内部交流和分享的平台；成立职业安全与健康教育委员会，促进员工安全与健康管理。管理民主化方面，全院员工通过投票选举产生工会主席和员工监事；定期组织员工论坛，增进管理层与员工的交流，提升员工凝聚力与归属感。

医院已录用人员比例如表 3-4 所示。

表 3-4 医院已录用人员比例

工种	比例
医生	25%
护理	44.10%
医技	12.40%
支援	18.50%
合计	100%

（4）目标管理

根据医院使命确定一定时期内医院的总目标，制定各职系、各岗位的职责和考核指标，建立岗位评估体系，实行定量评核与定性评核相结合的员工考核。考核评价体系有利于医院保持高效的服务及长远发展。对绩效的监督，加上一个竞争性的管理人员市场，董事会能够对管理者本身的绩效进行比较，并通过奖励和工作保障来激励管理者，管理人员的聘用和收入可以与绩效挂钩。与一般服务市场相比，鉴于医疗服务本身的许多特点，医疗服务市场通常无法有充分的竞争。因此，在医疗服务领域，除了需要有市场竞争之外，更需要绩效评价指标和信息系统，提升绩效管理水平，以弥补医疗服务市场本身竞争不充分的问题。绩效信息收集与分析能力是法人治理运行的保障性条件是公立医院治理的一个着力点。

5. 服务市民人文化

港大深圳医院积极履行社会责任，服务基层，以忠诚维护和促进市民身心健康为宗旨，致力于公众健康教育，走进企业、社区和学校，加强市民健康意识及疾病预防知识。

（1）职场健康教育

医护人员相继走进港龙运输、顺丰速运、腾讯、杜邦（中国）等多家企业，开展"泌尿疾病防治""健康饮食"等主题的职业多发病健康教育。

（2）长者社区健康讲座

随着老龄化加剧，长者健康问题受到社会关注。医院与深圳市华龄老年服务中心联合举办"长者社区文化大讲堂"系列健康讲座，陆续走进福田和南山多家社区，讲座主题涵盖高血压、中风、关节炎、慢性肾脏病等老年常见病和慢性病防治。

（3）"安心校园"计划

与发达国家相比，国内心脏猝死的发生率较高。医院急诊科团队效仿中国香港地区推出"安心校园"计划，到学校举办心脏骤停急救讲座和演示，教市民和校园师生学习心肺复苏术和使用体外除颤器。

（4）医院开放日

为了使市民了解香港大学现代化管理模式和服务理念、就医模式，医院推出开放日，邀请市民走进医院，亲身体验崭新的就医环境和医疗文化。

（5）和谐病患关系

设置病人关系科，建立患者投诉管理机制，及时处理患者投诉和医疗纠纷。为医生购买执业责任险，引入第三方处理医疗纠纷，既保障医生又保障患者。

6. 诊疗科学化，标准国际化

（1）先全科后专科——打包收费制

借助深港合作的有利优势，医院借鉴引进现代化医院管理服务模式，大胆试行多项诊疗服务改革创新措施，创造深圳多个"唯一"。门诊一直实行"先全科，后专科"的接诊模式。病人要先看全科，如全科医生认为需要转诊，再转入专科，有利于病人得到准确、全面的治疗，避免在不同专科间周折，医院率先建立了一个低成本、高效益的新诊疗模式。与之相随的是"打包收费"模式。为了彻底实现医药分家，消除医生开大处方、过度医疗的动机，港大深圳医院引入了国际通行的模式，全科门诊打包收费，全科打包细目涵盖挂号费、诊疗费、基本检查费、非严重伤口处理费及 7 天内基本药品费，住院服务小打包细目包括检查费、护理费、输液费、注射费、吸氧费、换药费、雾化吸入费。

医院门急诊量增长图如图 3-1 所示。

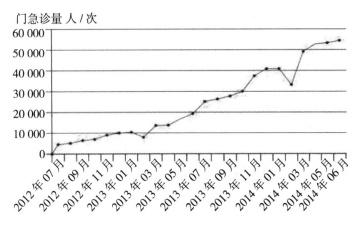

图 3-1 医院门急诊量增长图

诊疗服务模式如表 3-5 所示。

表 3-5 诊疗服务模式

1	预约制度	医院推行预约诊疗服务，病人可通过网站、电话或现场预约，以提高病人就医舒适度，节省等候时间，并有效分配使用医疗资源	
2	全科服务	医院设立家庭医学全科门诊，有利于病人得到准确、全面的治疗，避免在不同专科之间来回周折，在国内率先建立了一个有效、低成本高效益的全新医疗服务模式	
3	打包收费	全科打包收费制度	住院服务小打包收费制度
		药物费、诊疗费、标准检验	检查费、护理费、输液费、注射费
		挂号费、非严重伤口处理费	吸氧费、换药费、雾化吸入费
		推行打包收费制度，有利于避免过度医疗和滥收费用，规范诊疗服务	
4	团队诊疗	医院实行专家领导下的团队诊疗服务，以集体智慧为病人提供公平优质的服务，转变"看名医"的就医文化，缓解病人"看病难"的问题，建立有效的医生培养机制	
5	医患关系	医院设置病人关系科，建立患者投诉管理机制，倡导公开披露的医疗文化，及时有效处理患者投诉和医疗纠纷，构建和谐医患关系。同时为医护人员购买医疗责任保险，引入第三方解决医患纠纷	

打包收费模式如图 3-2 所示。

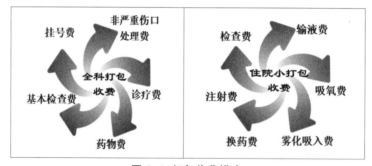

图 3-2 打包收费模式

（2）大专科小综合——现代诊疗中心

以"大专科小综合"思路，建设 20 个现代化诊疗中心，满足深圳本地迫切的医疗需求，达到"大病不出深圳"的目的。诊疗中心统合相关科室，如神经疾病诊疗中心涵盖神经内科、神经外科、神经放射/血管造影室、脑功能检查室。20 个临床诊疗中心已初具规模，开展了部分高精尖技术，受到市民欢迎。医院实行专家领导下的团队诊疗服务，以集体智慧为病人提供公平、优质的服务，建立有效的医生培养机制。

港大深圳医院 20 个诊疗中心设置如表 3-6 所示。

表 3-6 港大深圳医院 20 个诊疗中心设置

序号	中心名称	科室
1	心血管疾病诊疗中心	心血管内科、心血管外科
2	呼吸疾病诊疗中心	呼吸内科、胸部外科、睡眠呼吸障碍与鼾症区、肺功能检查室
3	消化疾病诊疗中心	消化内科、消化外科、消化疾病检查室
4	泌尿生殖疾病诊疗中心	肾病内科、男性病科、泌尿外科、血液净化中心（透析）、膀胱镜室、射频治疗室、体外碎石诊疗室
5	代谢疾病诊疗中心	内分泌疾病科、代谢疾病科
6	围产医学中心	产科、围产医学咨询教育室
7	神经疾病诊疗中心	神经内科、神经外科、神经放射 / 血管造影室、脑功能检查室
8	骨科疾病诊疗中心	骨关节外科、脊柱外科、手外科、关节疾病及关节镜诊疗室、小儿骨科、骨肿瘤科
9	康复医学中心	疼痛治疗科、功能康复科、运动医学科、理疗科、康复训练治疗室
10	肿瘤诊疗中心	化疗科、放疗科、肿瘤综合科、生物制剂区
11	女性疾病诊疗中心	妇科、乳腺外科、女性健康检查区
12	口腔医学中心	口腔科
13	眼耳鼻喉医学中心	眼科、耳鼻喉科、听力治疗室
14	婴幼儿疾病诊疗中心	儿科、新生儿监护室
15	自身免疫性疾病诊疗中心	自身免疫性疾病科
16	血液病诊疗中心	血液病科、净化隔离区（骨髓移植区）
17	整形修复医学中心	外科
18	危重病医学中心	成人 ICU、新生儿 ICU
19	麻醉手术中心	麻醉科、手术室
20	急诊中心	急诊 ICU、急诊各专业科室

（3）人才引进国际化

医院引入中国香港和国际知名专家团队，指导临床服务、管理及培训。临床科室主管由中国香港权威专家教授担任，医院具有获得内地行医执业证书的中国香港及外国专家已逾 250 人。

（4）推行国际认证

医院大力推动澳洲医疗服务标准委员会（ACHS）的国际认证，以提升质量和安全管理。经过 ACHS 认证专家对医院临床服务、后勤支持及机构管理等方面细致、认真的检查和评估，医院于 2014 年 1 月获得认证证书，成为中国大陆首家获得 ACHS 国际标准认证的医院。医院设立质量与认证管理办公室，全力推动医院下一步 ACHS 全面认证。

7. 药品服务规范化、精益化与自动化

（1）资源使用集约化

推行循证医疗理念，严控药用比例，抗生素使用比率仅 17.38%，药品使用比仅 21.11%，保持在较低水平；严格掌握住院病人输血指征，杜绝临床用血浪费，成分血输血率为 100%；急诊科对病人实行预检分诊，有利于照顾急症病人及提升救治率。

（2）临床药学服务规范化

医院药学部与临床部门合作制订临床指南、药品处方集、临床用药制度、抗菌药物管理制度等合理用药指南，并积极参与重症监护室、国际医疗中心、儿科、外科、内科等病区医生查房工作，为医护工作者及患者解答临床用药问题。

（3）静脉药物配置精益化

医院根据原卫生部和相关国际标准设计建造的高度洁净配置环境，引进国外专业经验优化管理模式，通过规范化配置环境，由药学专业技术人员严格按照无菌操作技术，为病人提供普通静脉药物、肠外营养液、抗菌药物及细胞毒性药物的集中配置，全面提升临床医疗质量，确保药品的质量和用药安全。

（4）配药设备自动化

医院引入先进的药品管理模式，通过高科技自动化设备提高药品调配效率和准确率，病人住院用的针剂向其独立分发，住院口服药品实施单剂量分包，药品分发更精细、使用更安全。药学部门诊药房设置 2 台自动化发药机，可储存至少 6 万盒药品，具有 4 个机械手不间断、自动化运行，保证出药工作高效化，100% 准确取药。住院药房设置 1 台单剂量自动包药机，所有药品按患者单剂量逐一调配。每天可执行 1 000 条以上的命令，每分钟 50 ～ 80 包，具有高准确性、高效率及低污染的优势，可高效满足住院病人的用药需求。

8. 管理系统数字化

（1）信息系统持续质量改进

医院面对 8 家供应商复杂、崭新的医疗软件，通过充分利用医疗信息系统持续质量改进的国际方法 SCRUM 来管理医疗系统，在软件项目管理中明确职责、加强分工协调，在稳定医疗信息系统方面取得了显著成就。

（2）医院冷链监测管理系统

医院采用冷链监测管理系统对冷藏环境进行集中管理，通过在各存储点部署温湿度记录仪，定时检测温湿度数据。目前医院冷链监测管理系统已在门诊药房、西药库、静配中心等安装有 80 个温湿度记录仪，实时监控冷藏环境的温湿度，有效管理医院冷藏药品、试剂、血液、疫苗等，保障其存储安全，在使用源头上避免因存储不当引发的不良事件。

（3）协同合作项目管理平台（CPM）

医院引进国际性的项目管理工具，利用先进的云端计算模式建立的平台，让整个医院团队能公开、透明地策划、管理、监控医院的所有项目。传统的项目管理是由一位项目经理去推行和监管，CPM 则把项目推行和管理的责任下放到每一位相关的项目、任务负责人，各层面的项目相关人员能在平台上提供意见。一切项目的进程，都会自动存储在知识库里，日积月累变成医院的经验宝藏，方便与他人分享。

（4）唯一病人号

医院借鉴国外和中国香港的先进经验，推行"唯一病人号（Unique Patient ID）"，保证病人医疗档案的完整性和连续性。医生基于完整的病历资料可以作出全面的诊断。"唯一病人号"已经成为港大深圳医院医疗信息化架构的底层框架。在此基础上，医院计划建立"药品使用和管理追踪追溯系统"，最大限度地确保病人用药的安全。

9. 服务多元化、国际化

港大深圳医院于 2013 年 11 月正式设立"国际医疗中心"（International Medical Center，IMC）并开始试运营，提供具有国际先进水平，注重人文关怀的国际化高端医疗保健服务，满足市民及外籍人士对多元化医疗服务的需求。国际医疗中心设在医院独立建筑 V 栋内，设有门诊部、体检中心和住院区，共拥有 238 张病床。中心由国际知名的血液内科专家、英国皇家利物浦大学医院的原血液学顾问医生和医务总监朱知梅教授担任部门主管。主诊医生以聘请香港大学资深医学专家及教授为主，病人可以自由选择主诊医生。中心护理团队均为资深护士，经香港玛丽医院培训后上岗，负责执行护理评估计划，为病人提供贴切的护理。另外，国际医疗中心还提供药剂师、营养师、物理治疗师在内的康复团队。中心目前已开放了门诊、住院和体检服务，其中包括全科、内科、外科、妇产科、骨科、儿科、耳鼻喉科、眼科及口腔科、皮肤科、肿瘤科、中医科、生殖医学科及物理治疗科，未来将进一步扩大医疗服务范围。在国际医疗中心出诊的来自中国香港及海外的专家教授已超过 30 人，业务量逐步上升，其服务理念和模式受到市民认可。被服务人群来自美国、英国、加拿大、德国、法国、新西兰、瑞士、埃及、马来西亚等国家。

　　"深圳作为与国际接轨、辐射珠三角和全国的现代化城市，社会经济发展较快，有相当数量的中国港澳台人士和外国友人在这里工作和生活，我们希望能为市民和外来人士提供优质、舒心的国际化医疗服务。"

——朱知梅（香港大学深圳医院内科主管、国际医疗中心主管）

　　关于医院内部管理制度，对决策、民主管理、医疗质量安全管理、后勤管理、信息管理制度和文化建设的既有研究较少（吕兰婷，余浏洁，2018）。港大深圳医院管理制度创新涉及组织管理、运营管理与业务管理三大层面，在决策自主化、管理民主化、药物服务精益化、信息系统数字化、人才培养持续化等方面均进行了有益的探索与实践，兼顾公平、效率与质量的均衡，符合公益、科学与人本原则（徐琨，杨敦干，2017），丰富了综合性医院管理制度创新与管理能力现代化建设的经验。

　　深圳南山医院的理事会型法人治理与港大深圳的董事会型法人治理都属于公立医院法人治理的自主化模式。政府分权程度要小于法人化模式。与管办分开紧密相联的法人治理结构最大的进步在于医院决策变了。过去是政府内部决策，现在理事会由内部理事和外部理事组成，一些专家、消费者代表和法律界人士共同参与决策，使决策透明性、公益性与科学性有所提高。

3.2　T市临床用血质量安全监管实践

　　临床用血安全监督管理制度是医疗质量安全核心制度之一。《国务院办公厅关于建立现代医院管理制度的指导意见》（国办发〔2017〕67号）强调健全医疗质量安全管理制度。院长是医院依法执业和医疗质量安全的第一责任人，落实医疗质量安全院、科两级责任制。建立全员参与、覆盖临床诊疗服务全过程的医疗质量管理与控制工作制度，严格落实首诊负责、三级查房、分级护理、手术分级管理、抗菌药物分级管理、临床用血安全等医疗质量安全核心制度。严格执行医院感染管理制度、医疗质量内部公示制度等。加强重点科室、重点区域、重点环节、重点技术的质量安全管理，推进合理检查、用药和治疗。

3.2.1　临床用血监管相关概念

1. 临床用血的含义

临床用血即是医疗机构在贫血、外科手术后、严重外伤等情况下为改善循环、扩充血容量，为患者输注全血、成分血，以达到缓解患者症状，保证机体血液供应的治疗目的。

2. 血液安全的含义

血液安全指的是从采集、制备、储存、运输，最终到输注，整个过程中保障血液或血液制品不被污染、不含任何致病源，防止血源性疾病通过输血治疗流行。

3. 公立医院临床用血监管的含义

公立医院临床用血监管是指国家各级卫生行政部门依法依职权对公立医院临床用血情况的监督管理，目的在于通过行政命令、行政执法等相关手段保障医疗机构科学合理、安全有效用血，确保血液安全。

3.2.2　临床用血安全监管的必要性分析

1. 血液安全的重要性

从传染病防治的角度讲，血液中可能含有多种病毒，包括艾滋病毒、甲型肝炎病毒、乙型肝炎病毒、丙型肝炎病毒、巨细胞病毒、EB 病毒等。同时可能含有多种寄生虫，如马来丝虫、班氏丝虫、蛔虫、疟原虫、利多小体、弓形虫等，或是含有其他致病微生物。在正常情况下，血液中含有致病菌很少，但血液在离体储存的过程中，也有可能感染淋球菌、金黄色葡萄球菌、肺炎链球菌、肺炎克雷伯菌、大肠杆菌等多种致病菌。同时在血液存储过程中，如未妥善控制储存环境，可能发生一系列细胞死亡效应，积蓄各种毒素。

从加强社会稳定的角度讲，我国目前全面施行无偿献血制度，严禁任何组织或个人买卖血液，但限于献血量的不足，加之随着献血群体的季节性流动（如高校学生寒暑假、军队老兵复员及新兵入伍等），"血荒"确实是客观存在的。这种情况，经过政府的统一调剂，在社会正常运转过程中尚可完成艰难调剂，但如遭遇重大灾害、战争时，用血短缺现象非常影响社会秩序。

2. 血液资源的稀缺性

因为自愿的无偿献血者中血源性感染疾病流行的程度最低，并经常会接受血液检测，所以这一群体才是最安全献血人群。所以按照世界卫生组织的要求，安全、可靠的血液供应，必须由自愿无偿献血的人群来保障，并且，该人群必须保持相对稳定，并能够持续定期献血，这样才可以保障血液的安全与可靠供应。为此世界各国均按照世界卫生组织的倡议，以自愿无偿献血作为基础，建立全国血液供应系统。

我国自从 1998 年实施《中华人民共和国献血法》后（以下简称《献血法》），无偿献血已成为血液及血液制品唯一的合法来源，卖血行为被明确列为非法。经全社会与血液工作者共同努力，全国的自愿无偿献血比例已由 1998 年的 22% 上升至 2005 年的 95.5%，在此情况下，我国的血液供应早已基本实现由有偿献血至无偿献血平稳过渡（陈啸宏，2006）。但是全民献血率仍然较低的事实迫使我国的血液安全形势无法过于乐观。根据世界卫生组织 2011 年数据，高收入国家献血率达到了每千人 39.2 次；中等收入国家献血率为每千人 12.6 次；低收入国家献血率为每千人 4.0 次。世界卫生组织对于献血率的推荐标准为每千人 10 次。而我国献血率则仅为每千人 8.7 次。

3. 医疗行为中的信息不对称

医疗行为，由于其专业程度较高，即使同样在医疗行业内部，不同专业之间仍存在信息不对称的情况。更不用说相对于医疗行业外的监管部门与患者了。同时，尽管在当前无缝隙政府的理论之下，政府作为监管部门理论上希望对医疗机构进行全面、细致的监管。但监管效率一般取决于信息的质量与数量，这也与被监管单位所提供的资料质量与数量的情况有直接关系。更为实际的情况是，由于受限于人力、物力等情况，直接负责具体监管工作的人员，仅能以季度甚至是年为单位，以覆盖辖区所有被监管对象为目标，每年一至两次的进行具体监管工作，也只有在这时，才能通过现场收集资料、临时查询等方式获取相关信息。在这样的监管频次下，信息不对称的情况已经很严重了。而在此基础上，部分被监管对象为了应付、躲避检查，直接拒绝向监管人员提供关键信息，尤其是部分医疗行为的原始资料。在实际监管工作中，甚至经常遇到被监管对象故意隐匿或提供变造资料的行为，这也更加加重了监管主体与被监管对象之间信息不对称的情况。加之受限于部分规定的不明确性，同样势必会影响到监管准确性与高效性，造成一线监管人员对有关规定的掌握与理解出现偏差。因此，从行业的相关经营、生产等技术信息上来说，被监管对象一般是信息优势方，而监管主体相对来说是信息劣势方，这也导致了监管效果受到影响。此外，对于医疗卫生行业，由于被监管对象往往会处于行业中相对垄断的地位，监管主体难免缺乏可以有效比较的业务信息，会进一步加大信息不对称的程度。

4. 临床用血监管的必要性

在血液的采集、制备、储存、运输、输注这一链条上，是血液从采供血机构到临床用血机构，最终进入患者体内的过程。相对于采供血机构来说，在非紧急情况下，临床用血机构并不采集血液，其主要承担血液的短暂储存及配血与输注的工作，但相对采供血机构来说，临床用血机构的监管更为重要。

①从监管难度上讲，临床用血机构远远多于采供血机构，监督检查的工作量较大。同时，临床用血监管除涉及血液安全的内容之外，对用血的科学、合理同样需要监管，监管内容较多。

②从内部管理水平上来讲，临床用血工作对于涉及临床用血机构的相关工作人员（包括医生、护士、检验师、医政管理人员等）只能说是工作的一小部分，远不如采供血机构的工作人员专业化程度高，管理体系的运行也不如采供血机构完善。这就造成血液安全风险在临床用血机构中明显高于采供血机构。

③科学、合理用血的相关要求只能在临床用血环节体现，如使用成分血代替全血、应用自体血回输技术、科学评价用血指征等。以 T 市为例，T 市 2010—2015 年血液供应情况显示，成分血在供血总量中的比例不断提高，远远高于三级医院 85% 的标准，但使用血浆类的比例仍然较高。由于血浆的临床适应证有限，容易引发输血不良反应，因此 T 市也有可能存在临床用血的使用不合理情况，具体情况仍需进一步的调查，与此同时，应继续加大对临床医务人员输血的相关培训，提高科学、合理的用血水平。

3.2.3　临床用血安全监管的结构要素分析

1. 监管对象主要为公立医疗机构

近年来，我国大力倡导社会资本进入医疗市场，但在现有政策体制下，虽然社会办医机构在资金投入、人员配置、管理水平上已经有了显著提高，但从综合实力来讲，仍难以比肩大中型公立医疗机构，相应的，社会办医机构一般较难开展大中型手术。这也导致除了部分以产科为主的社会办医机构之外，其他社会办医机构极少使用血液，即使使用，一般也是因急救等特殊情况。综合上述情况可以看出，目前临床用血机构仍主要以大中型公立医疗机构为主，临床用血的监管对象也大多为大中型公立医院。

以 T 市为例，根据 T 市卫健委的政策规定，将临床用血机构分为准予用血机构及应急用血机构，其中目前准予用血机构共 62 家，均为公立机构；应急用血机构共 31 家，其中16 家为公立机构。也就是说，T 市临床用血监管对象主要为公立机构。

2. 监管主体为卫生行政部门

1995 年 9 月 26 日，卫生部发布了《关于加强预防和控制艾滋病工作的意见》，提出了要继续加强法制建设，提升《中华人民共和国公民献血法》与《血液管理条例》立法的进程，同时要加强采供血机构与血液的监管，预防并控制住血源性传播的艾滋病。

1996 年 12 月 30 日，中华人民共和国国务院令第 208 号发布了《血液制品管理条例》规定了卫生行政部门对原料血浆的采集、供应和血液制品的生产、经营活动实施监督管理。1997 年 10 月 1 日起生效的《中华人民共和国刑法》第 333 条设立了非法组织卖血罪、第334 条设立了非法采集、供应血液、制作、供应血液制品罪。1997 年 12 月 29 日《献血法》由中华人民共和国第八届全国人民代表大会常务委员会第二十九次会议通过，自 1998 年10 月 1 日起执行。《献血法》规定了由卫生行政部门监督管理献血工作。

2012 年 8 月 1 日施行的《医疗机构临床用血管理办法》规定了由卫生部负责全国范围医疗机构临床用血监督管理。基层则由县级以上卫生行政部门具体负责本区域内医疗机构临床用血监督管理。

3. 监管模式仍为政府主导的行业内监管

虽然多年以前，医疗服务市场就已经向社会资本开放，但从目前的情况来看，我国医疗服务市场的主要参与者仍是政府自身，除在制定政策与监督管理方面的直接参与以外，我国政府对公立医疗机构从人事任免、资金投入管理、物资设备采购、大型基建等多个方面均直接参与管理，政府与公立医疗机构明显属于全面的"委托—代理"关系。但公立医疗机构除负责提供政府委托的相应医疗服务外，在重大经营方面自主权其实并不多，各级政府卫生行政部门均直接插手公立医疗机构内部的具体事务，这就导致政府与公立医疗机构的"委托—代理"关系较为特殊，而这一特殊关系也让各级政府对公立医疗机构重视管理而轻视监督。

目前 T 市临床用血的监管模式以 T 市卫健委及其下设组织为主导，其中 T 市卫生计生综合监督所接受 T 市卫健委委托，承担行政执法任务；T 市输血质控中心为 T 市卫健委医政医管处下设组织。T 市卫健委对临床用血机构的监督与检查，主要依靠市卫生计生综合监督所与市输血质控中心。各区层面，则由区卫健委及其下设组织按照属地进行监督与检查。

无论是卫生行政部门还是卫生综合监督机构，市级对区（县）级均需通过制定政策文件、业务培训指导、参与政府考核等形式发挥间接作用。比如，T 市卫生综合监督所作为 T 市卫健委的执法机构，承担其行政执法职能，也包含临床用血相关的执法职能。而 T 市卫生计生综合监督所与区级卫生（计生综合）监督机构没有直接的隶属关系，仅能进行业务指导，对区级卫生（计生综合）监督机构不具有直接的监管、考核职能，不利于全市工作的整体统筹。

3.2.4 T市临床用血安全监管概况

1. T市医疗机构临床用血监管机构

临床用血监管主要参与机构如图 3-3 所示。

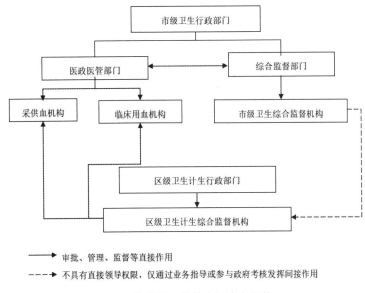

图 3-3 临床用血监管主要参与机构

T市负责临床用血监管的机构（组织）主要有三类：①卫生行政部门（T市卫健委及各区卫健委）；②行业协会（T市输血协会）；③卫生综合监督部门（市、区卫生计生综合监督所）。

2. T市近年血液安全执法监督检查情况

2016 年，经市卫生计生委核准的准予用血（应急用血）医疗机构 88 户，按照属地监督管理原则，各区卫生监督所对辖区内临床用血医疗机构进行监督检查，监督检查包括以上 88 户在内的 97 户医疗机构的临床用血情况，涉及临床用血相关管理制度的建立及运行情况、血液储存情况、执业人员资质情况等，期间共下达《卫生监督意见书》21 份，实施行政处罚 2 件。

2017 年度，T市采取区卫生综合监督机构全覆盖、市卫生计生综合监督所随机抽查的检查方式，对全市 92 户医疗机构临床用血情况进行监督检查，发现其中的 28 户医疗机构存在了临床用血违法执业的行为，责令改正了 31 户次。实施了行政处罚共计 15 户次，其中警告了 14 户次，罚款了 1 户次，处罚金额 4 000 元。其中，市监督所对 34 户医疗机构的临床用血情况进行监督检查，发现 23 户医疗机构存在临床用血违法执业行为，责令改正

20 户次，实施行政处罚 10 户次，均为警告，交由辖区监督机构处理 5 户。

3.2.5 T 市临床用血安全监管问题剖析

2016、2017 年度 T 市血液安全检查各项内容符合率情况如表 3-7 所示。

表 3-7 2016、2017 年度 T 市血液安全检查各项内容符合率情况

T 市血液安全检查各项内容符合率	2016 年	2017 年
遵守临床用血管理规定	90.85%	92.35%
对检测不合格或者报废的血液（浆），按有关规定处理	100%	100%
按规定保存血液标本	93.33%	100%
按规定保存工作记录	100%	100%
未超量、频繁采集血液（浆）	100%	100%
未采集冒名顶替者、健康检查不合格者血液（浆）	100%	100%
包装、储存、运输符合国家规定的卫生标准和要求	100%	91.67%
使用符合国家规定的耗材	100%	100%
血液（浆）检测项目齐全	100%	100%
按规定对献血者、供血浆者进行身份核实、健康征询和体检	100%	100%
按规定开展互助献血和应急用血采血	99.15%	88.89%
未将不符合国家规定标准的血液用于患者	100%	100%
使用卫生和计划生育行政部门指定血站供应的血液	100%	98%
建立和完善临床输血相关规章制度	96.50%	97.76
储血设备符合要求	99.35%	100%
从业人员取得相关岗位执业资格或者执业注册而从事血液安全工作	98.72%	100%
未非法采集、供应、倒卖血液、血浆	100%	100%

数据来源：国家卫生和计划生育监督信息平台"信息报告：综合查询—监督检查—血液安全监督检查内容信息汇总表"

从国家卫生和计划生育监督信息平台发布的 2016 年、2017 年这两个年度的 T 市血液安全监督检查各项内容符合率来看，近年来 T 市临床用血机构存在的问题有以下几点：①从业人员未取得相关岗位的执业资格或未经执业注册从事血液安全工作；②储血设备未符合要求；③未建立或未完善临床输血相关规章制度；④未按规定开展互助献血和应急用血采血；⑤血液的包装、储存、运输不符合国家规定卫生标准与要求；⑥未按规定保存血液标本；⑦未遵守临床用血管理规定。临床用血机构存在的问题，既有临床用血机构自身管理的问题，也有卫生计生行政部门作为监管主体存在的一些问题，也有整个监管模式的问题，相应的原因解析如下。

1. 监管对象方面

（1）内部管理流于形式

如未建立或未完善临床输血相关规章制度、未按规定保存血液标本、未遵守临床用血管理规定等问题，一般都由内部管理不足，院级领导重视程度不够，临床用血管理委员会或工作组作用发挥不足等原因造成。

各医疗机构均能按照要求建立临床用血管理委员会或工作组，但是由于活动较少或仅开展定期活动，部分机构临床用血管理委员会活动形式化，导致医疗机构内临床用血管理相关规定落实不到位。如相关投入不足，甚至缺乏专用储血设备等；部分关键制度与相关国家规定不符或未及时更新，已制定的制度未实际执行或落实不到位；除输血科外，其他科室（包括临床科室、医政部门等）对临床用血相关规定（如用血申请等）掌握不足，无法有效执行，执行情况也缺乏监督考核等。

（2）医疗机构对相关专业科室建设意愿低

从业人员未取得相关岗位的执业资格或未经执业注册从事血液安全工作；血液的包装、储存、运输不符合国家规定卫生标准与要求等问题，或多或少与目前输血科（血库）条件不足有关。

从科室设置依据上来说，按照 1994 年 9 月 2 日开始施行的原卫生部《医疗机构基本标准（试行）》规定：三级综合医院、三级肿瘤医院、三级心血管病医院、三级血液病医院均应设置输血科；二级综合医院、三级中西医结合医院、二级肿瘤医院、三级儿童医院、三级传染病医院均应设置血库（其中二级综合医院可设置与检验科合并的血库），但同时也规定了"少数地区"执行本标准有困难，可结合实际情况调整部分指标。

2012 年 8 月 1 日，《医疗机构临床用血管理办法》正式开始施行，第十条规定了医疗机构应当根据有关规定和临床用血需求设置输血科或者血库，并根据其自身功能、任务、规模，配备与输血工作相适应的专业技术人员、设施、设备。

时至今日，T 市仍然无法完全按照《医疗机构基本标准（试行）》的规定在全部相应类别的医疗机构设置独立的输血科或血库。主要是由内外因素共同造成的，外因即是限于我国发展现状以及地区间发展的不平衡，始终未在全国性的相关规定中彻底强制要求某些类别的医疗机构建立独立的输血科。内因则更多是由于目前医疗机构内部单纯以科室效益来考虑投入，造成对输血科（血库）投入不足，科室人员待遇较低等原因造成的。

（3）人才建设起步晚底子薄

输血科（血库）的工作人员主要以检验技术人员为主，专门的输血医师少之又少。输血医学的学科建设起步较晚。目前在我国，输血医学仍未被承认为独立学科，《中华人民共和国国家标准学科分类与代码》也尚未将输血医学专业收录；本科教育方面，输血医学专业也未纳入高等教育的学科专业目录，目前仅个别高校设置有输血医学专业，但也只是设置在二级学院或其他专业名下招收学生；研究生教育的方面，也仅仅是在中国医学科学院北京协和医学院、第二军医大学、南方医科大学中开展，输血医学教育的建设与发展任重道远。

输血技术职称晋升与考评体系不完善。直到 2009 年 11 月，全国卫生专业技术资格考试才将输血技术专业资格（初级、中级）考试正式纳入进来，而输血技术专业技术资格（高级）仍采取由各地自行评审或考试结合的方式进行。2010 年 5 月，原卫生部首次开始在各省（市、自治区）举办输血技术专业技术资格（初级、中级）考试，至 2011 年初，才举行首次输血技术专业技术资格（高级）考试，这也导致了与临床医学、医学检验等相关医学行业相比，输血整个行业内少有高级职称人员，人才严重匮乏，严重阻碍了输血医学的发展。

（4）信息化建设滞后

血液储存、输血申请审核、输血后评价等多个临床用血管理环节均需要建立完善的信息化系统，如血液储存过程中，从入库到出库，入库核对情况、血液储存情况、出库核对、标本保存等都需要信息化系统的监控；而输血申请的审核，除去《临床用血管理办法》规定的申请人员资格审核、申请用血量审核之外，患者状态是否符合输血治疗的条件、是否需要进行输血治疗等情况也需要信息化系统协助输血科（血库）去鉴别、审核；为了促进科学、合理用血，避免输血不良反应的发生，输血后评价并公示制度也是临床用血管理的重要制度，此项制度的执行，也可由信息化系统主导，依照事先录入的条件对输血后的疗效或不良反应情况进行分析，客观、科学地进行评价并直接在信息平台推送给相关科室或医院领导。

但目前 T 市各临床用血机构输血信息化管理系统的建设普遍较为落后，且存在两大缺陷。一是各自为战，各医疗机构均自行采购输血信息化管理系统，质量不一，且设计理念均不相同，对监管机构进行监督检查造成一定阻碍；二是从全市血液管理上来看，未形成完整闭环的信息化管理系统，采供血机构、临床用血机构使用的系统各不相同，数据接口无统一标准，无法相互交换数据，血液在流转过程中，存在数个脱离信息系统监控的环节，不利于溯源追踪及质量控制。

（5）中小医疗机构管理水平不一

随着社会资本逐步进入医疗市场，社会办医机构渐渐增多，且规模越来越大，除去部分能够开展复杂外科手术的社会办医机构外，还有相当一部分社会办医机构主要以妇产科为主营业务，这两类机构都需要进行输血治疗。根据其需求，卫生行政部门开始将符合条件的社会办医机构加入应急用血机构名单，准予其使用血液。但此类机构相比大型公立医疗机构，仍只能算是中小医疗机构，临床用血管理上也参差不齐、水平不一。其临床用血安全风险主要有以下几点：①社会办医机构限于规模及成本、人员有限，输血科（血库）工作人员往往为兼职，即使这样，出于待遇或职业前景的考虑，常常出现突然离职，新入职人员又毫无经验的情况，难以保障临床用血管理的连贯性；②由于社会办医机构目前需要输血治疗的情况较少，常备血液过期的话，也会造成浪费，所以社会办医机构虽然有全套的血液储存设备，但一般并不提前储存血液，血液储存设备一般也不会处于常备状态，更谈不上温度检测、消毒及空气培养了，一旦突然储存血液难免有一定风险；③当下的社会办医机构虽经过多年发展，内部管理已逐步规范化，但临床用血管理专业性较强，相关人才较稀缺，社会办医机构在内部临床用血管理上往往束手无措，没有抓手，临床科室用血缺乏有效的内部监管，导致滥用血液或出现输血不良反应，构成一定的血液安全风险。

2. 监管主体方面

（1）直接监管力量严重不足

目前 T 市临床用血的监管从本质上是由卫生行政部门牵头的，主要监督管理的执行由卫生计生综合监督机构、输血质控中心、输血协会具体负责。但输血质控中心与输血协会并不具有执法权且其组成人员均为 T 市各大医疗机构输血科的负责人员，其监管效果存在一定的局限性。而市区两级卫生计生综合监督机构作为接受本级卫生行政部门委托的执法机构，面对全市临床用血的监督工作，存在明显队伍建设不足的问题。虽然近年来实际使用血液的医疗机构仅在九十家上下，但一方面其中很多机构用血量巨大，另一方面各区卫生计生综合监督机构内负责临床用血监督的科室一般还同时负责打击非法行医、医疗机构依法执业、采供血监督、传染病防治监督、医疗废弃物监督、放射卫生监督等其他业务，工作量很大。据 T 市卫生监督所 2016 年调研，各区县卫生监督机构医疗监督科室承担的工作职责与监管任务如表 3-8 所示。

表3-8 各区县卫生监督机构医疗卫生监督科室承担工作职责与任务

区县	打击无证行医	医疗机构执业监督（户）	采供血卫生监督（户）	传染病防治监督（户）	消毒产品生产企业监督（户）	餐具消毒企业监督（户）	消毒产品经营单位（户）	学校卫生监督（户）	职业卫生监督（户）	放射卫生监督（户）	公共场所监督（户）	其他监督工作	管理相对人总户数（户）	医疗卫生监督科室人数（人）	每2名监督员对应管理相对人户数（户）
PH	√	110	8	—	—	—	—	—	—	—	—	—	118	4	59
XH	√	197	9	197	0	1	176	60	1	60	—	—	504	13	84
KN	√	281	13	283	4	—	—	—	2	67	—	○	369	5	184
BH	—	206	7	176	2	0	137	—	—	37	3	△	406	13	67
DH	√	150	5	150	1	—	—	—	—	—	—	—	163	4	81
QH	√	108	2	108	0	0	90	—	1	21	—	○	222	5	111
LD	—	92	2	92	7	8	—	—	—	—	—	—	109	6	36
NJ	—	267	5	268	4	5	59	—	—	—	—	—	341	5	107
QX	√	207	5	—	26	6	69	—	—	—	—	—	313	6	157
QW	—	540	16	—	—	—	—	—	—	—	—	—	556	6	185
DB	√	457	4	—	17	3	198	—	—	—	—	—	679	4	340
HJ	—	370	4	—	—	—	—	—	—	—	—	—	374	5	187
HN	—	304	1	304	—	—	—	—	—	—	—	—	305	4	152
XJ	√	102	2	103	—	—	—	—	—	—	—	—	105	9	26
GD	√	132	4	132	—	—	—	—	—	—	—	—	136	2	136
FK	√	35	2	35	—	—	—	—	—	—	—	—	37	3	37

注：①"√"表示承担此项职能；数字表示监管户数；"—"表示不承担此项职能；

②其他监督工作一列中"○"表示医疗技工控烟工作；"△"表示卫生监督协管工作；

③由于作为管理相对人的医疗机构与采供血机构绝大部分重叠，故管理相对人总数中两类机构重叠部分只记入一次，每2名监督员对应管理相对人户数在计算时只保留整数部分；

④打击无证行医职责下沉至街道的区县有：BH区、LD区、NJ区、QW区、HJ县、HN县，目前仅负责无证行医大案要案的查处。

（2）监管手段单一

现有的临床用血监督与管理，均是以质控人员或执法人员现场检查为唯一手段，具体检查环节主要由检查环境与设备、核查各项记录、查看制度文件、抽查医学文书等组成，仅能依托现场或记录来确定是否存在违规、违法行为。但目前各临床用血机构均存在输血科（血库）工作任务重，人员、设备配备不足的情况，相关记录错误、遗漏、编造时有发生。

且信息化程度不足，即使部分临床用血机构建立了专门的临床用血管理系统，也存在设计理念不同、功能不同、数据端口不同的情况，无法统一联网并进行在线监管。

3. 监管模式方面

（1）"管办不分"导致重管理轻监督

临床用血机构大多为公立医疗机构，导致了卫生行政部门既是运动员又是裁判员。省、市、区（县）卫生计生委的医政（医管）处（科）一般负责临床用血的监管，但实际定期进行监督检查的往往是卫生计生综合监督机构及输血质量控制中心，其中卫生计生综合监督机构作为卫生计生行政部门的下属机构与各公立医疗机构处于同是"自家兄弟"的情况，甚至按照属地管理原则，区级卫生计生监督机构往往要负责监督市级卫生计生行政部门下属的医疗机构，难以下手。而质控中心实际是由医政（医管）处（科）组织的一支专业性的专家队伍，其人员均为各大医疗机构的专家兼任。在这样的情况下，经常会出现监督检查难以落实，执法效果大打折扣的情况。

以 T 市为例，在公立医疗机构尚未实现去行政化的情况下，T 市各市属三级医疗机构一般均为处级单位，甚至 T 市 YZX 医院与 T 市 RM 医院两家机构为副厅（局）级单位，而 T 市卫生计生综合监督所为处级单位，各区卫生计生综合监督所多年来仅为科级单位。虽目前 T 市将市卫生计生综合监督所调整为内设副处级机构的处级单位，各区卫生计生综合监督所也逐步调整为副处级单位。但在实际工作中，往往出现监督部门的"科长"与医疗机构的"处长"对接的情况，不利于实际工作的开展。

（2）监管依据难以适应现行阶段

《献血法》自 1998 年 10 月 1 日起开始执行。《献血法》设立了对非法采集血液、非法组织他人出卖血液行为的行政处罚，为打击非法采供血提供了最基本的法律依据。

2004 年 8 月 28 日，《中华人民共和国传染病防治法》（以下简称《传染病防治法》）修订通过，修订后的《传染病防治法》从 2004 年 12 月 1 日起开始施行。本次修订主要为针对部分地区发生的大量非法采集、买卖血液行为，而造成艾滋病等严重血源性传染病的大面积播散问题，并再次重申《献血法》《血液制品管理条例》保障血液安全的要求，最主要的是新增加第二十三条规定了禁止非法采集血液或组织他人出卖血液；使用血液，须遵守有关规定，防止经血液传播疾病的发生。

2006 年 3 月 1 日起《血站管理办法》施行。规定了卫生行政部门负责血站的监督管理工作，为对采供血机构的监督管理提供了法律依据。《中华人民共和国刑法》第 334 条第一款设立了"非法采集、供应血液、制作、供应血液制品罪"。2008 年 9 月 23 日起施行的《最高人民法院、最高人民检察院关于办理非法采供血液等刑事案件具体应用法律若干问题的解释》又对办理此类刑事案件具体应用法律的若干问题进行了解释。

随着时代的发展与进步，上述法律法规均或多或少的不再适应如今的临床用血监管工作。即使《临床输血技术规范》《血液储存要求（WS 399—2012）》等规范、标准也已发布数年，但仍无法完全适应实际监管工作。

3.2.6 临床用血监管的先进经验

1.临床用血监管的国际经验

（1）物联网技术在临床用血管理中的应用

在国外，医疗管理信息化系统的标准化应用起步较早，其中涉及临床输血的用血管理系统大多采用物联网技术来加以建设，并辅以智能化系统，以实现血液与受血者间的识别、追踪、定位、监控与管理。简单以输血申请的管理为例，早已通过电子化申请替代手工填写的申请单；进入输血前标本采集的方面，则是通过各种类型电子腕带或条码腕带来与试管条码比对管理，确保检验标本的正确获取与准确标识；在血液输入前的最终核对方面，则采用 RFID 设备辅助识别患者腕带，完成受血者与血液的匹配核对，保障血液的正确输注（夏少明，杨波，李萍，2016）。

（2）输血医学学科建设和课程设置

2001 年，荷兰格罗宁根大学（Groningen）就开设了输血医学管理学硕士研究生课程。到了 2005 年，整个欧盟已经有十二个国家的医学院校开设了输血医学的课程，其中法国、德国、荷兰、瑞士、奥地利、葡萄牙、挪威这七个国家已将输血医学设为单独专业。

2011 年，整个美国大约有 83% 医学院校开设输血医学的课程。早在 1989 年至 1995 年，美国教育部门即编写完成《输血医学综合课程目标》，1993 年至 2007 年进一步完成儿科学与输血医学学科的整合。在法国，输血协会则为医学生与住院医师编制了输血标准课程，且定期进行更新。在发展中国家巴西，输血医学教育也已全面包含了课堂授课与实践活动，内容更是涉及了血液采集及使用的全部流程。澳大利亚各教学医院均各自设置了输血教育课程，其他培训医院则针对一线输血工作人员特点设置了相应培训课程（尤海菲，尹文，2016）。

2.临床用血监管的国内经验

（1）公立医疗机构管办分离改革试验

经无锡市政府授权，无锡市成立了公立医院管理中心。其主要职责为代表政府管理、经营市属医疗机构业务与资产。无锡市医管中心与无锡市卫生局并行独立，互不干涉。无锡市卫生局原有的三分之一人员转入管理中心，除去卫生监督所、疾病预防控制中心、急救中心、中心血站等六家单位仍属于原卫生局外，有九家市属医疗机构、一所卫生教育学校等单位均进入医管中心的管理范畴。无锡市医院管理中心代表政府履行其国有资产出资人的职责，对市属的公立医疗机构无论从经营发展战略、资产经营到医院院长的聘任，所有重大事项均由医院管理中心负责决策。

上海市公立医疗机构推行管办分离，则是在强化上海市卫健委医疗卫生行业管理职能的基础上，将其工作重点瞄准为医疗卫生改革及医疗市场发展创造规范、公平环境上。相应的，成立了上海申康医院发展中心，性质为国有非营利性事业法人，以作为市级公立医疗机构投资、运营、管理的责任主体，成为上海市医疗卫生国有资产出资人代表。而上海市卫健委作为卫生行政部门，在剥离办医职能后，重点全面放在卫生全行业管理、公共卫生服务、医学科研和教育等方面。

（2）加强卫生计生综合监督执法队伍建设

自 2013 年来，甘肃省卫生计生委综合监督局探索建立了监督员定期进入医疗机构的学习机制，规定了新入职的监督员必须进入医疗机构 ICU、手术室、医保科、信息中心等科室进行培训，不经考核达标不可上岗。除此之外，其他监督员每三年需要进入医疗机构进修一次，以适应学习业务知识的快速发展，提升业务水平。在进入医疗机构的培训学习期内，监督员必须严格遵守医疗机构的各项规章制度，除了夜班以外，监督员须和医护人员同工作、同学习，通过体验医疗机构的工作生活，进而熟悉医疗机构的工作流程，最终系统学习医疗机构的管理方式与先进经验（张吉俊，2017）。

2017 年，江西省卫生计生监督所在建立现场模拟执法室的基础上尝试建立 VR 模拟执法室（李志刚，李斌，林峻，等，2016），率先在放射卫生监督专业加以尝试，并签订了联合开发《VR 虚拟现实医疗机构卫生监督模拟执法室》的合作协议。

3.3　T 市 BH 区口腔医疗机构监督管理的实证分析

3.3.1　口腔类医疗机构的界定

依据《医疗机构管理条例》（2016）以及《医疗机构管理条例实施细则》（2017）可知，医疗机构是指那些注册并获得医疗机构执业许可证的机构。现阶段，我国的口腔医疗机构主要包括两大类，也就是口腔专科医院以及医疗机构的口腔科室；同时还可以细分为六种模式，分别是医院、专科诊所、牙齿防治所、医院中的口腔科室、普通诊所的牙科以及社区卫生服务中心的牙科等。上述各种类型的医疗机构共同完成了相关地区的口腔医疗以及保健工作。而在我国经济环境不断发展的同时，口腔医疗系统也渐转为"专科诊所—牙病防治所—专科医院"的三层级模式，同时也在各自的层级上为当地的居民提供一系列口腔科的服务，发挥了各自的价值。

3.3.2　T市口腔医疗机构监督管理总体情况

1. T市卫生计生综合监督所设置

T市卫生计生综合监督所是T市卫健委依法在全市行使卫生计生监督执法职能的执行机构，2000年经体制改革，监督与疾控职能剥离。该机构目前为副处级，包括办公室、党建工作处、干部人事处、信息业务处、法制稽查处、保障与技术处、学校卫生与食品安全标准监督处、公共场所与爱国卫生监督处、生活饮用水卫生监督处、传染病防治监督处、医疗服务与职业卫生监督处、医疗市场秩序监督处、计划生育与妇幼卫生监督处。目前，T市卫生计生综合监督所的主要职责是：负责监督检查卫生计生相关法律法规的落实情况，承担市卫生计生委（市中医药管理局、市爱国卫生运动委员会办公室）有关公共卫生、医疗卫生、计划生育和爱国卫生等行政监管职能的具体执法任务，查处违法行为。

T市卫生计生综合监督所现有编制130个，领导职数为2正3副。现有职工109人，内设13个处（室），其中从业人员专业背景主要为预防医学、临床医学、行政管理、法律专业等。

2. T市卫生计生综合监督所口腔医疗行业监管职能

原中国卫生部颁布的《关于卫生监督体系建设的若干规定》（2004）中规定，T市卫生监督机构负责管理T市区域内的口腔卫生管理项目，按照相关法律规定行使对口腔医疗行业的卫生监督管理职责，其工作内容包括以下几点。

（1）公共卫生监督

重点包含：①对关系到卫生安全的商品以及各类有消毒要求的商品和各种与人体健康有关商品的制造销售活动开展例行卫生管理监督检查，对违反规定的情况进行严惩；②对口腔医疗产业的相关工作人员和机构内的卫生环境展开例行卫生管理审查，对违反规定的情况进行处罚；③对口腔医疗产业人力资源部门进行专业健康审查，对违反规定的情况进行处罚。

（2）医疗卫生监督

重点包含：①对口腔医疗产业的相关审查文件、执业内容和工作员工的执业相关审查文件展开管理，对口腔医疗产业提供的服务展开监督，杜绝违法执业情况的发生；②对口腔医疗产业的医疗废弃物处理状况、消毒过程运作状况、疫情管理方法和传染病相关文件展开例行审查，对违反规定的情况进行处罚。

（3）其他

重点包含：①负责对管理部门规定或是委托的各种卫生管理内容进行执行；②针对口腔医疗产业的相关规定展开宣传培训；③对违法行为的申诉情况展开管理；④对管辖范围内的口腔医疗产业管理状况进行搜集、审查与汇报。

3. T 市 BH 区卫生计生综合监督所设置

T 市 BH 区卫生计生综合监督所成立于 2006 年，是 BH 区卫健委下属参照公务员管理的事业单位，现有编制 32 人，下辖医疗服务监督科、公共场所卫生监督科、学校卫生与食品安全标准监督科、法制稽查科、综合办公室、信息业务办公室。其中医疗服务监督科共有 9 人，负责全区包括口腔医疗机构在内的所有医疗机构的医疗卫生、传染病防治、放射卫生以及计划生育与母婴保健监督工作。

3.3.3 T 市 BH 区口腔医疗机构监督管理现状

1. BH 区口腔医疗机构现状分析

到 2018 年年末，BH 区辖区内有医疗机构执业许可证的口腔医疗机构共 91 个。

（1）BH 区口腔医疗机构性质构成

到 2018 年年末，BH 区公办口腔医疗机构共有 9 个，占总数量的 10%；私营性质的口腔医疗机构共有 82 个，占总数量的 90%。

（2）BH 区口腔医疗机构分布情况分析

BH 区口腔医疗机构共计 91 家，分布在 HSL 街 11 家、XKH 街 8 家、NY 街 4 家、GFD 街 6 家、TDL 街 4 家、JCD 街 9 家、WHL 街 14 家、JDL 街 13 家、WCC 街 14 家、YYH 街 8 家。具体分布占比如图 3-4 所示。

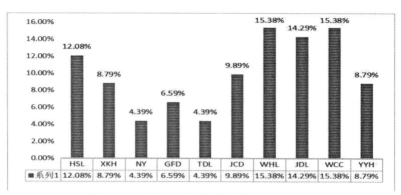

图 3-4 BH 区口腔医疗机构分布占比分析图

资料来源：附录二《口腔医疗机构监督检查表》

（3）BH 区口腔医疗机构人员配备情况

BH 区口腔医疗机构共招收从业者 240 人，其中技师 15 人、护理人员 36 人、医师 189 人。同时，公办口腔医疗机构与私营口腔医疗机构内部招聘的护理人员数量总体偏少。9 个公办口腔医疗机构内只招募了 8 位护理人员，82 个私营口腔医疗机构只有护理人员 28 位。

BH 区口腔医疗机构从业者中，大部分人员的职称都是初级、中级医师，高级医师数量不多，只有 45 个，占医师总人数的 24%，而技师和护理人员并无人拥有高级职称证明，详见图 3-5。

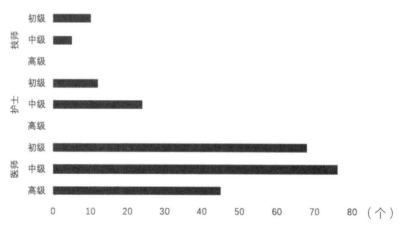

图 3-5 T 市 BH 区口腔医疗机构职称分析图

资料来源：附录二《口腔医疗机构监督检查表》

（4）口腔医疗机构管理制度情况

T 市 BH 区 91 个口腔医疗机构当中一共有 70 个构建了系列管理制度，占总数的 77%。有 91 个组织构建了隔离机制、专业卫生护理以及废弃物处理机制、消毒商品购买审查机制等，占总数的 100%。在组织内开展感染相关知识培训的有 80%，对规范化操作方式进行培训的有 83%，构建消毒杀菌情况监测制度的有 87%，构建人员岗位管理制度的有80%，详细研究情况见表 3-9。

表 3-9 BH 区口腔医疗机构规章制度完善情况汇总表

项目	合格口腔诊疗机构数量(个)	合格占比（%）
消毒隔离制度	91	100
医院感染知识培训制度	73	80
标准操作规程	76	83
职业卫生防护制度	91	100
消毒杀菌状况检测制度	79	87
专业卫生护理	91	100
医疗废物处置制度	91	100
人员岗位管理制度	73	80
消毒产品采购、验收制度	91	100

资料来源：附录二《口腔医疗机构监督检查表》

（5）口腔医疗机构环境布局

BH 区内所有的口腔医疗组织都可以把医疗区和设备清洗处理区域分开设定。其缺陷重点包括：只有 83% 的口腔医疗机构将患者候诊区域和治疗区域分开，尚有 15 个没有被分隔开，符合要求的有 83%，同时在口腔科设备清洗处理区一共有 46 个组织内具有布局不符合规范、分配不合理、消毒程序不符合规范的情况，审查的通过率只有 50%。不符合规范的理由是大部分口腔医疗组织因为内部面积不大，因此只划分出了设备清洗处理区和治疗区两个部分，对 BH 区口腔治疗组织布局状况的总结详见表 3-10。

表 3-10 BH 区口腔医疗机构环境布局情况汇总表

项目	合格诊所数量（个）	合格占比（%）
病人候诊区域设在诊室外	76	83
设有诊疗区域、器械清洗消毒区域	91	100
诊疗区域和器械清洗消毒区域分开	88	97
器械清洗消毒区设污染区、清洁区、无菌区，标志清楚	46	50

项目	合格诊所数量（个）	合格占比（%）
设单独技工室	73	80

资料来源：附录二《口腔医疗机构监督检查表》

（6）口腔诊疗环境卫生情况

BH 区所有的口腔医疗机构中 90% 以上的机构可以做到每天按照规定对治疗区进行消毒处理并且对相关设备进行消毒处理，同时保留消毒文件；80% 以上的组织的治疗区与清洗设备区的环境条件符合有关规定；90% 以上的组织每天能够按照要求对室内进行通风或进行空气清洁处理。BH 区口腔医疗机构治疗环境卫生状况见表 3-11。

表 3-11 BH 区口腔医疗机构诊疗环境卫生情况汇总

项目	合格诊所数量（个）	合格占比（%）
每日对诊疗区清洁消毒	85	93
每日对牙椅等清洁消毒	82	90
诊疗环境和设备消毒记录	85	93
诊疗区域环境整洁	79	87
清洁消毒区域整洁	76	83
每日定时通风或空气净化	82	90

资料来源：附录二《口腔医疗机构监督检查表》

（7）口腔医疗机构器械和设备配备管理情况

配套设施上，有 15 个口腔医疗机构在审查中出现了手机设备不符合规定的状况，只有 76 个治疗组织符合规定，通过率是 84%；治疗组织内购买了压力蒸汽灭菌装置的一共包括 89 个，通过率是 98%。详细审查状况见表 3-12。

表 3-12 BH 区口腔诊疗机构器械、设备配备汇总

项目	合格诊所数量（个）	合格占比（%）
牙科手机设备	76	84
配备压力蒸汽灭菌器	89	98

资料来源：附录二《口腔医疗机构监督检查表》

（8）口腔器械的使用、消毒和维护情况

BH 区所有的口腔医疗机构在治疗设备方面，重点是对牙科手机的应用、清洁和维修，在此方面医疗组织进行的比较合格。本次分析结果指出：备用牙科手机在消毒规定期限内的有 60 个，通过率是 66%；牙科手机应用后立刻进行拆除的有 48 个，通过率是 53%，这一点符合牙科手机的使用之后立刻要进行清洁处理的规定。牙科手机应用之后用酶洗液处理的有 24 个，通过率是 26%；应用之后通过超声波处理的有 21 个，通过率是 23%。备用牙科手机消毒处理以后按照规定包装的有 64 个，通过率 70%。对 BH 区所有的口腔医疗机构的口腔治疗设备使用、消毒、维护情况见表 3-13。

表 3-13 BH 区口腔医疗机构口腔治疗设备使用、消毒、维护情况

项目	合格诊所数量（个）	合格占比（%）
备用牙科手机在消毒有效期内	60	66
牙科手机是永久及时拆卸	48	53
牙科手机使用后用酶洗液清洗	24	26
牙科手机使用后采用超声波清洗	21	23
牙科手机清洗后进行维护和保养	63	69
备用牙科手机灭菌后包装符合要求	64	70

资料来源：附录二《口腔医疗机构监督检查表》

（9）口腔医疗机构管理效果监测

BH 区的口腔医疗机构对卫生清洁工作的管理都尚有待改进之处。所有的口腔医疗机构都有能力进行对压力蒸汽灭菌的灭菌液浓度测量、化学测量与程序测量工作，但对高压灭菌过程进行审查的组织却只有 70 个，通过率是 80%。在灭菌剂测量上，12 个机构对应用到的灭菌剂开展了审查，通过率只有 13%。对医护工作从业者进行手灭菌审查、设备审查和空气审查的组织只有 39 个，通过率只有 43%，详见表 3-14。

表 3-14 BH 区口腔医疗机构管理效果监测汇总表

项目		合格诊所数量	合格占比（%）
牙科手机备用设备有效期符合消毒要求	工艺监测	91	100
	化学监测	91	100
	生物监测	73	80
消毒剂浓度监测		91	100

项目	合格诊所数量	合格占比（％）
对使用的消毒剂进行微生物监测	12	13
空气、设备表面、医务人员手细菌监测	39	43

资料来源：附录二《口腔医疗机构监督检查表》

2.BH 区口腔医疗机构执法监督情况

（1）监督依据

我国口腔医疗机构监督的法律依据包括法律、法规、规章和规范性文件。

口腔医疗机构监督依据汇总见表 3-15。

表 3-15 口腔医疗机构监督依据汇总

法律依据	行政处罚法	执业医师法	药品管理法	行政许可法
行政法规	医疗机构管理条例	医疗事故处理条例	突发公共卫生事件应急条例	医疗废物管理条例
	护士条例	传染病防治法	病原微生物实验室生物安全管理条例	—
部门规章	医疗机构管理条例实施细则	放射工作人员健康管理规定	医师执业注册暂行办法	放射事故管理规定
	消毒管理办法处方管理办法	职业健康监护管理办法	医疗卫生机构医疗废物管理办法	医疗废物管理行政处罚办法
	医师外出会诊暂行管理办法	放射诊疗管理规定	医院感染管理办法	医疗广告管理办法
	放射工作人员职业健康管理办法	护士执业注册管理办法	医疗美容服务管理办法	医疗机构传染病预检分诊管理办法
规范性文件	医疗机构口腔诊疗器械消毒技术操作规范	戊二醛类消毒剂卫生质量技术规范	医疗机构校验管理办法（试行）	医疗器械临床使用安全管理规范（试行）

（2）BH 区口腔医疗机构监管中常见的违规执业行为情况

1）未严格执行国家有关规定、规范和标准

BH 区一部分口腔医疗机构内有未能按照政府相关规范与条文进行操作的状况，例如口腔诊疗器械使用后，未及时用流动水彻底清洗不符合《医疗机构口腔诊疗器械消毒技术操作规范》（2005）中的相关规定；口腔设备（包括牙科手机）在通过消毒剂清洁的过程中没有在 2% 的戊二醛灭菌剂当中彻底浸入，不符合《戊二醛类消毒剂卫生质量技术规范》（2007）中的相关规定；预备医疗脱脂棉签超出使用期限、口腔设备的零部件未进行浸泡、预备的手机外包装上没有标定灭菌时间和使用时间，预备的手机外包装已经被破坏、消毒物质超出规定期限、已经灭菌的物品和未进行消毒的产品混用等，不符合《消毒技术规范》（2017）中的有关规定。

2）未定期开展卫生与灭菌效果检测工作

口腔医疗机构应当针对口腔医疗设备清洁的最终成果展开审查，确定其是否符合使用标准。消毒成果测评需要通过生物、化学和工艺测评。应用到的化学灭菌剂应该按照规定对其展开浓度与细菌测评。浓度测评包含对例如过氧乙酸等容易挥发的灭菌剂应当设定专门的测评浓度，针对不易挥发的物质，比如 2% 的戊二醛等应该以 7 天为周期进行测评。细菌污染测评，包含对应用中的灭菌剂每隔 3 个月测评一次，消毒剂每隔 1 个月测评一次。但是 BH 区一部分口腔医疗机构内有不按照规定对口腔高压蒸汽灭菌装置进行生物测评、没有对应用当中的化学灭菌剂展开浓度与细菌测评的状况。

3）使用非卫生技术人员

BH 区一部分口腔医疗机构为了获得更高的运营效益或是减少成本，在员工数量不足的情况下还要进行相关医疗服务，包括录用没有获得《医师资格证书》的新入职人员，让其提供医疗服务；招聘未能获得《护士执业证书》以及《医师执业证书》的人员提供医疗服务；招聘的口腔技师进行不在其工作职责内的医疗服务；用持有虚假的《医师执业证书》以及《医师资格证书》的医师提供医疗服务等。

4）违规发布医疗广告

BH 区一些口腔医疗机构未按规定发布治疗广告。未获取《医疗广告审查证明》就发布治疗广告，包括在纸质媒体上宣传以及在墙体上传播等；把一部分在广告当中不允许使用的词语或是在审核过程中被删除的词语再次加入宣传语中，有些口腔机构擅自和广告发布机构共同制作虚假广告夸大疗效，常通过"健康指导""生活科普"等方式吸引人们注意并刊登《医疗广告管理办法》（2017）中不允许散播的内容。

5）超登记范围经营

依据《医疗机构管理条例》（2016），医疗机构变更自身登记名称、从业地点、机构领导者、治疗项目以及床位时，一定要向登记初始资料的机关申请改变信息。据《医疗机构管理条例实施细则》（2017），在医疗机构完成执业资格审查后，通过审查的名称、法律上的管理者、等级、服务目标、类型、治疗项目产生变化的，应该向初始资料登记的部门申请对自身的登记资料进行修正；同时还强调了医疗机构从事各种活动，必须遵照《医疗机构管理条例》（2016）的有关规范。

但在 BH 区口腔医疗组织审查过程中看到，有些私营的口腔医疗机构在改建以后并没有践行《医疗机构执业许可证》中的地点改变流程规定就到了改建的位置进行医疗活动；X 线检查区域未经审查就开始应用；未经审查新增口腔种植和口腔美容等治疗项目。

（3）BH 区口腔医疗机构医疗卫生监督抽检情况

2017 年、2018 年两年间 BH 区卫生计生综合监督所对辖区内的口腔医疗组织展开了抽样检查，一共获取到 20 个高压蒸汽灭菌成果检查样品、30 个医护员工手细菌样品、17 个口腔科应用的灭菌剂样品、16 个设备表面样品，一共检查样品 83 个，检查项目包括 129 个。其中，1 个设备的表面细菌数量、1 个医护工作从业者的细菌数量未通过检验，通过审查的批次为 127 个，总通过率是 98%，详情见表 3-16。

表 3-16 2017—2018 年 BH 区口腔医疗机构监管抽查情况分析表

年份	使用中消毒剂			物体表面			医务人员手			压力灭菌锅生物			总合格率（%）
	检验项次	合格项次	合格率（%）	检验项次	合格项次	合格率（%）	检验项次	合格项次	合格率（%）	检验项次	合格项次	合格率（%）	
2017	10	10	100	16	15	94	30	30	100	10	10	100	98
2018	7	7	100	16	16	100	30	29	97	10	10	100	98

资料来源：BH 区卫生计生综合监督所日常工作信息

3.BH 区口腔医疗执法监督案例分析

从 T 市 BH 区随机抽取口腔医疗机构违法违规 2 个典型案例的行政处罚卷宗，从真实的案例出发，总结 BH 区口腔医疗机构的实际问题，从而提出解决对策。为了保护隐私，以下案例违法违规单位及行政处罚单位均为化名。

案例一：违反消毒隔离制度案

【基本案情】

2016 年 6 月 2 日，BH 区卫生计生综合监督所监督员在对 T 市 BH 区某门诊部现场检查发现：该单位口腔科操作台上放有一玻璃容器，里面有数个被透明液体浸泡的拔髓针和扩大器，属于根管治疗器械，该单位工作人员称该透明液体为戊二醛，浸泡两小时后就待使用，现场未见消毒记录。卫生监督员当场下达责令立即改正意见并给予警告，再次检查该单位时发现该单位仍未整改。

该单位的行为违反了《医疗机构口腔诊疗器械消毒技术操作规范》（2005）第十五条，《医疗器械监督管理条例》（2014）第三十五条第一款和第三十九条，依据《医疗器械监督管理条例》（2014）第六十八条第（四）项的规定，2016 年 6 月 16 日，BH 区卫生计生综合监督所对该单位作出如下决定：①责令立即对相关问题进行整改；②予以罚款五千元的行政处罚。6 月 20 日，该门诊部自觉缴纳罚款，本案顺利结案。

【案例分析】

口腔医疗机构中口腔器械消毒为口腔科最为重要问题，消毒不规范容易造成传染病传播扩散。该单位口腔科使用戊二醛已经明显违反了《医疗机构口腔诊疗器械消毒技术操作规范》（2005）第十五条的规定，同时，消毒效果上，戊二醛对口腔器械的消毒效果明显不如压力蒸汽灭菌。其次，该单位在消毒时并未做消毒效果监测记录，同时戊二醛消毒要达到灭菌效果需要浸泡 10 小时，该单位在消毒时间上也无法达到要求；最后，戊二醛对眼睛、皮肤和粘膜有强烈的刺激作用，一旦消毒后冲洗不完全就进行使用，很有可能引起患者过敏，甚至休克，造成医疗事故。因此，应当对该单位进行行政处罚。

案例二：超出批准范围进行放射诊疗案和未办理《放射工作人员证》从事放射工作案

【案情概况】

2015 年 9 月 11 日，T 市 BH 区卫生计生综合监督所监督员在对 T 市 BH 区某口腔门诊部进行监督检查中发现：该单位 X 光机机房内放有两台 X 光机器，且医师王某正在使用 PLANMECAPROLINEXC 机器对一名患者进行放射诊疗活动，但检查该单位《放射诊疗许可证》副本登记中只有一台 F10-60N 牙片机，无正在使用的机器；在现场发现有口腔影像照片一张；医师王某不能提供《放射工作人员证》，经询问，王某未办理《放射工作人员证》。

T 市 BH 区某口腔门诊部超出批准范围进行放射诊疗活动，违反了《放射诊疗管理规定》第十七条第二款，依据《放射诊疗管理规定》第三十八条第三项的规定，给予警告，罚款 2 000 元；王某未办理《放射工作人员证》从事诊疗工作，违反了《放射工作人员执业健康管理办法》第六条第一款的规定，依据《放射工作人员执业健康管理办法》第三十九条的规定，给予警告，罚款 1 000 元。经讨论，两案合并处罚，给予警告，罚款 3 000 元。

【案例分析】

近年来随着放射医学的发展，新的射线装置不断涌出，很多放射诊疗机构陈旧的设备已经不能满足受检者的需求，引进或更换新射线装置频繁，有些放射诊疗机构盲目追求经济效益,对法律法规置若罔闻,该单位超出批准范围进行放射诊疗活动,聘用无《放射工作人员证》的人员进行放射诊疗活动,对群众的生命财产健康造成了很大的威胁,因此应对该单位进行行政处罚。

3.3.4 BH区口腔医疗行业从业者问卷调查

1.问卷发放与回收情况

为掌握BH区口腔医疗机构内部员工对卫生审查管理工作持有的基本态度,随机抽样选出616位BH区口腔医疗机构内部员工进行问卷调查,发出纸质问卷616份,得到有效问卷600份,问卷的整体回收比例是97%。

2.问卷调查描述性统计

调查BH区口腔医疗机构员工对卫生管理监督检查工作的认知态度,回收600份有效问卷,调查对象的工作时间、年龄段和性别等特征汇总如表3-17所示。

表3-17 被调查者基本信息统计

项目		人数(人)	百分比
行业	医疗口腔	600	100%
性别	男	228	38%
	女	372	62%
年龄	20岁以下	12	2%
	20~30岁	228	38%
	30~40岁	276	46%
	40岁以上	84	14%
工作时间	1年以下	168	28%
	1至2年	84	14%
	2年以上	348	58%

资料来源:附录一《调查问卷》

3.BH区口腔医疗行业调查结果汇总

(1)口腔医疗机构从业人员卫生知识和态度总体状况

为了解口腔从业人员对医疗卫生管理方面的认识水平,问卷涉及口腔医疗机构内部员工参与卫生培训状况、学历水平、工作时间等维度。按照问卷调查最终分数予以分类,得分低于 70 分的属于不通过检查,高于等于 70 分的通过检查,高于 90 分的属于掌握良好水平。

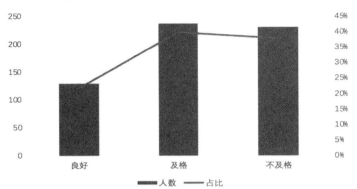

图 3-6 卫生知识和卫生态度调查结果

资料来源：附录一《调查问卷》

由图 3-6 可见,BH 区口腔医疗机构内部员工对待卫生检查的认识和态度,有 130 个员工对卫生要求掌握良好,238 个员工通过检查,232 个员工没能通过检查,三种员工所占比例分别是 22%、40% 和 38%。据此发现,即使 BH 区口腔医疗机构内部员工对医疗卫生监督的认知态度通过率是 62%,大约在 2/3,但还是约有 40% 的人对卫生检查工作认知不到位。由于 BH 区口腔医疗机构内部员工数量较多,因此认知不到位的人数并不少。

（2）不同文化程度下从业人员卫生知识和态度状况

口腔医疗机构内部员工的知识水平会导致其对医疗卫生监督的基本态度与了解状况存在区别,通常来说知识水平越高对医疗卫生监督工作的认识就越发深刻,也可以更强的责任意识按照有关规范开展工作。如果知识水平有限,那么员工就可能因为对卫生监督检查工作认识不足而不愿意负责任地进行卫生处理工作。

BH 区口腔医疗行业内部员工,硕士及以上学历的员工有 40 人,本科学历的员工有 385 人,大专学历的员工有 173 人,高中以下学历的员工有 73 人,所占比例分别为 7%、64%、17% 和 12%。可见,BH 区口腔医疗行业内部员工的整体知识水平并不高,大部分人都处在本科以及大专层次上。

知识水平越高的员工对卫生处理工作的认识就越深刻,工作越负责。在进行调查的口腔医疗机构内部员工中硕士以上学历的员工对待卫生处理工作的良好比例是 54.9%,未通过检查的比例只有 8.8;但是在高中以下学历的口腔医疗机构内部员工中进行审查,得到的结果是不通过检验的比例为 85%,令人担忧。可见,口腔医疗机构内部员工对卫生工作的认知态度与知识水平密切相关。

（3）不同从业时长下从业人员卫生知识和态度状况

从事工作的时长不同，口腔医疗机构内部员工对待卫生处理工作的认识和态度也有很大区别。这是由于从事工作越久，接受有关部门的卫生管理审查的次数越多，进而对有关卫生管理工作就更加了解，因此一般来说对于违背有关规定营业导致的最终后果认识更加深刻，所以往往会更加关注平常运营过程中的卫生清洁工作。

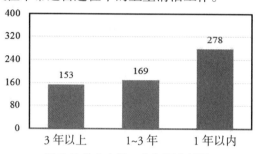

图 3-7 从业人员工作年限分析图

资料来源：附录一《调查问卷》

由图 3-7 可见，所调查的 BH 区口腔医疗机构内部员工，从事工作时间超过 3 年的员工（153 人）、从事工作时间在 1 到 3 年的员工（169 人）、不超过 1 年的员工（278 人）所占比例分别为 26%、28%、47%。

从事工作时间超过 3 年的口腔医疗机构内部的员工对卫生处理工作的认知态度审查通过率最高，即 92%，未通过率最低，是 8%。但是工作时间不超过 1 年的口腔医疗机构内部员工对待卫生处理工作的认识与基本态度的通过率最低，只有 62%，未通过率最高，是 38%。可见，口腔医疗机构内部员工对待医疗卫生处理工作的认知态度与就业时长关联性很强。

（4）不同卫生培训情况下从业人员卫生知识和卫生态度状况

员工认识态度也与其参加卫生处理工作培训状况有所关联。员工参加过多次培训以后，就会对有关部门针对口腔医疗机构的卫生监管体制有更深的了解。因此在运营时为了响应监督要求，就会有针对性地开展卫生处理工作，最终达到卫生情况好转的目标。

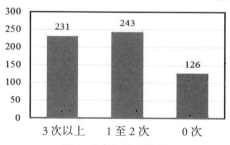

图 3-8 参加培训次数

资料来源：附录一《调查问卷》

BH 区口腔诊疗机构中参与培训的员工整体上包括 3 类（图 3-8）：未参与过、参与次数为 1 至 2 次、参与次数超过 3 次。各种类型的数量分别为 126 人、243 人以及 231 人，占比分别为 21%、40% 以及 39%。可见，BH 区绝大多数口腔医疗机构内部员工都经历过有关卫生培训。

参与多次培训的员工对待卫生处理工作的认识和态度更好。当中，未参加过培训的通过率是 63%、参加次数为 1 至 2 次的员工通过率是 77%、参加次数超过 3 次的员工通过率是 84%。口腔诊疗组织内部员工对待卫生处理工作的认识和态度与参加培训的次数相关联。

3.3.5 BH 区口腔医疗行业监督管理问题剖析

1. 口腔医疗行业外部规制监督问题

（1）口腔医疗机构相关法律法规立法问题

第一，制度规范尚需更新完备。当前监管部门的执法监督依据涉及《医疗机构基本标准》（2018）、《T 市社会办医机构管理条例》（2010）、《医疗机构管理条例实施细则》（2017）以及《医疗机构管理条例》（2016）等。随着口腔医疗行业的不断发展和群众对口腔健康的日益重视，口腔医疗行业受关注度攀升，并且拥有其独到的特点，因此政府宜适时出台专门的口腔医疗行业卫生监督管理制度。

第二，制度有漏洞，落实有难度。具体而言：①地址选取规范不明确。《医疗机构管理条例实施细则》（2017）提到应当对诊疗组织的业务半径进行规范，应综合考量地址选取和周边食品生产运营机构布局、学校和各种幼儿教育机构之间的联系等，但是并没有明文指出到底怎样运作。《T 市社会办医机构管理条例》（2010）也提到有关机构申请开办医疗机构，应该具有一个适宜的位置，但并没有予以进一步的明示。因此当下医疗组织卫生审查方面，只可以规定医疗机构和周围的其他医疗机构、住宅区、食品运营机构、学校和幼儿教育机构保持一定的距离，但还是没有精细化的布局指南。②建筑性质无规范。由于当下土地资源紧缺，医疗机构自主开发建筑的事例不多，大多数私营医疗机构、口腔诊所都是租借其他性质的建筑营业。但《T 市社会办医机构管理条例》（2010）和《医疗机构管理条例》（2016）并没有对租赁哪种性质的建筑才有资格执业进行规定。

第三，处罚力度小，违法成本低。当下灭菌工作的有关制度规范不够健全，对灭菌成果检验未通过的医疗机构的惩罚，只能按照《消毒管理办法》（2018）里有关医疗卫生机构内部的执业条件和设备应该和政府的有关规定相一致的内容进行评估，但是这样的规范太过简单，已经无法和当下复杂的市场运作环境相匹配。不仅如此，《消毒管理办法》（2018）

缺少配套文件，如实施细则等，和有关规定的连接不够理想，并且违反规定的惩罚金额不高，最严重的情况只会处罚 5 000 元人民币，和一些比较严重的违反规定的状况无法匹配，不能发挥有效的预警威慑作用。不仅如此，对相关检查任务也没有彻底的体现，依然是针对执业环境与设备的，例如员工的手细菌不符合规定的情况就没有在《消毒管理办法》（2018）当中有所规范，缺少对应的处罚条款，在具体落实过程中有纰漏。

（2）监督人员监督频次问题

BH 区卫生计生综合监督所当中设立的医疗服务监督科内有 9 位卫生管理者，这 9 人负责对 BH 区内 91 个口腔医疗机构的卫生处理工作进行管理和检查，不管是从人数上来说还是检查频率上来说，都显得太少，更何况，还要对其他类型级别的医疗机构开展监督检查。访谈获悉：当下这 9 人已经无法很严谨地对医疗机构进行管理审查，每日奔波于各个医疗机构之间，已经精疲力竭，更无法对专业性较强的口腔医疗机构展开高频次的设备卫生检查并对发现的违反规定的状况展开惩罚。

（3）监督队伍水平不高问题

BH 区卫生计生综合管理机构内设的医疗服务监督科内部工作人员虽然表现出整体年龄偏小、知识水平较高的特征，但依然有 5 名工作人员并无在医院的相关工作经历，因此在管理专业性比较强的重要产业例如口腔医疗产业的过程中由于自身缺少知识和经验的堆积，常常无法胜任工作。不仅如此，大约一半的管理人员工作时间还比较短，缺少检查经验，仍然无法高效开展卫生审查工作。卫生管理检查工作是一个内容复杂、专业性较强的工作，相关的管理者不但应当自身具备较丰富的专业知识和较强的整体研判能力，更应当拥有比较娴熟的独立操作实力，当下管理检查人力不足，某种程度上限制了检查工作的有序进行。

（4）BH 区口腔医疗机构监督管理环节问题

经由对 BH 区口腔医疗机构卫生检查工作的分析发现，分析目标中 BH 区口腔医疗机构在卫生管理要求宣传和构建完善的内部管理职责与明确的岗位职责方面不足。经过分析得出 BH 区口腔医疗机构建立管理制度得分不高，仅有 77%。这意味着 BH 区口腔医疗机构仍然刚刚起步，对于卫生检查工作不够重视，目前只关注自身的利益和市场效益，忽视了最为关键的卫生处理工作。导致这个状况的原因是此类口腔医疗机构因为运营规模不大，获利水平不高，为了尽可能节约成本、提高获利能力，忽视了对专业卫生灭菌处理员工的设定。原因还包括检查单位对 BH 区口腔医疗组织的管理力度有限，在很多方面有检查不到位的问题，以及消费者对此类机构相关证件核对意识不到位。总的来说，BH 区口腔医疗机构卫生监督管理依然有缺陷。

（5）对口腔医疗机构负责人宣传不到位

调查发现 BH 区口腔医疗机构内部员工对待监督检查的认识和态度的优良率达到了 62%，这意味着 BH 区口腔医疗机构内部员工主动配合综合监督所进行卫生检查工作的情况有一定改善，但依然有需要改进的地方：例如为减少成本投入不愿意购入专业消毒设施、消毒过程不符合规定等。BH 区口腔医疗机构的一些管理者卫生意识薄弱，对下属员工紧抓落实也就无从谈起，员工执业期间不符合医疗管理相关规范文件要求的状况频出。内部员工流动性强，员工的身体状况和工作经历等都无法明确把握，这间接导致了一些传染病的出现和操作的不合理。BH 区口腔诊疗行业的监管部门应对各种不符合规范的行为予以及时的警示、依法处罚，加大对口腔医疗机构管理者的培训力度，从组织内改善员工对待卫生检查工作的态度，内化公共卫生意识，以管理层推动基层操作层。

2. 口腔医疗行业自身管理内部问题

（1）口腔医疗机构内部管理制度欠缺

口腔医疗内部管理制度是避免和防范各种传染病的散播，保证基本健康的关键制度。依据《消毒管理办法》（2018），医疗卫生机构应该构建起专业的消毒管理组织，制定消毒管理制度，运行国家相关规定，按照规范进行消毒和卫生处理审查工作。依据国家卫生部颁发的《医疗机构口腔诊疗器械消毒技术操作规范》（2005），开展口腔科医疗相关业务的诊疗组织应该针对科室内的有关设备的灭菌工作订立专门制度，落实各单位的责任，保证灭菌工作的效果。口腔医疗机构构建完善的卫生工作管理制度并严格落实，对防范传染病的传播意义重大。调查分析发现，BH 区 91 个口腔医疗机构内部制度比较完善的比例是 77%。即使大部分医疗机构推行了相关的管理制度，但未能按照政府最新出台的规范指导实践；还有些规范缺乏指向性，只是简单参考借鉴了其他制度当中的内容，不具有实用性；大部分私营机构干脆把 T 市口腔监督管理主体出台的管理制度重印了一遍，甚至从网上下载一些制度，未能按照自身实际状况跟进调整，内容与单位工作不符。以上状况表明一些口腔医疗机构对相关管理制度并不关注，时滞明显落实有限。构建和完善相关的运行管理制度，其中，卫生管理制度是保证医疗机构质量安全的重中之重，特别是在疫情防控常态化的背景下。

（2）口腔医疗机构内部诊疗布局不合理

诊疗区域应和医疗设备卫生处理的区域分隔开来，内部构造合理，符合对口腔医疗设备处理工作的基本要求；BH 区口腔医疗机构即使可以实现医疗区和设备处理区分开布局，但不少口腔医疗机构依然显现出内部条件不过关、卫生环节不规范的状况。

第一，病患候诊区没能和医疗区分隔开。调查分析发现，有 15 个口腔医疗机构病患候诊区没能和医疗区分隔开，病患聚集在医师周围等待，不但极大程度地降低了医师执业的安全性，更增加了交叉感染的概率，潜藏着较大的诊疗隐患。设备卫生处理区、医疗区和等待区三个部分的分离，不但可以为医师提供较为清洁、安静的治疗环境，并且保护了病患的隐私权，最关键的是，在治疗过程中，能够显著防止交叉感染情况的出现。

第二，设备卫生处理区域布局有缺陷，灭菌程序不合理。本次分析结果表明，有 15 个口腔医疗机构病患等待区没能和医疗区域分开，检查通过率是 83%，特别是口腔治疗设备处理区有 45 个医疗机构存在规划问题，例如处理程序不合理、标识模糊等，审查通过率只有 50%，原因是大部分口腔医疗机构面积太小，只划分出了设备卫生处理区和医疗区两个部分，这种情况涉及 1 个国办医疗机构和 44 个私营医疗机构。

有 45 个医疗机构存在规划问题，例如处理程序不合理、标识模糊等，具体体现在未能设定单独的卫生处理房间，而此项措施是防止交叉感染的必要方式；再有灭菌程序不合理。灭菌房间必定要完全和医疗废弃物以及各种消毒产品分离开来，不能从相同的位置进入。设置单独的灭菌室，用于完成对医疗物品的保存、灭菌、浸泡、冲洗等流程，经由传递窗把灭菌物质自诊室里取出，过程不能出现任何问题，以防止出现交叉感染的情况。伴随干烤箱、高压蒸汽灭菌设备和超声波清洗设备的购置应用，一定要设立单独的灭菌室，让卫生处理过程科学合理。

（3）医疗机构自身人员培训不到位

1）专职人员匮乏

口腔医疗机构内部专业员工人数不足，一部分私营机构内部护理人员严重匮乏。本次分析的结果表明，91 家口腔医疗机构只有 58 个专职医护人员，不少口腔医疗机构没有招收专业的卫生处理员，设备卫生处理工作依然需要医师自主进行。这意味着医师不但要治疗病患，还要进行设备卫生处理等工作，因此易出现纰漏，有些口腔医师分身乏术，导致设备消毒等工作出现问题，灭菌效果难以保证。

2）口腔医疗机构操作技能欠缺

口腔治疗部分应该保持环境清洁，治疗室须每天进行整洁、灭菌工作，按照规定清新室内空气，对有概率出现污染的设备及时进行灭菌处理。口腔治疗设备卫生处理流程涵盖维修、灭菌、清洁等。但 BH 区口腔医疗组织员工对卫生处理认识不足，知识储备有限，即使大部分口腔医疗机构进行了卫生处理业务培训，但收效不甚理想；有些通过灭菌剂进行卫生处理的口腔机构，清洗设备的器械外部没有特定标识，未达到规定的灭菌时长就在容器内放入清洗设备；有的卫生处理设备没彻底浸入灭菌剂内，导致灭菌剂的实际浓度无法达到相关规范。这些不合理的杀菌操作导致了灭菌效果不理想。

（4）口腔医疗机构内部操作方法不规范

依据《医疗机构口腔诊疗器械消毒技术操作规范》（2005），诊疗组织应当对治疗设备卫生处理的效果展开检查，保证卫生处理工作符合标准。口腔医疗组织应对医疗设备和消毒容器及应用中的灭菌剂的效果进行检查，这是医疗组织及早查漏补缺、加强感染防控工作、保障治疗效果的重要方式。按照有关文件规定，消毒结果检查应通过生物、化学和工艺检查。工艺检查涉及包装效果符合规范、洗涤和灭菌产品质量过关；在消毒剂中浸入设备的办法规范；消毒器设备运作规范；相关流程运作规范等内容。完成卫生处理的器械与维护完成后的设备在进行使用以前，应该明确器械消毒操作流程、消毒产品包装方式与消毒质量，通过生物监测以后，才能够进行使用。如果在消毒设备的质量、消毒设备包装以及消毒操作流程有所变化的条件下，应该开展消毒成果确定性生物检查。消毒设备在一般性的操作环境当中，每个月都需要开展一次生物检查。通过包装过程完成高压蒸汽杀菌或是环氧乙烷杀菌的，应该开展对应的生物检查、化学检查和工艺检查；通过裸露办法完成高压蒸汽杀菌过程的，应该对杀菌效果展开化学和工艺检查，按照规定展开生物检查。应用当中的化学杀菌物质应当按照规定开展微生物检查。

本次调查发现，BH 区一部分口腔医疗机构看重诊疗过程，公共卫生意识不足，忽视了感染防范过程，未能完全落实消毒杀菌检查工作。BH 区 91 个口腔医疗机构当中只有 72 个进行了有关高压蒸汽灭菌设备的生物检查项目，通过率是 80%。在灭菌剂检查上，91 个口腔医疗机构当中只有 12 个诊疗组织对应用当中的灭菌剂开展了生物检查，通过率只有 13%。大部分医疗机构都不会对应用当中的灭菌剂进行生物检查。91 个口腔医疗机构当中只有 39 个医疗机构针对员工、设备和空气的生物指标进行了检查，通过率只有 43%。

经调查分析发现，当下 BH 区口腔医疗机构运作不合理集中体现在以下三点。

第一，口腔设备清洁效果差。调查发现：一部分已经完成消毒的设备，例如探针、牙钳等大约有 30% 出现了肉眼可见的锈迹；牙科手机应用一次之后只会用一般的自来水清洗，没有用超声波清洗机和酶洗液完成卫生处理就封装起来；还有一部分口腔医疗机构甚至因为酶洗液价值偏高，发生了酶洗液配置结束之后多次使用的状况，导致了更严重的污染状况。

第二，浸泡卫生处理不达标。检查发现一部分医疗机构没有把口腔设备彻底浸泡于灭菌剂；口腔清理设备的关节未进行有效清理；未能按照规定替换清洗设备所用的消毒剂；灭菌时长把握不合理，超出规定时间或是未达到规定时间的状况时有发生。

第三，消毒以后的封装过程不合规定。有 27 个口腔医疗机构出现了牙科手机消毒以后封装不通过检验的情况，具体包括牙科手机消毒以后外包装没有标注灭菌时间、有效时长与预备手机消毒以后包装出现缺口等。

（5）医疗机构设施硬件投入不足

在一部分口腔医疗机构领导者看来，如着眼于在硬件设备方面投资，成本收益分析不合适；所以就着眼于从灭菌设备上节约成本，未能把卫生处理工作放到重要的位置上。有些私营诊疗机构、有的投资方把口腔医疗视作盈利的手段，纯经济利益导向，惯于以低投入取得尽可能高的回报，不情愿投资消毒设施。

第一，尚未按照规定购入高压蒸汽灭菌装置。BH 区 91 个口腔医疗机构中购买了高压蒸汽灭菌设备的有 89 个，有 2 个组织没有购买必需的高压蒸汽灭菌装置。高压蒸汽灭菌装置是口腔医疗过程中对设备进行卫生处理的必要器械。比如，常见的牙科高速手机卫生处理，只通过灭菌剂清洗手机表面，无法在内部起到清洁作用，不管是使用哪个类型的灭菌剂，以过去的经验来说，金属构造比较复杂的牙科高速手机，都几乎无法通过灭菌检查。环氧乙烷消毒即使效果比较理想，不会影响牙科手机运作，但消毒成本过高，在普通的口腔医疗机构中难以普及；紫外线也无法彻底的完成对手机的灭菌工作，尤其是对构造复杂的手机效果比较差，因此当下在手机消毒方面比较有效的办法就是高压蒸汽灭菌法。即使口腔医疗机构在设施内配备了高压蒸汽灭菌装置，但由于牙科手机消耗比较快，而设备的运作时间又比较长，无法真正发挥对手机的灭菌作用，不利于口腔医疗机构的卫生处理工作，无法把使用的每个设备都予以清洁，无法实现有关规范要求的每次使用后都要灭菌。

第二，牙科手机规模有限。本次分析发现有 27 个口腔医疗机构所持有的牙科手机数量有限，这限制了口腔医疗机构开展的治疗工作，难以满足其实际需求。

第三，超声波清洗机和酶洗液的购买有限。因为人工无法有效对治疗过程中应用的一些设备进行清洗，特别是有较长的管腔以及缝隙的设备，比如三用枪、牙科手机等。依据《医疗机构口腔诊疗器械消毒技术操作规范》，设备较齐全的机构应该通过酶洗液处理设备，之后再通过流动水进行清洗；对于内部构造比较复杂、有很多缝隙的设备，应该通过超声波处理。但是在 BH 区 91 个口腔医疗医疗机构里只有 24 个组织达到了对牙科手机通过酶洗液处理的标准，通过率是 27%；21 个实现了对牙科手机使用超声波方式处理的标准，通过率是 23%。

3.4　医疗纠纷处理模式及化解路径

3.4.1　T 市模式

1.T 市医疗资源情况

T 市下辖 16 个市辖区，共有街道、乡镇 245 个。T 市医疗资源比较丰富，全市范围内各类医疗机构数量已经达到 5 538 个，其中医院和卫生院数量为 573 家。卫生机构共有床位 68 400 张，其中 64 300 张在医院和卫生院。卫生技术人员 100 900 余人，其中执业（助理）医师 41 100 余人，注册护士 38,200 余人。该市的婴儿死亡率为 3.87‰，不足五岁的儿童死亡率为 4.19‰；孕产妇死亡率则为 0.60‰左右。T 市医疗机构规模较大，同时医疗技术实力相较于周边地区也更高些，很多患者慕名而来，大量病患及家属源源涌入，医患纠纷数量有所上涨。

2.T 市医疗纠纷概况

T 市医疗水平较高，大量患者前往 T 市接受治疗，很多优质医院业务量明显增加。但因医疗技术方面的客观限制，也存在治疗患者后并未达到家属要求，而家属对此很难理解和接受，从而导致医患纠纷的现象出现，对于其中一些严重的纠纷，不但对医院的诊疗秩序造成影响，甚至还影响到社会的和谐与稳定。对于其中的一些比较严重的医疗纠纷，甚至出现对医院设备和人员进行打砸的情况，在医院门口拉出横幅、摆放花圈、对医务人员恶意中伤甚至大打出手等，这些情况屡见不鲜。

因为医疗纠纷本身就带有明显的复杂性和特殊性，如果按照原来的做法，医患双方坐下来试图以协商的方式解决问题，也难以达成共识，同时政府对于医患纠纷所采取的行动一般就是调查与调解，通常也是有心无力。对此，在综析多起医疗纠纷事件后，在借鉴国内外经验的基础上，T 市成立了人民调解员协会（以下简称 T 市医调委）。T 市人大常委会通过了《T 市医疗纠纷处置条例》，以地方性法规明确加强了市医调委的法律地位和职责；其属性为调解医疗纠纷的群众组织，履行下列职责：①调解医疗纠纷，防止纠纷加剧；②通过调解工作，将法律法规和医学知识等向双方宣传，指导医患双方以事实为依据、以法律法规为准绳、理性公平地化解纠纷；③根据医生和患者的要求，通过调解解决医疗纠纷，制定书面调解协议；④向双方提供医疗纠纷咨询服务；⑤就预防医疗纠纷向医疗机构提供建议；⑥向有关政府部门报告医疗纠纷和调解工作。

2018 年 1 月至 6 月，T 市医调委共接待咨询医疗纠纷案件 1 180 件次，同比上升 56.5%；受理医疗纠纷案件 332 件，同比上升 7.4%；调解完结 325 件，同比上升 40.7%；

调解成功 264 件，同比上升 21.1%。2018 年 5 月，被司法部评定为"全国人民调解工作先进集体"。

T市医调委设立至今已经历三个阶段：① 2004 年 11 月，T 市金必达医务信息咨询服务有限公司（下称"金必达公司"）正式挂牌成立，其主营业务就是针对医疗纠纷开展相应的服务，不过由于该公司带有非常明显的商业化色彩，因而医院和患者都必须要首先支付相应的费用，而后进行鉴定与调解，因而在市场中，公司只是一种需要，但很少能够得到医院与患者的认可。② 2006 年 12 月，T 市仲裁委员会参与组建"T 仲裁委员会医疗纠纷调解中心"，对于患者所获得的医院赔偿，其中有 10% 作为最终赔偿金，由患者向该调解中心支付，尽管这种模型打破了原有"先行付款"的不足，不过由于所收取的费用过高，因而在其成立半年多时间里，其所受理的案件只有 1 起，甚至到现在该调解中心办理的案件仍然不多。③为使医疗纠纷得到更加妥善的处置，使医疗秩序更为稳定，使医患双方的合法权益得到更加有效的保护，2009 年元旦，T 市出台第 15 号政府令《T 市医疗纠纷处置办法》，并于 1 个月后组建了"T 市医疗纠纷人民调解委员会"，其与卫生行政部门之间是并行的，也即其并不受行政卫生部门的行政管理，同时与保险机构、医生患者等也不存在管理层面上的关系，属于第三方调解机构，受 T 市司法局的业务指导。

3.T 市医调委组织结构

T 市医调委，从组织结构方面看，其下设有一室、三部、二站、一委，即：办公室、接待受理部、纠纷调解部、业务指导部、BH 工作站、BD 工作站、医疗纠纷专家咨询委员会。工作流程如图 3-9 所示。

4.T 市处理医疗纠纷的主要路径

（1）主动调节规范医疗纠纷调解流程

传统意义上的医疗纠纷解决方法主要有三种：①卫生行政部门出面调解；②以民事诉讼的方式进行调解；③医院与患者之间自行调解并达成和解。近些年，医患纠纷数量持续攀升，其中所涉及的问题也更为复杂，如果仍然采用传统的方式应对，适应性不足，势必捉襟见肘。T 市原来所采用的第三方调解机制，受制于其机构自身性质，在主动调解方面存在短板，因而在借鉴"北京模式"后，逐渐发展成了独特的"T 模式"。依据《T 市医疗纠纷处置条例》，早在 2009 年 2 月 1 日起，在 T 市行政区域内，公共医疗机构与患者及

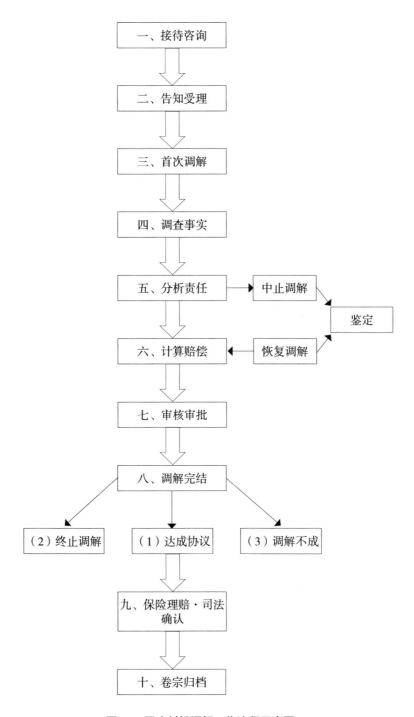

图 3-9 医疗纠纷调解工作流程示意图

其家属协商，索赔金额超过 1 万元的，医患双方当事人可以向市医调委申请调解。无论是在诉讼程序方面还是在诉讼费用方面，医院和患者双方都更倾向于引入第三方调解。对于 T 市所构建的医调委，也在很大程度上弥补了医院主动调解的不足，就公立医院而言，是一种更为有效的调解手段。

（2）免费服务提供可持续性调解方式

T 市医调委对所辖区域内的医疗机构免费提供相应的调解服务；其经费来源主要由市财政局予以补贴。相较于上海模式、南京模式等高收费的情形，T 模式资金源于政府，相关工作的开展更为顺畅。

（3）"一裁终局"提高医疗纠纷处理效率

依据《T 市医疗纠纷处置条例》，若是经过 T 市医调委调解，在调解完成后，当事人须签字予以确认，同时对于已经生效的调解协议则必须遵守。另外，司法机构须对调解出具相应的司法确认书，即赋予调解协议以法定效力，当事人对于所处的同一医疗纠纷不得以仲裁等方式继续向人民法院提起上诉。可见，"T 市医疗纠纷仲裁委员会"的成立，表明在进行调解时所采取的是"一审终审"机制，这也使一些难以解决的医疗纠纷长时间持续上诉的情况不再出现，避免了医疗资源、司法资源以及社会资源的浪费。

（4）构建医疗纠纷缺陷管理模式

T 市建立了 7 项医疗纠纷化解工作机制。第一，按期反馈，即准时向医疗机构反应，要求各单位剖析成因，提出改进方案。第二，相关联动，即委内各个处室之间开展联动工作，处室内部各种不同的管理工作进行交叉，医疗机构内部相关部门联动等。第三，监督指导，对各医疗机构内投诉管理工作的落实情况开展监督指导工作。第四，将已成熟的编码库向各区卫生健康委和医疗机构进行宣传推广，提高全市对投诉管理的规范性和统一性。第五，考核评估，对医疗机构的投诉管理情况进行量化考核，并将结果纳入每个医院的年终绩效考核之中。第六，跟踪回访，对涉及医院内医疗服务和医疗质量与安全的敏感投诉事件，全程做到跟踪和回访。第七，加强问责，对持续 3 个月及以上的投诉集中节点缺乏整改，反复性投诉数据降低不明显的医疗机构，形成相关书面报告上报至市委。

5. 问题剖析

（1）纠纷处置缺乏依据，患者不熟悉调解流程

访谈 T 市医院管理层、医生、患者、医调委，剖析目前医疗环境与医疗纠纷中的问题。首先，医生和患者谈判，双方很难达成共识。大部分纠纷患者都是为了钱，只要数额够了，很多纠纷就解决了。当事人自行谈判在各类医疗纠纷中是率先考虑的方法，但往往收效甚微；

医患双方已不倾向于此种方式。

第一，大多数患者及家属医学知识匮乏，就医时总担心自己被忽悠，对医院收费项目与药品价格等时有疑心，看病贵意念先入为主根深蒂固。与此同时，医院担心患方要求赔偿数额太大，增加医院负担，对于患者的一些过激行为也有所顾虑，同时也涉及医院名誉等方面，医院在调解中与患者间的紧张关系难以有效缓解，自行调解通常不欢而散。

第二，行政调解适用程度较低，公正性与权威性遭受质疑。"我在医院已经受到不公正的对待了，你们这些卫生行政部门还替对方说话，连个该有的态度都没有。（T 市患者）"尽管"条例"对医患纠纷有相关规定，双方可以行政调解的方式加以解决。但实践中，很少有患者愿意通过行政调解解决医疗纠纷。主要原因：一是患者认为医院受卫生行政部门管理，因而对其公正性存疑，卫生行政部门很可能偏袒医院。二是行政调解效率较低。有些医疗纠纷耗时较长，医患都投入了大量的时间、金钱与精力，但双方又不愿意花费如此之大的代价。

第三，诉讼耗时费力，效率也不高，对于可能获得的回报也无法确定。尽管走司法程序相较于前两项更有效，但患者一般并不希望以这样的方式解决。患者是存在顾虑的，即支付起诉费后，如果裁判结果对自身不利，没能得到及时有效的赔偿……

（2）医疗费用负担能力问题

T 市 2015—2017 年居民人均收支情况统计如表 3-18 所示。

表 3-18　T 市 2015—2017 年居民人均收支情况统计

时间	城镇居民			农村居民		
	可支配收入（元）	消费支出（元）	医疗保健（元）	可支配收入（元）	消费支出（元）	医疗保健（元）
2015 年	34 101.3	26 229.5	1 721.3	18 481.6	14 739.4	979.7
2016 年	37 109.6	28 344.6	2 172.2	20 075.6	15 912.1	1 334.5
2017 年	40 277.5	30 283.6	2 172.2	21 753.7	16 385.9	1 334.5

资料来源：中国卫生健康统计年鉴，国家卫生健康委员会，2015—2017 年

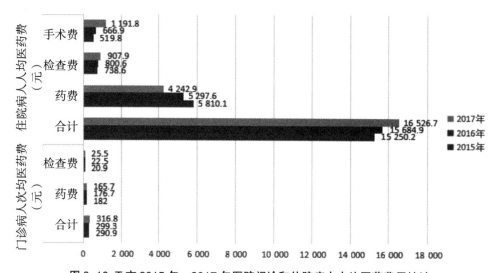

图 3-10 T 市 2015 年—2017 年医院门诊和住院病人人均医药费用统计

资料来源：中国卫生健康统计年鉴，国家卫生健康委员会，2015—2017 年

由图 3-10 和表 3-18 可以看出，T 市从 2015 年到 2017 年，看病总费用在不断升高，药费由于各公立医院 2017 年开始实行药品零差价政策，这几年显现出降低态势。对照 T 市人均收入，如果仅是普通生病，T 市民众大部分人能够承担得起；若是涉及住院，住院看病费用一般占到个人可支配收入 40%~75%。人均收入增长率落后于医疗费用的增长，容易引发患方不良情绪，给医患冲突推波助澜。

（3）临床知识储备相对缺乏

处理复杂的医疗纠纷，调解人员须具有充分的知识储备和较强的应变能力。医疗纠纷与普通纠纷的不同在于其高度专业化特征。调查发现：医疗机构以及卫生行政部门的负责医疗纠纷调解的工作人员大多医疗知识储备一般，无法给患者具有说服力的解释，最终难以获取患者的认可。例如，在 T 市 Z 医院，处理医疗纠纷的员工毕业于临床医学专业，另外两名毕业于健康管理专业。在处理医疗纠纷的过程中，很难回答患者提出的医疗损害相关问题。

（4）调解过程中沟通困难

医疗纠纷调解时，医患双方的行为、态度、情绪等都会相互作用传导激发。调解员有时会邀请社会各界人士（涉及律师，公安和卫生行政部门人员）协助调解。

"这话不能说轻了也不能说重了，轻了人家以为你好欺负，重了对方是患者，算是弱势群体，尺度太难把握了。老的小的不能说、身体有残疾的不能说，尤其是家属经常在旁边大吵大闹，很少碰见相对理智的，我们也理解患者的情绪，但是这对于调解工作来说很

难开展下去，我们也很头疼。"（T 市医调委工作人员）

调解员自身也时常会受到调解过程中所形成的负面不良情绪的影响，这些不良情绪往往也需要出口。调解工作对调解员的心理素质、抗压力及情绪调整能力是极大的考验。患者情绪可能瞬息秒变，医患对抗升级也可能就在眨眼之间。在整个调解过程中，调解员并非只是要将双方责任加以明确，同时还要尽可能了解双方的心理活动、情绪、态度以及对事件的认知等。

（5）负面报道过多影响医患信任感知

互联网时代的群众被纷繁复杂的信息所包围。假冒伪劣产品、虚假广告、学术欺诈、食品掺假等，这些信息有时会消耗人们的安全感和信任度。这种不信任在医疗机构场所会造成不容忽视的影响。一方面，医疗机构存在着疑虑，害怕患者对医疗结果不了解，尽可能采取预防性、防卫性自我保护型医疗措施以降低风险，如医卫圈人尽皆知的怪圈式传言"关于检查，可查可不查的一定查；疑难攻关手术，能不接就不接"。另一方面，患者不信任医生，例如照顾关系，采取后门甚至暴力威胁。医患之间信任度耗损，影响正常的就医诊疗秩序，往往是冲突升级的关键诱因。

6. 成因解析

（1）政策尚不全面　部门联动性较弱

医疗纠纷解决机制尚须加强。虽然迄今发布的法律法规依据《医疗事故处理条例》《医疗纠纷预防和处理条例》中已明确规定预防、处理医疗纠纷的可行方法，但在实际处理医疗纠纷的过程中，医生和患者还是难以达成协议。2010 年，中国颁布实施了《侵权责任法》，其中指明了医疗损害责任赔偿相关内容。不过，这部法律仅仅是阐释了医患的责任和义务，至于医疗过失如何具体处置并未形成严谨细致的规定（李博博，2012）。2018 年 10 月，我国实施《医疗纠纷预防和处理条例》，就预防和妥善处理医疗纠纷中医患之间的权利、义务进行了进一步的界定。该条例与《医疗事故处理条例》还存在衔接或者是选其一适用的问题。

医疗纠纷治理过程牵涉 10 多个部门，善治须部门之间分工明确、无缝协作且各环节有效衔接环环相扣。2018 年我国从中央到地方进行了系统化的机构改革，目前我国部间的责任划分比较明确，部门协同、衔接尚需加强。部门自行其是的情形依然时有发生。医患纠纷预防和应对往往涉及公安、卫生、司法等多部门，这些部门也应通力合作，协同治理，防微杜渐，及时跟踪和处理最新情况。

T 市部分患者会采取较极端的手段与医疗机构对抗，在这种情况下，各部门都比较强调社会秩序的迅速平稳，所采取的措施多为应急管理性的权宜策略，在解决医患纠纷时还是倾向于短期维稳以及秩序本位。以制度化的方式发挥治理效能，促成合法合规合理的令双方都满意的结果，是防范和消解矛盾冲突的治本之策。

（2）弱势人群的医疗保障问题

全国基本医疗保险覆盖面之广世界瞩目，尽管中国基本医疗保险覆盖率已达到较高水平，但全民健康保险还有很长的路要走（水克冬，2015）。从国内的医疗保障实施进展来看，医疗保险抵御风险的能力有待加强。工作不稳定或无工作的居民有几个显著的特点：①老人和幼儿；②低收入或非收入人群；③自由流动的人；④教育水平低的人群。他们往往缺乏固定经济收入和互联网设备使用技能，如何满足这些群体的需求？

近几年，一些组织开发了诸如"水滴筹"等可以向公众募资的平台，向无法支付高昂医疗费用的家庭提供资助。但是，"水滴筹"等募资形式有限，筹款活动有限，同时一些平台也曝出募资去向的负面新闻，所以这类平台在整个医疗体系与社会功能方面所能够发挥的作用仍然有限。

（3）医务人员数量相对有限

T 市 2015—2017 年卫生人员数量统计如表 3-19 所示。

表 3-19 T 市 2015—2017 年卫生人员数量统计

地区	合计	卫生技术人员							乡村医生和卫生员	其他技术人员	管理人员	工勤技能人员
		小计	执业(助理)医师	执业医师	注册护士	药师(士)	技师(士)	其他				
2016	11172945	8454403	3191005	2651398	3507166	439246	453185	863801	1000324	426171	483198	808849
2017	11748972	8988230	3390034	2828999	3804021	452968	481077	860130	968611	451480	509093	831558
东　部	5052211	3945466	1534231	1313232	1666956	210827	202736	330716	313487	211030	210201	372027
中　部	3443254	2576192	998488	807058	1095126	124762	143623	214193	353457	134029	149106	230470
西　部	3243507	2456572	857315	708709	1041939	117379	134718	305221	301667	106421	149786	229061
北　京	315238	245984	94417	88934	103459	14082	12736	21290	3247	17438	20179	28390
天　津	129554	100966	41127	38645	38205	6000	5424	10210	4973	5143	10046	8426
河　北	590569	425229	191941	149885	158383	17542	21669	35694	79741	27302	21023	37274
山　西	318990	233287	94281	81477	96849	10445	11849	19863	37935	12207	14041	21520
内蒙古	233062	180386	70301	60459	71866	10827	9561	17831	18128	9935	11071	13542

资料来源：中国卫生健康统计年鉴，国家卫生健康委员会，2015—2017 年

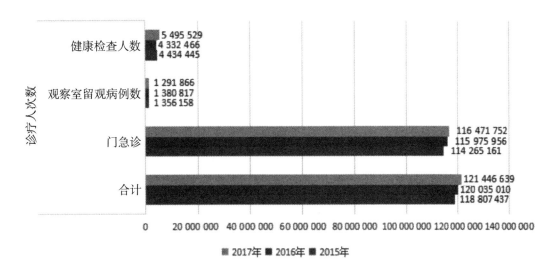

图 3-11 T 市 2015—2017 年医疗卫生机构门诊服务情况统计

资料来源：中国卫生健康统计年鉴，国家卫生健康委员会，2015—2017 年

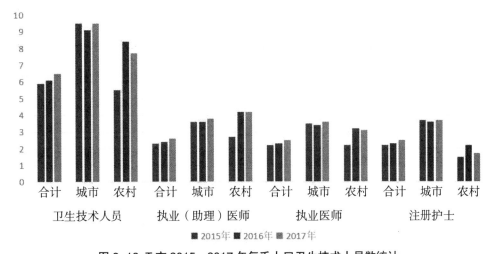

图 3-12 T 市 2015—2017 年每千人口卫生技术人员数统计

资料来源：中国卫生健康统计年鉴，国家卫生健康委员会，2015—2017 年

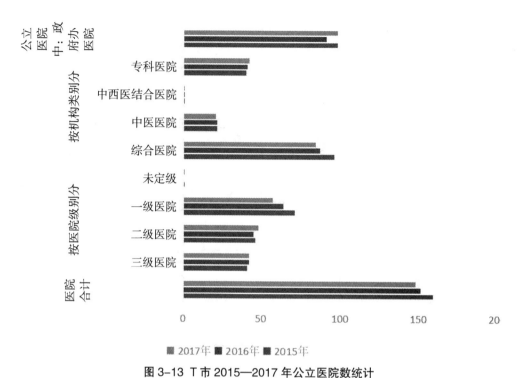

图 3-13 T 市 2015—2017 年公立医院数统计

资料来源：中国卫生健康统计年鉴，国家卫生健康委员会，2015—2017 年

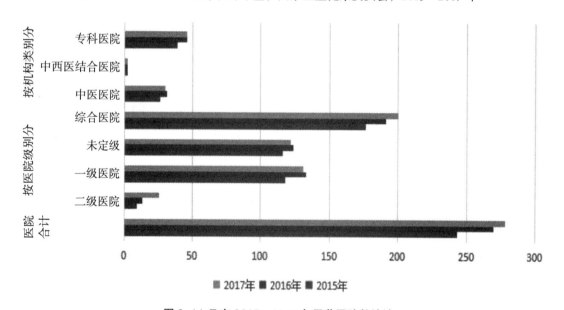

图 3-14 T 市 2015—2017 年民营医院数统计

资料来源：中国卫生健康统计年鉴，国家卫生健康委员会，2015—2017 年

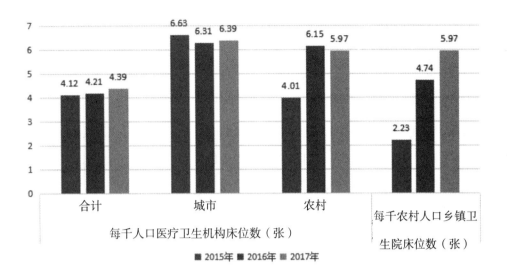

图 3-15　T 市 2015—2017 年每千人口医疗卫生机构床位数统计

资料来源：中国卫生健康统计年鉴，国家卫生健康委员会，2015—2017 年

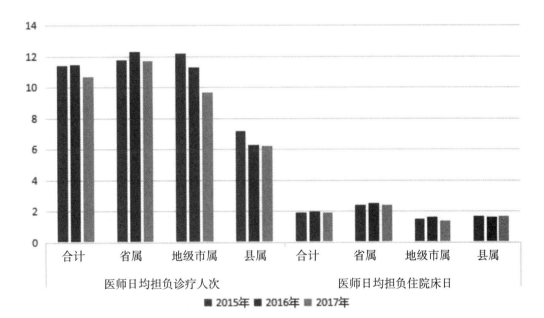

图 3-16　T 市 2015—2017 年综合医院医生负担工作量统计

资料来源：中国卫生健康统计年鉴，国家卫生健康委员会，2015—2017 年

根据表 3-19 和图 3-11 至 3-16 可以看出，虽然医院数量及医护人数逐年上升，但是面对更加庞大的就医需求，供给侧依然不能充分满足患者需求。"我们算是民营里比较有规模的医院了，就算是这样，刚毕业的医学生在我这里也待不了几年，嫌弃一线太忙，还有危险，一心想往大医院去，但是又考不上，年年一线人员流动特别大。"（T 市某民营医院）

临床人才入编扩编难，以 T 市为例，有些医疗机构非临床一线行政人员占用了大量的编制名额，导致临床医护人员编制极度缺乏，一线长期处于一种缺编又缺人的情形。各机构内实际医护比、医护床位比多数达不到 1:1 和 1:0.4 标准，进而致使许多一线医护人员长期超负荷工作，由于年龄、体质等对超负荷工作承受能力有限，导致一线人员特别是护理人员不断谋求转入二线、三线，这愈发加重一线人员的缺乏，形成恶性循环。目前有些医疗机构聘用家政公司人员或者聘用只知"皮毛"的社会人员充当护工来分担护理人员工作，护理质量降低，影响病人院感体验。"你说我们过来看病，就来个小女孩给扎针换药，什么也不清楚，输液换个药都得叫半天，让人窝火不窝火。"（T 市患者）

自医改以来，初级卫生保健专注于公共卫生。大多数社区医生建立了社区健康记录，以建立公共卫生系统。但有的社区医院没有病床。有人说到社区医院只能开一些药，挂水，有时社区医院甚至不给孩子挂针。公众对初级卫生保健的信任度不强，"看病不好，药物不可用"成为一些地方初级保健的焦点。在基层诊疗有待加强的情境下，有些民众表示，有病还是要到大医院看。

（4）医患双方认知差异、沟通障碍

1）部分医疗机构重利轻质

当前社会市场化不断加剧，医疗机构的盈利模式也在发生着改变，政府资金不再是医疗机构的主要经济来源，管理者高度重视经济效益。虽然在取缔以药养医、加强医保控费推进精细化管理的制度背景下，医务人员过度医疗与检查等现象已然有所遏制，但随着人口老龄化、疾病谱变化，在满足患者需求方面，供给侧依然面临严峻挑战。有些医疗机构采取非常措施，如为了降低劳动力成本，雇用了高年级学生和毕业生，影响患者就医体验，耗损患者对医院的信任。

2）个别患者认知陷入误区

"不是说现代医学这么发达了吗？为什么就我的孩子救不过来，国外不是有成功的案例吗？你让我怎么办啊。"（T 市患者）患者认为自己的求医过程也属于一种交易，自己付款了，就必须获取相应的医疗服务；当治疗结果与个人预期呈现差异时，有些患者会采取恶劣行为，索赔、袭击，甚至伤医。医疗行业潜在许多不确定因素和风险，这是一个特殊的行业，不可简视为普通交易行为。

（5）媒体报道时有偏颇，误导舆论加剧冲突

新闻媒体对违反社会规范、职业道德、社会公德、违法等行为及时报道，并传递正能量，形成社会凝聚力。新闻媒体曝光医疗卫生行业的不良事件，对医学伦理建设起到积极作用。

然而，有些媒体对医疗认知有偏差，或对患者群体的偏向性，报道失真失准，或者为了吸引受众眼球，添油加醋故意扩大歪曲事实，甚至违反职业道德，进行未经证实的报道，误导读者和患者，加剧医患冲突。在医疗事故报告中，有些媒体忽视了社会责任，报道缺乏客观公正性，恶性事件夸大其词过度报道，良性和积极事件报道不足。随着法治社会建设的不断推进，人们的自我保护意识也不断增强，不少公民视媒体为维权利器。医患关系、恶性医疗事件是当前媒体聚焦的社会焦点。媒体的功能优势决定了其以社交热点吸睛，但媒体有时对医学知识、医疗事件的了解并不够准确全面（官田田，2014），难以还原事实真相。

3.4.2　北京模式

北京采取的是第三方与保险公司联合办公的形式。由专业人士构建医疗纠纷调解委员会，其性质属于群众性自治组织。从其调解的步骤来看，针对医疗纠纷，首先是双方提出申请，委员会判断是否受理，若不受理须给出充分的理由；如若受理，则开始进入调解步骤：首先约定调解的时间与地点；其次针对医疗损害展开全面评估；再者，举行专家会议，从而给出调解建议；最后，调解建议发至双方，双方接受同时签订相应的协议。最终的调解协议具备法律效力。虽然如此，但是该组织是与保险部门联合办公，所以在案件受理过程中，先要确定其属于保险公司承保的纠纷，若不满足条件则不予受理。

3.4.3　南京模式

南京市在鼓楼、秦淮、高淳三区（县）设立了医疗纠纷人民调解委员会（周倩慧，2016）。主任是司法局负责调解工作的副主任，副主任由卫生局和公安局领导担任。该医调委组成人员有人大代表、政协委员和其他法律医疗领域的专业人士；须任命 2 名以上的全职调解员，聘请杰出的调解员，如司法管辖区的司法主任作为兼职调解员。医调委要求调解员耐心听取当事人的投诉，悉心研读申请材料，依法公平公正调解。医疗监督委员会接受案件后，调解员将邀请医学专家阐释医学知识，告知患者医疗伤害的真正原因。法律专家负责阐释法律法规规定，告知责任分工和索赔金额，医生和患者将在调解员的指导下协商并确定协议。

3.4.4　上海模式

上海也建立了医疗纠纷人民调解委员会。该委员会由法学与医学领域的专业人才构成。

医患双方出现了纠纷，当事人申请调解，医调委会以各项规定为基础，判定是否进行审理与认定。在确定审理并立案之后，医调委通过调查与认定，最终划分责任与赔偿额。医患双方可以在医调委中选择案件处理人员。与此同时，医调委在解决纠纷时，并非无上限地进行全面受理，而是有相应的数额限定，即涉案金额应高于 3 万，同时，医患双方都愿意调解，且主动发出申请，医调委才给予调解。目前医调委尚未得到财政支持，经费较为紧张。

3.4.5　宁波模式

宁波采用调解机构与保险公司两者配合调解的形式。其选择使用医疗责任强制保险、人民调解两者统一的形式对医疗纠纷展开调解。从医疗保险层面而言，强制要求医疗机构投保，而在纠纷出现后，由保险机构参与其中。如果纠纷涉及的数额高于 1 万，那么医患双方须经保险机构来促成纠纷的解决。与此同时，宁波市联线卫生、公安、法院等多部门发挥协同治理效能，对非法医疗事件展开全面调查。对保险公司而言，其内部成立理赔中心，对医疗事件、医疗纠纷全面踪析监督，并配备专门的团队处理纠纷。目前该模式尚有以下几点不足：①群众对于相关政策的了解不全面，有必要进一步宣传；②部分政策未能与时俱进，尚需更新调整；③考核标准存在不统一、不合理现象；④部门协作性有待加强等。

第4章　公立医院治理的国际经验及启示

在经合组织国家，供给方有多样的组织形式、自主程度以及问责方式[1]。OECD 国家公立医院普遍经历了自主化或法人化过程，成为半官方或独立的公法人（Harding A., Preker A.S.，2005）。就所有权、筹资结构和控制结构而言医院仍是公共属性。每个国家的医疗体制都经历着阶段性改革，如此便提供了大量可以借鉴与反思的经验与教训。虽然不能照搬任何一个国家的具体经验和做法，但分析多国的治理过程，可以总结出一些带有规律性的内容。对自主化 / 法人化取得共识并形成具体路径的国家，可在中观层面提供治理新经验。

4.1　公立医院治理评估框架

4.1.1　公立医院治理的创新安排

为应对各种制度、政治和财政方面的压力，欧洲开始重新审视医院的治理环境与治理方法。传统上欧洲和其他区域一样，公立医院按照行政指令—控制模式运作，接受政府科层式行政管理。行政部门贯彻落实公立医院所有者代表（各级政府）的决策。医院管理者通常是政治任命，直接对政治机构负责。这种直接受控于官僚的困境，致使地方医院缺乏自主管理内部事务的决策权与活力。英国卫生部长安奈林·贝文评析始于 1948 年的国家医

---

[1] 世界银行东亚和太平洋地区减贫与经济管理局：《中国：深化事业单位改革，改善公共服务提供》，北京：中信出版社，2005 年，第 78-88 页。

疗服务制度（NHS）时曾声称，"当一个便盆落在特里迪迦时，其声音应该在威斯敏斯特大厅回响"。直接行政责任催生了政治问责制的雏形，造就了集中的官僚式的决策和管理，束缚着医院管理层与医务人员。为改变这种传统的集权制，在医院引入制度自主权，引入内部市场与外部市场激励机制。越来越多的公立医院进行了多维重构，医疗服务供给经受市场压力，设计施行问责机制，向供给方转移某些决策权（Saltman，2003）。

早在 1988 年瑞典斯德哥尔摩郡就开展了"组织变革"实践（Bruce &Jonsson，1996）。英国撒切尔夫人执政时期，1989 年 1 月发布了白皮书《为病人谋福利》。1991 年 4 月，英国引入第一波"医疗自治联合体"（Klein,1995）。越来越多的患者对服务可及性、服务质量、就医自由（选择在哪里、由谁进行治疗）提出要求，这种急躁情绪在撒切尔夫人对英国国家医疗服务体系（NHS）那场令人记忆深刻的评析中得到了淋漓的体现，她解释了为何认为医疗服务供给的自由市场是一种进步——在我选择的时间与地点，选择我想要的医生。提高医疗服务供给的有效性成了重要的政治议题——在整个欧洲以税收为主要筹资形式的医疗体系中引发了一系列治理策略创新。在西欧和中欧国家公立医院普遍经历了自主化或法人化过程（普力克 & 哈丁，2003），成为（不同程度）具有 / 近乎独立法人地位的（准）公法人。就其所有权、筹资结构和控制结构而言，这些组织依然是（不同程度的）公共属性。受到新公共管理浪潮的影响，这些医院从私立部门取经，引入激励机制。许多医院有了自己的董事会（理事会及监事会）；医院的高层管理者们（欧洲北部）是脱离行政干预的职业经理人，医院与他们签订短期合同，实行契约式管理。医院对医护人员也采取聘任制，有录用（解雇）医生和护士的自主权，与其签订短期合同，在有些国家属于私法范畴；医院经营盈余可用作下一年度预算；有些医院可从私营部门筹资，不必经卫生行政部门批准。这些新兴业态，涉及不同治理策略，对应着以下系列内涵差异较大的术语：

①"自治联合体"和"基金信托医联体（FT）"（英国）。

②"股份公司"和"基金会"（爱沙尼亚）。

③"公法人医院"（PEEHs，葡萄牙）。

④"公共医疗公司""公共医疗基金会""自治联合体"（Consortia）和"行政特许医疗集团"（Administrative Concessions）（西班牙）。

上述安排使这些公立医院比直接受控型医院自主权大、独立性强；但这些新实体的要素组合及效应有很大差异。评估公立医院的新角色、治理流程和治理工具，需要深入理解国家背景与文化根基对这些新模型组合方式的影响，对实践路径与行为的影响，对政策目标实现程度的影响。

环境是个外延丰富的概念，从一个国家的地理环境和空间布局（例如影响医院的位置和规模）延伸到员工能力（比如护士短缺或许会影响政策——选择扩大门诊服务）以及财政总体状况（巨额赤字阻碍给员工涨工资），但更难以捉摸的是文化。文化反映社会规范和价值观，关乎政治决策和社会决策（Hofstede，1991），进而影响制度、组织活动及具体行为。在医疗领域，决策者们往往存有较大的政策分歧，特别是赋予公立医院多大程度的自主权。决策者们对于公民社会期望的感知也有差异（Saltman & Bergman，2005），比如，葡萄牙卫生部部长认为合适的医院自治程度，并不同于西班牙政治家所认可的自治度。此外，政府面临的财政压力也会投射到系列举措中，影响需要财政资助的所有公共机构，包括公立医院在内。方兴未艾的各式各样的公立医院治理措施的应用范围与前景、特色和有效性，相关概念及具体内容需被转成有意义的组织性的维度及相关的研究问题，映射出各个国家中影响决策过程的具体环境和特点。

4.1.2 公立医院治理的运转框架

制定中观层面的公立医院治理目标即是回应"医院管理者拟实现什么目标？"这一问题，答案自然是改善医院运营，提高临床经验、财务绩效和病人满意度。中观层面的医院治理应确保对病患的回应性和高水平的服务质量；且在既定监管框架内有效利用资源。

医院自主权和绩效的关联性并不是变动着的国家与社会间关系的直接结果。核心的政策目标是确保医院拥有恰如其所需的经营自由度来应对当代环境中的新挑战。案例研究的关键变量即医院实际上有多大程度的自主权。以制度自主权为关键变量引出以下四大类型。

①常规的政治管控之下的公立医院，主要存在于税收筹资体系的国家（芬兰、瑞典、爱尔兰）。社会医疗保险（SHI）制度为主要筹资方式的国家（法国、德国、瑞士）也有一些，特别是这些国家中的医科大学附属的三级教学医院。

②具有不同程度的决策自主权的公立医院，存在于以税收为主要筹资体系的各种类型的国家（挪威、爱沙尼亚、英格兰、葡萄牙、意大利北部地区、以色列、捷克西班牙的安达卢西亚、巴利阿里群岛、加泰罗尼亚、马德里、穆尔西亚和瓦伦西亚）；

③非营利私立医院，承载着教会和社区使命，主要通过公共渠道融资，尤其是在施行社会医疗保险制度（SHI）的国家（荷兰、德国、瑞士），税收筹资的国家也有一些（英格兰、瑞典）；

④营利性私立医院——由医生开设的小诊所，特别是在社会医疗保险制度（SHI）的国家（法国、德国、瑞士），还有些来自税收筹资的国家（丹麦、挪威）。

　　这四种类型构成了治理的连续光谱模型。我们重点关注类型 2 和类型 3，它们体现了欧洲反思与重塑公立医院治理的努力。另外两类——直接受控于官僚制的预算制单位型医院与营利性医院，也在经历变革，但还没有创新性的治理策略。对加强公立医院"自主性"已取得共识并形成具体路径的国家，可在中观层面上提供医院治理的新样式。公立医院的半自治模型是欧洲许多决策者感兴趣的主题，决策者将自己国家的半自治公立医院同其他国家的对应模式比照分析，或是观瞻取经（在直接受控型医院占主导的国家）。此外，私立非营利医院作为渐变光谱的终极端点，标示着自主权延展的极限（还是要置于政治性问责与社会性问责的背景内），这就是引入荷兰案例的原因。对作为关键变量的医院自主权着重研究，也就引出了中观层面医院治理评估的四大维度。第一，制度维度。谁？有什么凭据？有资格吗？有什么不同与特殊性吗？第二， 融资维度。有权处理相关资源吗？从哪里得到资金？如何处理资本和盈余？用怎样的流程来管理投资和运营成本？第三，问责维度。代表谁的利益与意志？向谁报告？在特定背景下的组织结构？参与决策过程的都有谁？第四，职责与决策权限能力的匹配度。能兑现承诺吗？能与其他方谈判并取得共识吗？如何适应突发事件？日常经营决策的透明度如何？若以更为详细的方式来具体化这四大方面，涉及如下变量，如表 4-1 所示。

表 4-1 公立医院治理中观四维框架

a.制度安排
·法律地位、法定形式和目标（社会性的，政治性的）；
·决策权限与余地（临床服务，定位，激励 / 制裁）；
·与利益相关者的关系：专业组织、工会的作用。
b.财务安排
·资本投资（来源，约束条件）；
·调整资本和运营开支：额外的来源，贷款；
·保留盈余和承担债务的能力。
c.责任安排
·监事会（角色、规模、组成、任命）；
·公民和病患参与；
·报告义务（完整性，透明度和时间安排）。
d.决策权限、能力与责任
·对意想不到的情形作动态调整的余地 / 免受政治干预的空间；
·与临床医生分享权力（临床试验，设备，雇佣和解雇）；
·内部监控，实时跟踪和评估的灵活性。

4.1.3　详细探究关键变量

制度安排是医院治理的核心，关键是法定形式（政府与医院的法定关系）——如英国信托医联体、西班牙公共医疗公司、葡萄牙公法人化医院等，涉及有助于医院实现社会效益等目标的机制和工具，以及在市场经济条件下维护公益性的价值观。同时，利益相关者（工会、专业组织、病人组织、公民团体等）可能参与有关临床服务、战略定位、激励等方面的决策。员工参与度可能有很大差别，可通过成为董事会会员，定期磋商或非正式对话来实现。以前传统的政治权力、雇员工会和医生有相当大的影响力，但在这些新的决策模式中威势渐弱。这些结构性进展反映了一系列正在进行的组织变革。新公共管理试图通过开放管理职位，实现职业化管理来削弱医务人员的管理作用。

财政安排是中观医院治理的又一关键要素。资本预算和运营预算是改革的重点，尽管医院资本决策仍由科层主导。日常运营资金分配方式的变化，反映了以市场为导向的策略（医院资金使用效益；更严格的公共采购程序；盈利性细分市场的增长；鼓励私营部门竞争公共资金，以缩短等待时间）。

在税收筹资国家，讨论出售以公共资金办立的机构是难以为社会所接受的，难以获得表决通过。倘真如此，这些机构的公共服务会在可及性方面面临风险。此外，除非获得政府批准，否则欧洲国家通常不允许公立医院进行资本投资。公立医院想要更多更大的自主权，在日常经营决策中，需要回应病患需要、专业偏好和其他利益相关者的多重要求。适度宽松的决策环境使医院更有活力，能在处理资本投资（来源、限制及条件）和调整经营费用等方面找到额外的资金来源和贷款。

欧洲的趋势是摆脱传统的预算拨款方式，转向以病例组合为基础的融资方式（按活动绩效支付），使公共和私营特许机构/买方得以评估医院产出的数量和质量。这需要更多的时间和精力，用于活动成本计算、记录与编码。这是有效的内部市场安排的前提条件。相比其他非预算单位，如何准确预测与基金管理机构的关系，对革新型医院而言更为关键，因为其要面对更高程度的不确定性。例如，基金管理机构与医院签订合约，明确成本控制与医疗质量提升两大目标实现程度相对应的奖励。但在后续实践中，基金管理机构不好采集这两方面信息，医院也不见得能如实提供相应信息。

有些公立医院支付给首席执行官的薪资少于私立医院。随之而来的是，选择和激励机制的问题，经营业绩不佳，董事会成员洗牌（高换转率）。英格兰和威尔士的基金信托医联体（FT）也许是受到了更为严格的监管，支付给审计师的薪资也少于私立医院。此外，当医联体获得政府转移支付后，董事会的活动焦点从筹资转向财务监控和宣传。

问责安排是中观治理的要点。在医院自主权增加的背景下，促进医务人员对自己的行为负责，要使用更稳定可靠的信息系统。在医院治理的新模式中，政治团体和权威性机构的角色定位更复杂。在复杂决策和多重代理的背景下，要求医院负责人对具体程序、结果和财务合规性负责，关键是如何实现"职责明晰化，充足的信息和适度的制裁"。此外，问责制有多重维度（财务、绩效、民主），比传统的管理复杂得多。

随着病患、公民参与，理事会角色和功能成为要点。在不同医联体中，其功能有所不同。例如任务和策略的制定，在管理、绩效评估、监督和控制中的顾问角色。理事会的功能和组成是医院获得社区支持和从环境中获取资源的重要因素。医院理事会的角色或许会因为许多因素而改变，如预算规模、从私人捐款中获得的资金比例、筹集资金是否为董事会的重要功能；依据筹资能力选择董事的重要性，对当地社区的影响，医院是私营非营利还是附属于教会？

董事的年龄、性别、任期、职业背景、教育背景，以及这些特征的多样性和动态性，理事会的规模和功能安排（任期限制、会议频率）都被视为影响治理效果的内生变量。有证据表明，战略变化也许会受到理事会特征与运作流程的影响。在理事会更有实际影响力的医院（集团），影响似乎更明显（Golden & Zajac，2010）。医院有时试图通过改变董事会构成来应对潜在的资源变化的不确定性。"医院理事会需要医生吗？"是个频频出现的问题。有些政府出台的治理准则或医院规则规定：董事会必须有医生，如英国董事会至少要有一位医疗主管和护理主管。

在政治文化活跃的地方，公民代表进入医院董事会（公民参与的一种形式），可能触动医院利益（Lee，Chen & Weiner，2004），但公民参与者也可能只关心个人问题，不一定能代表公众利益。公民参与也可以通过属地化和民主化的方式实现：被任命为非执行董事，作为与当地社区的交界面，或者加盟委员会，如新西兰和瑞典的一些地区。向公众开放董事会会议是另一种提高社区参与度的方式，但这可能会影响讨论的坦率度和决策效率。

最后，决策权限、能力与责任的匹配度是医院治理结构的核心维度，这对自主权的落实形成了考验，因为涉及新的权力关系的建构。"治理"是个特别强调执行力的概念（Pierre & Peters，2000）。如何划分宏观决策同那种力求摆脱政府直接控制的自主决策（追求效率、有效性、质量和回应性的）的界限？

从更广泛的公共利益和社会效益去考量决策，政治家应允许医院董事会审查及撤回在制度层面作出的决议，不得破坏规划合理性，并对后续阶段负责。这些决策或许涉及同临床医生等人员的"分权"安排（合作、购买设备、雇佣/解聘相关政策调整、临床试验等），治理改革旨在使专业人员发挥出其应有的作用，但改革效果并不理想。影响医疗领域的专业人员、患者决定的因素很多，其间的抵消性力量会与改革者的政策效力形成博弈。

保持内部监控、实时跟踪和评估的灵活性是保证治理效果的必要条件。贴切的治理标准需要多源充分的运行信息，包括自下而上的信息流——阻止博弈行为和"服务蠕变"（即归入复杂病种类，获取更高收费）的先决条件；供给方在掌握充分信息的基础上进行决策，有益于提升医疗质量和服务有效性。在英国对国有医院的管理评级中，基金信托医联体评分相当高（医院得到了更多的自主权），大医院的管理者临床经验相对丰富。

4.2　欧洲公立医院治理变革的轮廓

4.2.1　案例选择的缘由

上一节较为详细地回顾了公立医院经营环境的变化。本节主要探讨欧洲公立医院治理变革的路径与程度。依据此前建立的概念框架，本节关注公立医院治理模式的新进展，特别是在医疗产出方面的作用；关注治理安排的影响因素及其影响深度，这涉及：重新划分医疗边界，利益相关者之间的关系越来越复杂，新权力网络日益重要（如基于日新月异的 IT 发展）。本书着重分析决策自主权的内容与程度是公立医院中观治理的关键变量。本章所考察的几个国家，都采用了公立医院治理新模式，绘制了治理变革的初始图景与评估骨架。有些结构上的和组织层面的教训对欧洲及世界上其他国家的公营医院有警戒意义。

这些国家重新设计了治理模式，将之引入部分或全部的国有医院，旨在使这些医院拥有更多更大的决策自主权。荷兰的医院不再是国有制（所有国有医院在 1991 年都转换为非营利基金会所有制），就自主权和独立性而言，荷兰位于连续统光谱的私立型一端，因此，荷兰是重要的参照点。

这些国家呈现出四类筹资安排。英国、葡萄牙和西班牙主要是税收筹资结构；法国主要是社会保险制度；荷兰是混合式的社会保险体系，每个人按国家规定缴纳保险费，中央政府运作资金"蓄水池"，按固定百分比从职工工资汲集，日后再由受雇单位返给雇员。以色列健康保险资金的来源是国家预算（48%）、专项税收（34%）和健康保险费（18%）。

4.2.2　分析框架的应用

1. 制度维度

在欧洲大多数半自治模式的医院治理中，医院管理层决定主要的结构性参数有：医院的服务配置、床位数和对门诊服务的重视度等。关乎资源类的问题，英国、西班牙等国家的中央政府通常保有不同程度的影响力。有关诊疗服务供给的决策，保险公司往往起着重要作用，为筹资体系注入了活力。

关于半自治医院的雇佣关系，在西班牙的一些模式中：工会代表医务人员就薪资问题同医院管理层谈判，医院可与地方政府再谈判。在一些半自治模式中，医院没有统一规定的薪酬制度，医院会与每个专家分别协商薪资，签订独立性契约，实行差异化薪资制，如以色列私立的疾病基金型医院，荷兰的私立非营利医院等。一般来讲，工会在这些半自治医院里的作用有限。当然，在英国、葡萄牙和西班牙这些西欧国家，工会依然有独特的重要性；工会在以色列则作用较弱，在荷兰也不大有威力。

2. 融资维度

一般来讲，对于投资大型新设备，改造翻新建筑需要的资金来自股东投资、财政补助、医院本金或银行贷款。来自欧盟的补助金（葡萄牙）与慈善机构的补助金（以色列国有医院与疾病基金持有医院）也起到了重要作用。疾病基金作为主要融资方的私营医院，股东也会提供资金。运营资本（日常管理费用：员工工资、暖气和照明等杂项开支）的资金来源不同。在葡萄牙、西班牙等国家，基于医院资源需求与活动项目的政府补给起着重要作用。在捷克共和国，保险公司发挥着更重要的作用。

关于决策过程，投资通常由管理委员会发起，再经医院监事会批准，有时须由中央政府或地方政府批准。葡萄牙法人化医院（PEEH），当超出规定数额医院法定资本的 2% 时，须经中央或地方政府批准。而有关运营成本的决策，董事会通常起着重要作用。

对于财务盈余的保留，医院间差异较大。传统公立医院一般在预算年度结束时，任何运营剩余皆须返回拨款部门，这抑制了财务激励对革新性行为的影响。医院治理模式连续光谱的一端，是仍然无法保留盈余的医院类型，如西班牙的公共医疗公司，盈余必须给地方的财政部门。以色列或捷克的治理模式中，盈余的保留取决于所有者意志：疾病基金（以色列疾病基金型医院）或地方政府（捷克共和国的股份制公司与有限责任公司）。在有些模式中，医院可以保留盈余，但有许多约束性条件。西班牙的行政特许医院（concesióN administrativa）盈余额度可以保留至一个固定的年利润率，上限为 7.5%。余下的利润税后上缴地区卫生局。英国的自治医联体可以保留盈余，但要在三年期内保持收支平衡。第四类中的荷兰私立非营利医院及挪威的区域医疗卫生公司，都可以保留盈余。

3. 问责制框架

问责制框架的元素是监事会、治理委员会（英国）、董事会 / 理事会。所选取的多数案例医院都有这样的监管结构负责监督管理委员会的活动。葡萄牙和以色列的一些医院（集团）没有监事会。这些医院由疾病基金（以色列疾病基金医院）或由政府掌控（以色列的部级医院，葡萄牙的公立医院）。在以色列，国有医院与疾病基金医院都没有管理委员会，CEO 负责承担大量管理任务，拥有的权力比较大。

在不少模式中，监事会任命管理委员会主席，主席任命其他成员。在挪威、西班牙等国家，区政府或市政府任命董事。英国的基金信托医联体，主席和五位非执行理事由治理委员会核准，管理委员会任命五位执行理事；普通医院集团（Trust）的五位执行理事由执行委员会任命，政府参与某些联合体的 CEO 任命。

关于理事会规模，在葡萄牙法人化医院中，国家和地方政府都为理事会人数划了上限，有些国家比如荷兰，监事会有关于理事人数等事项的自由裁量权。葡萄牙法人化医院、西班牙公共医疗公司董事会通常有五到六名成员，英国、挪威通常在十名以上。关于人员组成，葡萄牙法人化医院董事会成员要有一位临床主任医师和一位主任级护士。

公民直接参与方面，多数医院不开放董事会会议，英国的自治医联体和挪威一些医院的董事会对外开放会议。英国基金信托医联体服务半径内的公民可以投票选举治理委员（公众利益代表）。监察员、新闻发言人和发布董事会会议纪要也是其特有的治理设计。以色列的疾病基金所有制医院，基金会会员与劳工联盟可以通过所在组织间接实现话语权。

4. 运营层面的治理边界

本章讨论的半自治模式医院有一定的独立决策权。有些理事会有政客列席，或者政府有权任命理事，这意味着医院难以避免政府的决策干预。挪威政府对医院把控较紧，对医院的自主决策约束较大，与医院间存在非正式边界。葡萄牙法人化医院，政府与医院界限暗含于项目配套财政拨款中。在以色列，卫生部决定运营治理边界，包括规划决策和人员编制要求。以色列（私立非营利）疾病基金型医院作为所有者的疾病基金会的财务决策对治理边界影响很大。

5. 内部运营管理

医院管理层可以制定决策影响医院内部专业结构，如主要服务项目的数量和功能。这些权力在任何模式里都受政府规制。鉴于医疗行业的特殊性，政府决策可能会偏离专业权威的意见或者无法"有效控制决策施行"。

虽然各种模式都没有充分探讨组织结构成本与交易成本，但实践中，政府对成本问题忧心忡忡。在英格兰，新联合政府强烈建议 NHS 降低管理成本。在所考察的医院治理模型中，医院管理团队通常可以自由组织医院内部的运营结构（布局、操作方法程序设计、标

杆管理 / 最佳实践标准等）、权责关系（科室划分、医委会与医疗小组、分权、协调机制及中层数量）。这意味着医院董事会不可能独自作出所有决定。多数治理类型的医院可以自主雇佣和解雇员工。从微观层面来说，大医院具体的招聘和解雇决定在部门 / 科室层面就可以作出。荷兰医院的专家团队有很大自主权，而医院管理层的影响力有限。

6. 决策权限、能力与责任、内部监控与激励机制

有些医院的理事会的决策能力同其监管权限不匹配，难以尽责。如以色列的国有医院，人力成本控制不力，占到了支出总额的 70% 左右。尽管其围绕医院发展使命与总体目标设定了一系列的具体目标，包括提供安全有效的医疗、避免赤字、医教研防的卓越管理。

能否在治疗方案中引入新药物及启动临床试验一般由医院董事会决定。参与医院董事会决策的有：医生、各科室主任和政府派驻的代表。也有其他情形，如以色列、西班牙是由医院内设的专门委员会来处理临床试验议题。

有些医院尚未设定员工收入绩效激励制度。西班牙公立医疗机构的大多数员工薪资水平由政策卡定，医院没有多少施行绩效工资的空间。英国的基金信托医联体（FT）（拥有完全的）与普通医联体（拥有一定程度的）由自主权设定绩效激励机制。基于激励模式的增资幅度不超过 8%（葡萄牙法人化医院、西班牙自治医联体）和 15%（西班牙公共医疗公司）。也有增幅较大的，西班牙公共医疗公司有些部门主管的收入增长了 35%。有些激励措施是在整个组织取得共识后进行的统一的制度化设定（葡萄牙法人化医院、以色列的私立非营利医院）。

医院可以决定日常活动监控参数。有些数据是中央或地方政府要求医院收集，比如病人流量数据（所有以色列医院）、患者排队情况的月度报告、财务状况（西班牙联合医院）的季度报告。一般由管理委员会选择评价标准，用以评估关键目标的实现程度，其中部门主管也起到了重要作用，特别是荷兰和以色列。

4.2.3　不同模式的关键议题

从各种结构和组织参数来看，这些中观层面的医院治理模式差异较大。虽然它们彼此间在某些基本特征上有相似点，但是就具体活动（或实体）的组织方式而言，这些模式有可观的差别，明显的共同点混合着多种细微差别（医院治理实践涉及多重维度），表明具有应用于其他医院 / 其他国家医疗体系的潜力。

运用先前总结的结构特点、对医院活动行为的动态描述，深入探讨结构方面的关键的相似性与差异点（勾勒出医院治理的几大模式），特别强调中观决策要素：理事会、监事

会与其他关键行动者（如民选官员和工会）的相关性。如此便折射出理事会之类的决策层是中观层面医院治理的核心，无论医院自主权大小，它们负责在决策活动中行使／监督医院自治权。

1. 法律地位与法定形式

在治理变革实践中，不同国家的公立医院的正式名称和法律地位有所不同。如第一节所述，北欧和中欧的半自治模式的医院治理——从普通医联体到"基金信托医联体"，从"国有企业"到"联合股份公司"。在以色列，对医院的四种不同的法律定义生成了不同程度的正式授权，尽管如此，卫生部所有和直接管理的医院也有相当程度的自主权，支配金额占到年度预算的 30%。

荷兰医院的法定形式较新（公立医院自 1991 年起陆续转型为私立非营利信托型）。尽管荷兰医院已为私立性质，但是当医院面临破产时，出于对病患医疗服务连续性的关怀，卫生与社会福利部可直接介入。

公立医院的差异不仅体现在自主权（内容与程度的）不同，还有所有者方面。国有医院所有权通常归国有、地区或市政府。然而，荷兰医院是由国内特许基金会所有的私营非营利性实体。以色列的私有非营利医院由国外基金会（在纽约的哈达萨）和一家国内的非营利企业所有（以色列疾病基金——现被称为"医疗保健基金"）。

然而有案例显示，私有非营利医院的所有权概念往往是"表象性"的。在经济领域甚至社会服务与教育领域里，这类所有权一般意味着真正的运营独立性。但在医疗卫生领域，欧洲各国政府有权干预，在其认为合适的时候伺机而动。因此，虽然荷兰官方承认医院私有，卫生部、社会福利部仍可以介入。以色列的医院，当涉及重大的与资本或服务相关的决策时，非营利医院仍然需要同卫生部与社会福利部商议。

2. 监事会的重要性

几乎所有模式的核心元素都是在整个医院层面建立一个院级监管结构。收集医院每项活动的绩效信息，评估与改善绩效。监事会负责人一般由当局任命，涉及市级（爱沙尼亚）、区域（西班牙，捷克共和国）或国家（挪威，英国，葡萄牙）层级。还有其他政治力量介入，在地方政治文化活跃的英格兰，2004 年起创设了新法人实体"基金信托医联体"，会员涉及病人和医院职工，投票选举治理委员，再由委员任命监事会负责人。

以色列的部级医院没有董事会；以色列非营利私有医院、保险基金所有型医院和营利医院，这些董事会成员不由政府任命。在荷兰医院非国有，作为私立非营利法人实体组建董事会和监事会、成员组合、更迭与续约，通常没有政治力量介入（任命或评审）。

如前所述，董事会规模不尽相同。但基本趋势是有五到七位成员，不少医院认为小规模更有效率。对于非营利私营部门，如荷兰董事会，通常有六至七位成员。有较多成员的董事会显得非常正式，但不见得都能积极参与监督。在这些新模式中，董事会里至少活跃着几位政府官员，代表着派驻他们的政府部门的利益。例如，在西班牙的安达卢西亚的公共医疗公司，一名董事代表区域卫生局、一名董事代表区域财政局。而在爱沙尼亚，每个医院监事会里常有代表当地政府的政治家；也有些政治家选择专业技术官僚参与医院董事会。

是否选派医生进入医院董事会，相对于进入管理委员会而言，有不同的意见。在葡萄牙，2005年后的法人化医院，董事会成员必须有一名该医院的主任医师。但在荷兰的非营利医院，医生却没有权利在监事会里投票，即"你不能监督你自己"。

3. 董事会的功能

对政府而言，董事会的最大作用是增强卫生行政部门等传统的政府势力对医院运行和行为的间接监督能力，也能防止政府越位，在一定程度上起到防火墙的作用。在英格兰，基金信托医联体董事会旨在"质询经理，防止团体迷思"，但实践中有时却是"经理培训董事会"。监事会的使命应是保护公众利益（Edwards，2010）。荷兰非营利私立医院董事会的作用在于审查预算、任命会计师、批准并购活动和任命执行委员会（如医院经理们）。事实上，比起直接发挥权力效力，董事会更多采取"劝告"与"激励"方式，角色表现为"仲裁者、激励者与灵活巧妙的联络者"。但荷兰的私立非营利医院，"执行委员会"要负最终责任。

董事会的角色表现不止于上述常规性内容，他们专司财务监督，对国有半自治医院的财务绩效进行评估。几乎所有模式中董事会角色的优先序都是预算、投资和运营资本作决策。就此而言，对执行委员会或者医院首席执行官提出的医院财务战略管理和运营管理方案及执行反馈进行审核是董事会的首要职责。英格兰基金信托医联体、安达卢西亚的公共医疗公司、葡萄牙法人化医院以及挪威的国有公司化医院都是如此。"提升医疗服务的总体效率"是欧洲各国公立医院治理的基本目标，对战略和运营层面的财务议题的着重审核折射了这一点。财务绩效与诸如护理质量、病患安全、回应性和患者满意度之类的其他议题，都是董事会活动的焦点。

在欧洲各国公立医院治理实践中，大多数董事会都有个悬而未决的问题，即如何监测与评估诊疗绩效，并且不止于过程评估，也着重诊疗结果（实际医疗功效）。各界对此日益重视，董事会须对临床医务人员的日常医疗活动予以更多关注，这类议题相关决策需要职业经理人（如首席执行官和执行委员会）拥有精深完备的专业知识。在与诊疗议题相关的事项上，董事会应赋予专业人士更多的裁量权。这类基于结果的责任将如何改变董事会与医院其他要素间的关系还有待观察。这种对临床绩效和结果的关注，已贯穿于欧洲各国的医疗领域，最终会渗入具体的诊疗活动，并且不止于半自治医院，也会传至传统的紧密管控型预算制单位医院，乃至私立非营利及私立营利性医院。

4. 董事会会议频率

虽然董事会负责对多数财务活动做最后决定以及核准管理团队提出的各种事项，但董事会几乎没有常态化监督日常活动的惯性。最好的情况是董事会每月都举行会议，除了圣诞节和夏季。比如荷兰每年开八次会；西班牙的安达卢西亚公共医疗公司一年开两次会。当然，董事会主席和医院管理团队之间有许多非正式联系。比如荷兰医院董事会主席每两周会见一次首席执行官，此外还有频繁的电话和邮件联系。营利性私立医院一般只有董事会而没有监事会，董事会兼有监督和管理职责，一周开几次会，在医院决策过程中扮演的是"守夜人"角色。

5. 政治影响医院决策

治理变革的主要目的是促使医院日常决策及一些战略性决定摆脱政治干预，即中国语境下的"政事分开"。保有距离是必要的，可以借此促使公立医院焕发活力、运作更有效率，更好地利用自身资源能力。但它们毕竟是依赖财政资源的国有医院，（英国的基金信托医联体依赖程度小得多，除外），必须符合统一的财务和临床标准，对政府和公众负责。医院 CEO/ 执行委员会定期向董事会中的政府代表做述职报告，汇报医院运营情况、医疗服务可及性与连续性、社会责任尽责情况。如此一来，又回到了划界问题，如何找到医院的决策自主权与政治问责的平衡点呢？

在随后的案例分析中我们发现，很难确定自主性和政治责任间的界限，且商定界限后保持界限更难。政治行动者似乎有种与生俱来的召回更大控制权的倾向，最初下放给医院的决策自主权被政府逆向收回（更直接的政治控制出现了），"重蹈覆辙"的情形出现了。受宏观经济形势影响，有些医院不佳的经营状况为政府回收决策权提供了的理由。如葡萄牙，2005 年建立了公司化法人治理的新模式，但不甘松手的政治力量随之而来："旧习气在医院再度蔓延"（Raposo V., 2010）。2008 年，西班牙安达卢西亚的公共医疗公司，不再允许医院保留任何剩余，与其他传统的管控型公立医院一样，在预算年度结束时，须将剩余上缴区域卫生局。在瓦伦西亚，在波及面较大的自治联合体模式中，医院新 CEO 是区域卫生部前代表，曾在原 CEO 隔壁办公随时监督 CEO 决定。在英国，建立基金信托医联体的关键原因是重申公立医院的自主决策权。因为许多自治联合体（基金信托医联体的前身）的自主权已被政治力量所侵蚀，比原先预期的少很多（Edwards，2010）。

政治行动者的影响力不减当年，甚至越来越大，一个重要的原因也是最突出的事实：即使这些医院拥有了相当程度的自主决策权，他们（荷兰除外）也是国有医院，花费某种形式的公共资金，因而政府有权代表公众审核资金的实际去向与花费方式是否符合政治和社会目标。在荷兰，对于已正式获得私营特许资格的独立性医院，当政府想要增强医疗服务可及性时，就会以其为政策对象而制定新的法律规章，这就意味着更为合理也更大程度的介入。政治力量的渗透力量越来越强，医院被视为公共部门的一部分，从而直接受控于卫生部。荷兰卫生与社会福利部甚至介入了 CEO 薪资待遇议题，理由是 CEO 薪资来自公共资金（Marse，2015）。

医院受限于直接管控也并非没有益处，比如政府不让医院破产，当地患者不至于病无所医。即便荷兰的医院是同卫生与社会福利部没有正式关系的私营机构，若有家医院向卫生与社会福利部求助，怎么才能避免破产呢？部长同意提供资金，前提是部长要向医院董事会派驻代表（对重大决策有否决权）。

在英国，即使已经保证医院具有独立决策权，出于对广大患者的关怀，卫生部部长还是不可避免地寻求干预路径。这类干预出自对公共利益的保护，而非对权力的把控。实践表明，公立医院（无论产权结构是否明晰）决策权都不像预设的那么自主。医院做决策时若不考虑地方政府的偏好，相关事项的准自治权就虚化了。它的存在至少体现了制度层面上突围的界限。

6. 工会影响医院决策

关于工会对这些（新治理模式下的）公立医院决策的影响，欧洲各国差异较大。工会在保护职工利益的同时，也在一定程度上影响了调度的灵活性，以及与业绩挂钩的财务激励的弹性。欧洲引入几种新治理新模式拟减少工会的这种负面作用。在公立医院以及其他公共部门，工会充分利用其行业权力与政治选举权，支持对雇员（而非组织）最有益的政治家上任。这往往会对公立医院管理者开展工作形成阻力，管理者难以充分运用管理的新机制，效率提升和成本控制的潜力被遏制，导致了更多的公共支出、更长的等待名单（更多的患者在排队）。在引进节省人力的新技术和新设备方面，工会也未必能与医院取得一致意见，影响诊疗质量改善。此外，对酒店餐饮服务外包及实验室测试等议题也长期存在争议。

在西班牙，工会议题敏感而棘手，特别是社会党人领导的政府。工会的强大作用，折射出其在西班牙后佛朗哥时期所获得的发展。在马德里及其他地区的一些政府，工会同主导党派社会党长期保有联系。一个解决办法是（在安达卢西亚）将所有始建于 20 世纪 90 年代中期的医院重塑为"私法治下的公共机构"。通过这种方式，这些医院的管理者和董事会的运作空间类似于私营部门，与工会谈判的灵活性更大了；这样做疏通了管理流程，人财物的运转流畅了起来，特别是与绩效挂钩的薪酬福利制度得以施行。在公共医疗公司模式的医院，管理层可以预留一笔可观的资金专门用于奖励临床绩效表现优异者。行政人员增资上限可达到原薪资的 40%。对于临床医护人员，情况复杂些：如果一个临床小组获得奖金，关键的个体（通常是主任医师）可以得到这笔奖金的 40%，另外的 60% 必须平均分给小组内的其他所有成员，不用考虑他们的贡献度差异。这种分配需要工会的授权，所有临床部门主管都要同工会接洽，调查员工满意度与公平感。工会一向关注未受奖励员工的心理平衡感。在挪威，尽管所有的公立医院已经转化为国有企业的模式，对医务人员个体绩效予以激励依然难以进行。工会不认可个体化的工资设定方式。

荷兰的私立非营利医院代表了医院决策自主权类型扩展的极值，对其他国家国有医院中观治理模式发展的（临界情况）可能性，可以起到外部基准的作用。在当代经济背景下，工会过去所具有的那种对国家政治决策的强大影响力已载入史册，一去不复返了。工会对医院管理层（行政）或董事会没有什么正式的影响力。荷兰的文化和社会传统承袭至今。医务人员对医院的大多数议题始终起着重要作用，比如：医院发展路径、引入新管理机制（绩效工资制等）、预算结构等。如果他们集体向董事会投诉管理层，高管就很有可能被董事会解聘。工会在这些活动中发挥不了什么正式作用。

7. 董事会与医院管理层的关系

治理的关键问题是董事会是否具备驾驭和引导医院管理团队（CEO、执行委员会）的能力。惯例是执行委员会把脉医院运营、撰写运营方案，呈交董事会批准。董事会提供指导、予以支持并作出最终决定。然而，新活动的驱动力来自管理团队。因此，董事会的作用应是"训练、仲裁、鼓舞、联络"（Maarse，2015），聚焦预算、财务、新投资和资本议题。

董事会所面临的尴尬处境是医护人员有可能绕开执行委员会，就某些特定议题直接向董事会寻求帮助。尴尬升级的情境：医院学科带头人与高管之间产生了严重分歧，医务人员想要董事会解雇 CEO 和 / 或其他高级管理人员。虽然在理论上董事会可以调解双方关系，但若出现了难以调和的矛盾，董事会判断 CEO 与医务人员已不能再共事，且已阻碍到医院的正常运转，则会为医院招募一位新 CEO。因为替代医务人员是困难的，如此情境下只能替换 CEO。

8. 提升绩效 / 结果的新模式

比起传统的直接受控型医院，多数半自治医院在运营决策上有更多的自由裁量权，至少对预算、财务和资本发展等议题有相当程度的自主权；在薪资激励、雇佣、解雇，病患回应性和满意度等方面也更具创新精神。有些医院能够保有盈余用于下年度预算。西班牙安达卢西亚的多数医院以及英格兰的多家基金信托医院，运营已无赤字。葡萄牙第一批经自主化改革的公立医院运营效率显著提高，并且没有影响可及性与公平性（Raposo,2010）。

在西班牙，安达卢西亚的政治行动者以革新为契机试点管理制度和临床技术，为能否推广至其他医院累积经验。西班牙有巩固改革成果并持续下去的强烈意愿（Alvarez,2010）。

在挪威，新模型改善了整体状况，有医院甚至在两年内将 10% 赤字转换为平衡预算。这家医院同时辅以配套措施来提升服务供给水平，如科学设计培训课程（针对 CEO 与董事会主席），然而，现在还不能对公司化等治理模式作定论。挪威医疗体系成本不可持续的问题突出，额外的集中控制依然不可或缺（Larssen，2009；Magnussen Vrangbaek & Saltman，2009）。

某些国家如荷兰和英国，政府积极引导医院治理，将专科医师整合进管理和治理结构。但效果有限，专科医师往往组建医疗团队，受自由执业的全科医生的影响，为了保持较大的自由度与自主性，未必支持 CEO/ 管理层与董事会的决定。这还涉及控制职责分配的正式规则在潜在或实际的政治必要性的情形下，被突然改变（到何种程度）。例如在荷兰，当一个私营非营利医院濒临破产，卫生与社会福利部长会提供必要的资金，但紧随其后的将是部长派代表入驻医院董事会（此代表对所有决议都有否决权）（maarse，2015）。又如，荷兰一家医院给付其 CEO 相当高的薪资，公众哗然引起了荷兰卫生与社会福利部的介入，若医院不自觉做调整，政府将实施行政强制（划定上限）。在西班牙的安达卢西亚，公共医疗公司型治理的每家医院董事会内都要有一名地方卫生部门代表和一名地方财政部门代表，都有对董事会决定的否决权（Alvarez，2010；Huertas，2010）。由此看来，无论荷兰，还是西班牙等其他国家，尽管宏观治理战略不一致，筹资结构和管理模式也不趋同，但医院都没有充足的捍卫自主权边界的权力，界限最终都由政府卫生部门划定。医院自治和政府控制的平衡点仍然模糊，医院与政府间形成了张力，双方都在寻求一种有利有节的平衡。平衡点要看医院通过自身力量履行义务与独立处理问题的能力，患者人群的期望，所引入的新模式的性质，市、区域或中央政府的预期、行为和财政状况。

4.3 英国 NHS 集权制下的公立医院自主化

公立医院自主化改革在英国和北欧地区取得了很大进展。自主化即日常管理决策权由科层体制中的行政部门向公立医院的管理层转移的组织变革过程。增强医疗服务供给方的运营自主性是英国政府改革方案的重要内容。英国是国际上首个实行将医疗卫生服务提供者与购买者分离的国家，英国信托医院（NHS Trusts）在此改革的基础上应运而生（任文杰，2014）。英国公立医院自主化治理过程体现了行政机制、市场机制与社群机制的渐进磨合与有机融合。基金信托医联体是英国自主化治理的新形式，在服务内容、人事管理、设备投入、资金筹措等很多方面拥有更大的自主权。成为基金信托医院联合体的过程，对医院财务稳定性、战略规划与治理安排产生了有力影响。

我国《国务院办公厅关于建立现代医院管理制度的指导意见》（2017）指出"加快医疗服务供给侧结构性改革，实现医院治理体系和管理能力现代化。""坚持政事分开、管办分开。合理界定政府作为公立医院出资人的举办监督职责和公立医院作为事业单位的自主运营管理权限，实行所有权与经营权分离。" 英国国民医疗卫生服务体系是世界上建立最早、影响最大的公立医院体系之一，英国公立医院自主化治理的政策演进历程蕴含着重要的政策经验与教训，对我国公立医院改革有一定的启示与警示意义（李玲、江宇，2012）。本节聚焦英国创设自主化医院集团的经验，解析其公立医院治理的法律基础、理论基础与实践过程。

4.3.1 英国公立医院自主化治理的政策背景

英国的公立医疗机构所占比重极高，绝大部分医院归国家所有。英国的公立医院治理与 1948 年建立的国民医疗服务体系（National Health Service，以下简称"NHS"）密切相关。NHS 是英国社会福利制度中最重要的部分之一。

1. 英国 NHS 体系的建构与主要变革

（1）英国 NHS 体系的建构及其集权制特点

1948 年，英国颁布《国民医疗卫生服务法案》（National Health Service Act）。NHS 采用中央集权制方式，主要通过国家预算筹集医疗资金、支付医疗费用，提倡"普遍性"原则，在全国范围内为全体公民提供免费的基本医疗保健服务。20 世纪 90 年代以前，公立医院和其他供给方一直由地方卫生局直接管辖，由地方卫生局直接拨款。卫生局被置于中央政府的直接监控之下，虽然他们有自己的管理架构，但对于许多重要事项没有自由裁量权。

政府兼有医疗服务提供者与购买者的双重身份。比起欧洲的许多其他体系，英国医疗服务供给方的所有权和经营管理权受政府控制的程度超乎寻常的高，突出表现在：①中央政府决定支付标准及其条件；②地区卫生局任命、雇佣和解雇（罕见）专家级医疗顾问；③大型资本策划须经中央政府批准，地区卫生局只有相当有限的裁量权；④资产归中央政府所有；⑤地区卫生局批准和起草大量合同。NHS集权制下的公立医院医疗费用保持在可控水平，但由于行政化垄断，官僚气滋生，医疗供给效率与质量都有所降低；资源配置调节滞后，医疗服务价格机制失灵，患者等待时间加长，日益增长的患者需求与医疗服务水准降低的矛盾日益突出。

（2）撒切尔改革与医院自主权扩大

英国尝试分离提供者与购买者角色，引入内部市场与公共合同；逐步将大型医院等医疗组织与卫生行政部门脱钩，由政府的附属预算制单位转为独立核算的供给方。1989年撒切尔改革的成果之一是医院和其他供给方可以成为拥有更多自主权的自治机构，见表4-2。卫生行政部门转变职能，从提供者和购买者的双重身份变成购买者和行业监管者，不再直接向医院提供资金；卫生部门负责比较供给方的服务价格和医疗质量，以合同方式向公立医疗机构以及私立医院购买服务。

表 4-2 基于医院自主权的政策要点的比较分析

1989 年的撒切尔改革	2000 年布莱尔政府的政策主张
赋予地方设定支付（条件）的自由权，未被广泛推展	工党政府取消了支付（条件）设定权
对绩效管理的轻度干预（light touch），脱离 NHS 主系	绩效管理职责转移给地区卫生局，1997 以后，中央政府再度要求加强管控
资产转移给信托机构（the Trust）	没有变化
起草合同的能力	保留合同起草权，但在资本方面设限
有限的资本决策权	资本分配权和审批权回归中央，但还是留有了一些资本决策权
包括执行董事和非执行董事在内的董事会负全部预算责任	没有变化，但事实上 CEO 们的任命和免职越来越经由更高层及他们的董事会同意
医疗集团（the Trust）而非地区卫生局雇佣高级医疗人员	没有变化
引入购买方—供给方分离	保持，但有所削弱

剩余索取能力	蜕变，每年要求收支平衡；这一要求后来延展为三年期内收支平衡（倘若实现了中央设定的特定条件）
如果绩效不良，被授予的自主权会被收回	渴望改进绩效以获得自主权

（3）工党执政下的变革与基金信托医联体的产生

布莱尔政府 1997 年 5 月开始执政。中央恢复对医院的再度控制，削弱了许多医院的自主权。2000 年 NHS 计划中的大多数建议由中央首创。卫生部高度集中的绩效管理日益介入医院管理的细枝末节。不少人担忧这种集中的强势干预制度会挫伤临床医疗人员的积极性（Bosanquet N.，2008）。访问了西班牙和瑞典的自主化医院后，国务大臣宣布符合特定绩效标准的医联体可获许成为基金信托医联体。工党政府推进的这项改革模式对激励机制和准市场机制的依赖程度加深（Department of Health，2002），寻求更透明和可问责性。基金信托医联体必须作出质量报告、财务报表和年度报告（Department of Health，2010）。

4.3.2　基金信托医联体的创设、扩权与规制

英国公立医院自主化改革形成了很多具有法人资格的信托医疗集团（NHS Trusts）。此举外有推力，内有动力。一方面，政府为提高医院经营效率、推动医院之间竞争，使医院有条件自主经营。另一方面，公立医院为增强市场竞争力，实现规模经济和范围经济，合纵连横结成自主管理、自主经营的医疗集团。

1. 医疗集团的分类与扩权

医疗集团（NHS Trusts）主要分作六类：①急重症综合医疗服务集团（Acute Trust），以内外科为主；②特殊的精神病医疗服务集团和老年人健康服务集团（Care Trust）；③大型精神病专科医院和当地精神病医疗服务集团（Mental Health Trust）；④医疗急救服务体系（Ambulance Trust），包括回应急救电话，特殊事件急救服务和日常病人的转送诊疗服务；⑤儿童医疗服务（Children Trust），医治各类儿科疾病，包括癌症、整形和脏器移植等；⑥基金信托医联体（Foundation Trust），此类医联体既有综合医院，也有专科医院，隶属于地方政府，有更多的融资渠道，一部分资金依靠政府拨款，另一部分以捐赠和基金的形式筹集，公众可以更直接地参与到医院的管理中来（李玲、江宇，2012）。

根据 1990 年的《NHS 与社区医疗服务法案》可知，医院集团的最高权力层是理事会，理事会负责制定医院总体发展战略，监督政策执行，保证集团财务安全。理事会主席由卫

生大臣任命。还有两名以上非执行理事来自地方社区并由地区卫生局任命，负责就医疗安全等议题提建议（Dixon A, Storey J, Rosete AA，2010）。这在一定程度上从组织层面保证了集团的最高决策层理事会对医院利益与公众利益的自觉协调，体现了政府目标在医院决策中的指向作用。医院院长通常由理事会主席和非执行理事以公开招聘的方式选拔任命，签订聘用合同，依据绩效给付薪酬。

随着医院自主权的加强，卫生行政部门对医院集团的直接监管能力逐渐被削弱。随着医改的深入，在保证医疗体系不偏离政府控制轨道的前提下，具有独立法人资格的医院集团在财务、融资和日常管理等方面拥有更大的自由度。授权与监管相结合，过程控制与目标控制相结合，增强了责任落实能力与积极性。人力资源方面，医院集团有较大的裁量权，与职员协商谈妥后，可不受国家薪酬标准和人事制度的限制。

2. 基金信托医联体的创设与新特征

2003 年的《健康和社会医疗法案》引入了一种新的自主化程度更高的 NHS 医联体形式——基金信托医联体，并要求所有的 NHS 医疗集团在 2014 年都转制为基金信托医联体。基金信托医联体是 NHS 分权化改革的重要内容，其法律地位为公益法人实体，它具有以下几项重要特征。①作为 NHS 医院的新组织形式，也是决策权向地方社区下沉的形式，使部分运行良好的医院以共有基金、共同体式的形式活动，不受中央政府的约束，相较于其他医疗集团，基金信托医联体拥有更大的财务和管理自主权，更多的财政支持和运转的自由度。②作为一种新的治理模式，基金信托医联体实行会员制度，旨在增强同当地居民与病人的联络和提高可问责性。会员来自社区居民、患者和职员，会员们选举委员，管理委员会负责任命董事。③相对于 NHS 的其他机构被严格设定了很多限制性条件，基金信托医联体可以因地制宜地调整结构安排。虽然每个基金信托医联体都有自己独特的章程，但有关治理结构的法律条款适用于 NHS 的所有基金信托医联体。④基金信托医联体可以保留所有财政结余，可用于新的投资，也可以通过借贷进行投资。作为一种新的激励机制，普通医院集团会积极提高财务水平以及医疗服务质量，以符合成为基金信托医联体的条件。它们可以进行联合经营和其他补助性业务。它们在获得国务大臣签署的前提下，可通过"私人主动融资"（Private Finance Initiative，PFI）项目获取资金。医院建筑物产权在一定期限内归私人投资方所有。在这个期限内，医院每年向投资方支付一定的费用，直至期限满后建筑物产权归属医院。时间期限一般为 20~30 年，具体投资数额和年支付能力由投资方、医院和政府三方协商确定。⑤基金信托医联体可以出售剩余土地和建筑物，但资产账户是被锁定的，防止医疗服务供给的私有化。其他机构要接受卫生国务大臣的直接指导，受到 NHS 自上而下的层级式的绩效监管；基金信托医联体在这些方面被授予了更多的自主空间（HM Government,2003）。

基金信托医联体作为英国公立医院自主化治理的创新形式与 NHS 分权化改革的重要抓手，相较于 NHS 各种其他类型的医疗集团，具有更为明显的实质性自主权。在 NHS 大约 120 多个基金信托医联体中，伦敦大学学院医疗集团（University College London Hospitals, UCLH）结构完整，功能突出，绩效显著，可谓 FT 成功运作的典范；UCLH 是一个复杂的医疗集团，面向多元的支付方，它还有重要的研究和教育功能。该集团所看重的治理策略之一是积极雇佣高水平的临床医生，同英国当然也是欧洲的顶尖级大学紧密联系与合作。UCLH 于 2004 年成为基金信托医疗集团，由 6 家医院组成：伦敦大学学院医院（University College Hospital），国家神经病学及神经外科医院，心血管病医院（The Heart Hospital），伦敦皇家综合医学医院（RLHIM）等。该集团年营业额有 77 亿欧元，与 150 多个初级集团签订了服务供给合同；每年提供 50 多万人次的门诊预约，10 万多人次的住院服务。它是几大研究基地之一，得到国家健康研究所资助，因为它有个重要的研究中心——生物医学研究中心。医院集团与伦敦大学合作，获得了医学学术中心的称谓，同英国皇家自由医院、伦敦大学学院医学院、伦敦南岸各所大学联系紧密，为医护人员、助产士和有关的医疗专家提供培训和教育（Blumenthal D., Edwards N., 2010）。

3. 基金信托医联体准入规制

NHS 的医院、心理保健和救护服务机构若能证明自己符合绩效、治理和其他方面的标准，可以酝酿申请成为基金信托医联体；要想成为基金信托医联体须在医疗服务委员会（后来被医疗质量委员会 CQC 取代）的年度绩效评审中达到三星级别。英国医疗服务委员会（HCC）开发了评估 NHS 的新系统——卫生年检，以此替代先前的星级评审。医疗服务委员会是个独立机构，负责审查英格兰和威尔士地区的医疗服务和公共卫生质量。申请机构必须循序以下三段过程（Department of Health, 2010）。

（1）战略卫生局引导阶段

这一发展阶段的目标在于，引导 NHS 的医院做各种准备，包括申请成为基金信托医联体，获得国务大臣的支持；准备工作包括商业计划草案、财务模型、就提案进行为期 12 周的民意征询、商业计划的终评。战略卫生局（Strategic Health Authority, SHA）控制着申请流程准入，它们对还没有做战略性设计和部署的地方医疗体系，通常不大会启动申请流程。监察机构的前执行主席就战略卫生局负责承担基金信托医联体发展的能力和兴趣提出了若干问题。鉴于经济衰退对医院集团财务计划的影响，卫生部放松了成为基金信托医联体的条件，也包括医疗机构通过接管方式成为基金信托医联体的一部分的条件。

战略卫生局复审申请的七项标准如下。①会员合法、有代表性。组织依法组建，按照法律要求征询公众意见；集团必须证明会员规模足够大，有广泛的代表性，以进行管理委员会委员的选举。②好的业务战略。有一套符合买方意见的（征询买方意见）可行的业务策略。③组织财务可持续：有发展成熟的进行长期财务规划的方法。a. 现在以及一年之内都至少符合监察机构的财务风险评估的 3 分标准，总体上没有违背认证要求的风险。b. 未来 12 个月有充足的资金。c. 有能力在未来三年有持续的净收入盈余。④治理良好。现有的治理安排具有相当的合理性和完备性，包括风险管理、遵守章程、符合规制标准，绩效管理体系。⑤合适的董事会角色与结构。董事会成员有能力预防与处理潜在的随时可能显现出来的利益冲突。⑥好的服务与绩效。a. 达到所有全国 / 地方目标。b. 无任何方面引起国家健康委员会或医疗质量委员会的特别关注。c. 服务提供必须达到或超过计划。d. 如实反映组织绩效的各项记录，包括基于政府目标的产出，诸如急诊等候时间，等多久能按计划做上手术等；对地方医疗体系的特征予以评估，确保购买方财务绩效没有隐患，对医院没有负面影响；确保其他策略变化（诸如改变服务项目的计划）不会影响组织的稳定性。⑦在地方健康经济事务中作出一定贡献 [1]。

（2）卫生事务大臣支持阶段

通过了第一阶段的确认过程，普通医疗集团可以去寻求国务大臣的认可。战略卫生局必须证明申请成为基金信托医联体的医联体符合卫生部的战略意图。

（3）监察机构审核阶段

监察机构于 2004 年 1 月设立，独立于政府控制，对议会负责，是基金信托医联体的独立规制方。NHS 2006 年法案对监察机构的功能和权力范围作了明确规定。监察机构 Monitor 负责对基金信托医联体授权、监管与风险早期干预。基金信托医联体仍要像其他医院联合体一样接受国家健康委员会对遵守医疗标准的监管；另外，还要接受监察机构对其是否遵守授权条款的监管。在这一阶段，监察机构评估其是否符合以下三项标准。①医院集团有较为完善的治理结构吗？②财务可持续吗？③构成合法吗？监察机构评审过程很严，相对于此前的 NHS 组织绩效评审更具挑战性。监察机构表明不会降低准入门槛——从普通医院成为基金信托医联体的门槛，来迎合政治时间表。

许可条款详细规定了基金信托医联体宽泛的服务范围，基金信托医联体作为公共医疗

---

[1] http://www.monitor-nhsft.gov.uk/home/becoming-nhs-foundation-trust/how-assessment-process-works，London, 2010b.

体系的重要部分，有义务提供好这些服务。监察机构须向集团提出明确要求：①描述授权基金信托医联体提供的医疗服务，以及同实现教学科研功能相关的服务；②符合国家标准；③地方应根据服务环境的变化（例如，对地方人口规模构成等变化的回应）调整服务内容，且争取获得监察机构的同意；④明确须保护的建筑物、土地和设备等资产（这些资产是提供各项服务所不可或缺的硬资源）；⑤允许基金信托医联体借贷的资金额度；⑥基金信托医联体要提供的财务和统计信息；⑦获得自付患者收入的限制（Monitor，2010）。

4. 分析与讨论

基金信托医联体的法律身份可以通过权力回收过程被撤回。如果基金信托医联体严重违背了许可标准，补救行动又不合宜或者挫败，当问题积重难返时，监察机构有权收回基金信托医联体的法律身份，但需同区域战略卫生局和支付方商议。健康法案对权力回收的依据进行了扩展，关乎如下几方面的严重隐忧：①病人的健康和安全；②医院集团所提供的产品和服务质量；③医院集团的财务状况；④医院集团的运作方式。

倘若收回权力，医院集团再度置于国务大臣的控制之中。若权力还没有回收，国务大臣有权任命一位高级管理者就机构未来发展做提议，内容涉及关闭或接管等选择。迄今，这些权力尚未被使用过，预计也只会在最极端的情况下才有可能被采用。依据 2009 年的《健康法案》：当国务大臣认为基金信托医联体严重违背许可条款时，监察机构可以考虑收回权力。基金信托医联体难以抵制这样的要求，但是，倘若有合理的缘由，可以拒绝收回权力。不少评论员认为这表明中央通过一种保持距离的政治性过程在重申权力（Bill Moyes，2010）。

对财务稳定性的监管与是否合乎规制标准的监管分离开来，第三方独立性规制机构负责监管与审核医院集团的财务稳定性是否符合成为基金信托医联体的各项条件。医疗质量委员会负责监管公立和私立的医疗机构是否符合有关医疗质量和医疗安全的标准。创设基金信托医联体的提议受到了来自工会和议员两方面的政治非议。他们担心这种举措会影响工会的问责力度，削弱工会就薪酬待遇进行谈判的能量；而且医院可能会产生逐利动机，寻求自付患者收入，损害 NHS 的价值观。作为一种折中，想要成为基金信托医联体的医疗集团被限定了从自付患者那获得收入的比例。然而，这被证明是反生产力的，它阻止了某些机构（自付患者收入攀升的机构）成为基金信托医联体。

允许借贷自由的提议被英国财政部否决了，因为这相当于少了控制公共部门借贷和资本支出的重要杠杆；对国家账目而言，基金信托医联体借贷要基于公共借贷的总体要求。经过几轮备受瞩目的磋商，基金信托医联体借贷仍在一定程度上受到卫生部对于资本支出的限制（HM Treasury，2010）。

经过营造内部市场环境的撒切尔时代，"竞争"意念植入颇深；在准市场环境里运作的医疗机构在拓展合作方面有时未能取得理想效果。合理推进跨组织合作成为英国布莱尔政府制定相关政策的焦点。医院集团有责任同医疗体系的其他部分寻求有效合作。

4.3.3　治理战略

基金信托医联体的设置基于庞大的医疗服务体系之宏观图景，相应形成了明确的目标。国民健康服务体系 NHS 近年来呈现多样化特征，越来越注意对维系整个体系的基本原则和价值观的分享。在这方面，政府组建了一个顾问小组，负责引导各个医疗卫生机构遵循一系列的竞争与合作原则。工党的国民保健服务制度章程首次规定了一系列责任，清晰表达了整个国民健康服务体系 NHS 蕴含的价值观，对服务病患和员工供给内容作了框定。

创设基金信托医联体变革的是组织的治理环境和治理方式，而非结构配置。与成为基金信托医联体的大多数医院一样，伦敦大学的学院医院联合体在申请基金信托医联体之前就已经确定了组织形态。在 20 世纪 90 年代初期，由于重塑临床服务的需要，或者对范围经济和规模经济的诉求，NHS 经历了医院间的大量并购过程。比照伦敦大学的学院医院联合体，现在已经或将要成为基金信托医联体的医疗服务供给组织也是依循这样的路径演变传承下来的。

不大可能成为基金信托医联体的医疗集团有可能会被接管或者拆分。虽然中央政府和区域卫生局期待基金信托医联体接管陷入泥沼的医疗机构，但是基金信托医联体这样做的内动力不足，特别是考虑到有史以来的医院并购往往不尽人意，在实现预定目标上普遍受挫。

相对于横向联合，政府、学界和医界关注各式纵向联合：包括对医院职能外延服务的管理、与初级医疗机构建立伙伴关系。伦敦大学学院医院联合体在考虑紧密结合自身的专业特色服务来开发出更多的门诊服务。同许多医院一样，伦敦大学的学院医院联合体感兴趣的也是实现更为有效的整合以得到治疗护理特定人口群体的按人头支付的款额，但是这需要在当前的政策框架内进行一些变革。

4.3.4　财务治理

1. 财务自由

基金信托医联体有明显的财务自由，包括采购、如何投资余额以及设定年度预算。但是使用公共资金的廉洁与透明原则，不仅应用于所有的政府主体，也适用于基金信托医联体。

监察机构的风险评估决定了组织可以借款的额度。

基金信托医联体理事会可自主选择余额水平，伦敦大学学院医院联合体的结余率为收入的 2.7%，尽管管理事们将这方面内容作为要点同治理委员讨论，治理委员倾向于更低的结余率，愿意将更多资金用作提升病患服务质量。在应急储备金、采购决策等方面，联合体享有很大的自由裁量权。

2. 兼并、收购与投资

同其他组织进行合并，要求对基金信托医联体借由监察机构的评审过程进行拆解和重组，并且涉及财务尽职调查又称谨慎性调查（一般是指投资人在与目标组织达成初步合作意向后，经协商一致，投资人对目标组织一切与本次投资有关的事项进行现场调查、资料分析的一系列活动），整个过程耗费的费用和时间成本都很高。伦敦大学学院医院联合体认为合并过程冗赘烦琐，拆解既有组织的要求对于扩展方法的使用完全是个障碍。对于组织变革而言，比起收购还需要及时、可观的投资，合并是更容易实现的路径。伦敦大学学院医院联合体内有四次并购，其中三项涉及精神健康服务，一项涉及综合医院服务。

并购、投资与高风险交易——涉及的抵押物（Securities）、抵押资产的净值（Equity）、利润分成与特许权使用费等应报告给监察机构，监察机构会予以指导，发布鼓励审慎路径的指南。不过这仅适用于因 NHS 活动生成的资金，不适用于联合体自身所有的慈善基金。这标示着一种大的转移，合并最初常常是由区域战略卫生局推动起来，后来由监察机构来规制医联体。这种转移使得有关合并与投资的决策过程较之先前更为严格，同时也在很大程度上削弱了战略卫生局等外部主体的作用。

监察组织为医疗联合体设定了一个审慎的借贷框架，基金信托医联体在此框架内有一定自由度，可从信托融资机构获得低成本融资（健康部的一项内部银行功能，面向有一定的商业基础的申请）。然而使用这种融资方式的联合体表示此机构比较规避风险，想从它那获得资金比较困难。基金信托医联体也会参与私家病人合作和民间主动融资活动（PFI），但若参与这些活动必须事先获得卫生事务大臣的签署，一旦发生破产，卫生事务大臣对其持有剩余控制权。

伦敦大学学院医院联合体拟在新癌症治疗中心投资 10 亿英镑，筹资方式包括：向信托融资机构贷款，出售土地和物业资产。显然必须重视支付方、大学、区域战略卫生局（SHA）以及其他利益主体的意见，但理事会有权作出最终决定。联合体要征询监察机构的意见，但是监察机构的作用是确保借贷过程合乎规制程序，只是合约性审查，不影响联合体的决策。

3. 合资经营与商业运营

基金信托医联体在合乎各项许可条件的前提下，可以合资经营与商业交易。然而，一项司法裁决抑制了这种势头：在个别案例中，合资提供的非 NHS 医疗服务收入被基金信托医联体要求计入其私家病患收入。伦敦大学学院医院联合体有许多商业活动，包括私家医疗服务外包给专业公司。

4.3.5　运行治理

1. 管理结构

所有的基金信托医联体在设计自身的管理结构时都有完全的自主权。伦敦大学学院医院联合体下设四大行政部门，由医界人士担任总管（通常是名医生），辅以管理和财会专职人员。这些部门对收支负完全责任，补给公共服务消耗，然而并不享有盈亏管理的权力，有关交叉补贴的决定必须以集中决策的方式作出，以避免不正当投机，确保对实验室等共享设施的优化使用。伦敦大学学院医院联合体的四大行政部门同理事会下的各个专门委员会协同运作，担负绩效指标达标、财务绩效管理、监管是否合乎质量与安全标准、监测潜在动态与基本走势等核心职责。理事会下的专门委员会包括审计委员会（Audit Committee），财务与合同委员会（Finance and Contracting Committee，FCC），投资委员会（Investment Committee），人力资源和沟通委员会（Human Resources and Communications Committee，HRCC），质量和安全委员会（Quality and Safety Committee，QSC）。四大行政部门的经理根据联合体年度业务计划，在联合体的理事会设定的范围内充分施行高度的自由裁量权。

2. 绩效管理

基金信托医联体受治于外部多元主体设定的一系列绩效要求。

支付方设定的绩效要求和质量标准包括按绩效付费机制。按绩效付费（PFP）机制的内容主要是：医疗保险方（或者政府）通过一系列的经济激励机制改善医疗服务质量。于 21 世纪初被提出，最开始实践于英国和美国。与美国类似的项目比较，英国的相关奖励更大、激励更大。虽然没有确凿证据说明按绩效付费项目能改善患者预后，但按绩效付费项目已被经济合作与发展组织（OECD）国家陆续采用。其益处受到了质疑，尤其是外在动机对内在动机可能产生的不良影响。全科医生的内在动机是决定医护质量的一个关键决定因素。法国一项对 423 名全科医生的调查研究发现，对收入感到不满或常为患者咨询感到"无助"的全科医生，其内在动机复合得分较低。研究结果提示，监管机构应考虑绩效付费模式所增加的外在动机对全科医生造成的潜在不良影响（Jonathan Sicsic et al.,2012）。

政府给基金信托医联体设定的目标和标准：提高急诊部的接诊速度、设定转诊次数上限、缩短癌症治疗的等待时间、与医疗保健相关的感染人次，等等。医疗质量委员会与监察机构的绩效治理要求是底线标准，政府已许诺不再引入新的绩效目标。联合体在这个相对规范的框架内设定自己的绩效管理目标即可。

伦敦大学学院医院联合体有一套精细化的绩效管理系统，可以给理事会、临床委员会与各部门经理提供详细信息。设计这套系统是以排于组织前十位的优先序为基础，包括外部治理主体设定的许多要求，但多数是通过组织内的迭代过程，并以此为初级指标，为此设计了许多二级指标。对各个部门及其经理的要求源自这些已经达成共识的优先序，并且已经囊括进对个体的评估要求中。理事会的各专门委员会的负责人要根据各自职责，结合这些优先序和次级目标向理事会呈交报告，呈现问题与进展，至少一季度进行一次。

3. 人力资源和职工

基金信托医联体有权自主决定其需要、雇佣和解雇的职工人数。有权采用更具竞争力的薪酬吸引优秀的人才（Marini G. etal.，2008）。它们一经创设，就被要求接受国家薪酬给付协商制度，职员们对国家薪酬支付制度与合同条款享有契约性权利。基金信托医联体与职员谈判，协商一致，可以改变条款，终止或再颁布新合同，这形成了英国的一个法律雷区。不少 HR 采取渐进式改革，老人老办法，以保证人事改革的平稳过渡。只针对某些新人的新人新办法则有挑战同工同酬原则的风险。一些联合体尝试新的制度安排，比如提高医师助理和后勤人员的薪酬。若新举措应用得当，在国家薪酬给付安排内会有可观的扩展空间。有的联合体制定出了自己的一套相对成熟的薪酬结构，有些联合体开始施行紧缩的额外津贴计划。不少联合体变革了薪酬安排。假以时日，联合体的薪酬制度会具有更多的地方特色，越来越具有属地化治理的特征。

雇佣薪酬、雇佣条件与雇佣合同长期以来由国家协定，意味着个体组织尚未就此开发专门技术以及进行相关基础设施建设。这方面的开发成本比较高，做第一轮领跑者 / 革新者有风险，还有一些政治危害。工会对维持国家协商机制很有兴趣。预计日后基金信托医联体会对薪酬制度进行更多探索与变动，并增强就此进行协商谈判的能力。目前，伦敦大学学院医院联合体还没有与国家薪酬给付体系脱钩的计划。

4.3.6　问责框架

基金信托医联体因其独特的治理安排备受关注（Klein R.，2014）。首先，每个基金信托医联体要能够辨识居住在该区的"社区成员"、病人和员工。"社区成员"希望能定期获取有关基金信托医联体的信息，参与和协商未来发展规划。然而，"社区成员"最主要的特权还是选举权，自己就是候选人，是治理委员候选人。基金信托医联体治理委员会的规模和构成有一定灵活性。

基金信托医联体的理事会对医院管理负责，向治理委员会（Board of Governors）负责。治理委员会应以民选的委员为多数，其中至少有一个委员代表当地 NHS 的初级卫生医疗联合体（Primary Care Trust），至少有一个委员代表当地政府机构，至少有三个委员代表员工，至少有一个委员由当地的大学（如果适用）来任命。治理委员会的主要作用是对组织机构的策略进行规划。由于治理委员有权任命理事会主席和非执行理事，这又涉及治理的另一个层面。此外，公众也有资格被任命为非执行理事（这意味着在不同的治理层面，他们都能够得到代表）。治理委员会中执行理事的任命则经公开竞争产生。

英国医疗质量委员会报告首次指出，基金信托医联体在开发新服务以及提升对当地民众的医疗责任方面卓有成效。然而，NHS 基金信托医联体和其他急重症医联体在有关医疗质量和医疗可及性的既有指标方面，还没有明显的差别。此外，业已发布的批评性分析主要是关注基金信托医联体的制度安排。这些治理安排模糊了"委托—代理"的轮廓，因为其创设的一系列关系缺乏内部一致性且相互冲突。具体来说，至少以下因素使基金信托医联体的功能有所削弱：一是员工成为治理委员会委员的能力；二是委员会同时作为中央规制方的代理者和地方受益人的代理者而导致的利益冲突（Howell B.，2004）。

严格地说，英国 NHS 医院治理领域的基金信托医联体并非完整意义上的法人，它的治理结构与公司制企业的治理结构不同，并不存在股东大会对理事会的监督，理事也不是医院的所有者。NHS 基金信托医联体的公法人的特征，决定其对医院管理层的监督机制有缺陷，为了弥补这种治理结构的缺陷，除要求至少两名执行理事来自地方社区外，还需要来自地方政府、购买方与监察机构的外部监管。基金信托医联体接受被称作监察机构的独立组织的监管。监察机构采取基于风险的监管方式，对每个基金信托医联体（FT）进行风险评估，涵盖财务、治理和必备服务等方面，并通过网站向社会公开。

1. 理事会

伦敦大学学院医院联合体理事会构成如表 4-3 所示。

表 4-3 伦敦大学学院医院联合体理事会

理事会成员：主席、CEO（负责实施理事会决议）、副行政总监、护理部总管（Chief nurse）、医疗理事（medical director）、财务理事、人力资源理事、非执行理事（5 位）

☆理事会功能：

为联合体设定总策略和总方向；

审核和监察联合体的业务计划、预算和主要的资本支出；

对照目标检测绩效水平；

大多数理事兼任专门委员会委员（薪酬委员会、审计委员会等）。

☆理事会职责：

理事会应定期会面，对组织保持有效控制，监测联合体运行与管理。

☆理事会成员共担的责任：

在地方议会设定的政策和融资框架内设定联合体的发展策略和方向；

设定年度和中长期目标，商议目标实现计划；

根据预设目标和指标，通过测度绩效水平来监管预期结果的实现程度，在必要的时候，采取矫正与惩治行动；

确保联合体的声誉与公信力；

增强联合体内外部的沟通，与其他外部组织通过会议保持联系、交流与合作

来源：参见 UCLH-Annual Report and Accounts 2011-2012.

理事会负责对基金信托医联体进行全方位的治理，涉及联合体发展战略、规制要求合约性与总体绩效。治理委员（governors）有权任命理事会主席和非执行理事，还负责核准理事会选择的 CEO。理事会必须有 CEO 和财务理事，2006 年的政府法案规定执行理事中要有一位医界从业者（通常是医生，但也不全是）和一位护士。法案要求非执行理事占半数或者多数。除此，理事会在以下方面有相当大的自由度：理事会怎样构建、多长时间会一次面、是否以公开方式会面以及业务如何进行。

伦敦大学学院医院联合体选择非执行理事看重个人技能、学识和经验等同其他理事的互补性。这种做法使得理事的选择得以超然于地方政治影响，尽管任命那些关联政治网络且具有地方影响力的人士有一些明显的益处。

绩效、财务报告、质量以及其他有关涉及组织运转的运行性议题是理事会讨论的主要内容，但据联合体估测：理事会约 30% 的时间关注涉及的是长期和战略性议题。执行理事们每周碰面，高官们加盟的会议一月一次——月会的着眼点在于变革管理和计划的某些方面。

2. 会员

创设基金信托医联体的潜台词是摆脱中央干预，获得更大的决策自主权。所有权转移的概念也是讨论的热点，起初讨论相关政策时，考虑到了互助组织的传统。联合体为全体会员所有的理念很有意义，改变了组织服务导向，使之着眼于使用者而非政府的需求，有助于增进职员、病患与公众在组织中的利益，给组织发展战略和策略调整带来了重要的和多方位的影响。

申请基金信托医联体身份的医院集团须证明其在促进公众（会员）参与方面有切实可靠的策略，必须保证其与当地的社会经济发展状况相协调，同其病患、职员与地方公众的人口学特征相适应。若条件允许，联合体可以因地制宜，鼓励当地的儿童和年轻人参与进来。2010 年 3 月，129 个基金信托医联体拥有会员 160 万。

3. 治理委员

基金信托医联体治理委员数量通常在 18 位至 39 位之间，平均 33 位。治理委员会规模与组成由地方自主决定，但法律明确规定每个治理委员会必须符合以下条件：治理委员会应多数是民选委员，其中至少有一个委员代表当地 NHS 的初级健保系统，至少有一个委员代表地方当局，至少有三名委员代表员工，如果联合体包含大学医学院或者同大学医学院有合作，至少有一名委员由当地大学来任命。

治理委员会的主要作用是为联合体制定发展战略与规划。规定要求治理委员们一年召开三次会议，现实中，会议次数只多不少（Ham C，Hunt P.，2008）。治理委员会的确存在与执行委员会职责交叉的问题，但是治理委员明确具有以下三项职责：首先，他们组成了一个顾问团体就相关议题提供参考意见，比如基金信托医联体具体要如何运作以符合社区广大会员的要求。第二，他们是捍卫者，确保联合体的运行方式符合目的表述，合乎授权条款。第三，治理委员是战略家，谋划信托医联体的发展战略，帮着把控方向。

英国医院治理注重公众参与。伦敦大学学院医院联合体的治理团体由 33 人组成，23人由病患、职员与公众选举出来，其中 3 人代表地方公众，14 位代表病患，6 位代表职员；另外 10 位由地方合作组织指定，包括初级健保集团（PCT）和大学。治理团体的选举每年都会进行。会员来自地方民众、近期病患、护工和联合体职员。2009 年 4 月，该联合体有会员 14 000 名，一年召开三次正式性会议，理事会联合会议一次，年度全体成员大会一次。还有许多非正式会议，涉及各个专门委员会负责的各种事项，如薪酬、病患、高质量护理等议题，治理委员列席专门委员会的会议。治理委员与其选民借由联合体管理的时事通讯、简报和非正式会议进行交流。

　　治理委员对信托医联体运行的影响还不明晰。会议记录显示大量事项需要由主管们进行汇报，阐述组织运行背景。也鲜有证据能够表明治理委员就组织议程设定提出了多少建设性意见或者具有挑战性的异议。然而，清晰可辨的是，伦敦大学学院医院联合体的治理委员发挥了重要作用，特别是在质量与安全议题、关乎病患的事项上。洞悉治理委员们的评述发现，他们对于自身角色有深入的理解，对自己与联合体行政主管们的互动普遍感到满意，他们觉得自己充分理解了组织的发展策略。近期有些研究表示：虽然治理委员有权通过任命理事会主席和非执行理事的方式来施加重要影响力，但在实践中还没有实现过。治理委员常常觉得自己轻而易举地就被 CEO 们控制了，信息获取不足使其难以充分发挥作用。治理委员觉得理事们并不真的期待他们进行意见表达（Dixon A, Storey J, 2010）。

　　4. 监察组织

　　监察组织作为基金信托医联体的规制机构，负责对新成立的基金信托医联体进行授权，对基金信托医联体内组织的能力开发起着重要作用。监察组织独立于政府，直接向议会负责，其规制作用体现在确保基金信托医联体符合授权条款，包括要求联合体有效、高效率、经济地运作；要求联合体符合医疗目标和国家标准；要求联合体同 NHS 的其他组织合作。监察组织宣称一个成功的基金信托医联体可望被授予可观的自主权来进行相对自由地运作。

　　监察组织认为理事会是 NHS 基金信托医联体的第一道防线。理事会向监察组织呈交年度计划和定期的绩效报告。监察组织借此来对组织事项作出判断，识别问题性质与起因。涉及测算年度风险等级的，结合年度计划和财务分析，评估和推断联合体有没有可能违背监察组织的授权条件。风险评估主要涉及三方面的内容：财务风险、治理与必须提供的服务，如表 4-4 所示。风险评估的结果公布在监察组织官方网站。一旦发现基金信托医联体有偏离年度计划的情形，会及时更新网站排序。风险评级决定了监察组织要对基金信托医联体绩效进行何种程度的考察。按照财务风险评定结果的不同，监察组织对基金信托医联体的检查频率和最高资产负债率作不同规定。财务风险评定分为五个等级，显示为 1~5 分，5 分风险程度最低，最高资产负债率限制至 40%，4 分所对应的资产负债率上限为 25%，5 分与 4 分对应的年检频率皆为半年检或者季度年检。1 分风险程度最高，监察组织有权在必要时刻对该联合体进行直接干预。3 分与 2 分风险程度高，后续皆会受到监察组织的月检，资产负债率设限分别为 15% 和 10%。也就是说，财务安全的基金信托医联体通过授权可以具有更强的借贷能力。监察组织一般不会让自己涉足基金信托医联体自身的医疗战略和运行性策略中，在定期获取联合体年度计划与绩效报告方面进展得有条不紊，持续应用风险等级评定的方式，形成了一套系统有序的制度化的互动过程，使联合体在一系列的约束机制中去争取和获得高度的自主权。当联合体理事会决策有潜在高度风险时，监察组织会提出指导性建议。

表 4–4 监察组织对基金信托医联体考核指标

财务	计划完成度	治理	遵守章程	必须提供的服务	义务服务的变动
			会员数量、合法性、代表性		
	财务效率		合适的理事会角色与构成		受保护资产处理
	潜在绩效		服务质量：急诊的等候时间；院内感染率等		
			医疗护理质量		
	流动性		与其他地方组织合作		
			其他风险管理过程		

起初，除了政府有意圈选的绩效提升与合约性考察的试点地区，监察组织不让自己置身于"质量"等议题中。但是，后来一些医院出现了问题，这些问题被公开报道出来，其中就有一家医院是基金信托医联体的医院。这促使监察组织采取更积极的行动，促进基金信托医联体改进制度体系，在防控感染、质量和安全管理方面提升绩效水平。

伦敦大学学院医院联合体运作优良，管理水平较高，成绩斐然，可以称之为基金信托医联体成功运作的典范。但它也有过被监察组织干预的经历。曾经的一段时间里，为了给付新民间主动融资（Private Finance Initiative，PFI）医院的费用，资金需求量大增，导致了严重的财务问题。卫生部摘下了其基金信托医联体的牌子。在这样的情境下，监察组织向该联合体委派了一个财务治理小组，试图扭转乾坤。联合体财务体系一经恢复常态，监察组织与联合体间的关系即会再度恢复到那种被称作一臂之距的有尺度的规制调控状态中。

通常在类似于这样的情境中，如有严重的财务控制方面的损失，或者其他严峻的违背治理准则的情况，理事会会由监察组织直接采取行动施加干预而被替换掉。在这一案例中理事会没被更迭，这是很罕见的。由此，反映出问题超出了联合体的控制，即已然不是理事会所能力挽狂澜的了。

监察组织体现出了其精细化的、专业化的规制调控能力，依据基金信托医联体的经营战略和财务状况，对其暴露出的风险问题作出精准的风险等级评估判断。近些年来，评估范围有所拓展，对服务质量给予了越来越多的关注。

监察组织对基金信托医联体起到授权与规制功能，它还有一项重要的、使命般的任务——致力于扶持联合体发展，保障基金信托医联体享有与其身份和资质相称的自主权，在其自主权内把优势充分发挥出来。

监察组织的监管效力基于其风险认知与识别能力，依此判断对医院的规制力度。监察组织还致力于改变医疗组织不断向上找寻方向做定位的"现象"。先前被置于直接管制中的医院应努力去学习以一种新的更具自主性的方式去运作。监察组织指出有些联合体忧心忡忡，顾虑重重，过度地查找问题，总觉得准备还不够充分，不断质疑自身，其实它们担忧的很多问题，倘若再自信些，凭借它们自身的能力是可以把控住并妥善解决的，并没有超出它们的能力范围，这样的心态需要改变。伦敦大学学院医院联合体在报告中指出监察组织是很重要的治理主体，它提出的意见中肯，有建设性意义，且具有实务层面上的影响力。监察组织在涉及更宽泛的有关联合体运行与发展策略的议题上，审慎而稳健，避免越位、错位造成的过度与不良干预；在必要的关键时刻从不缺位，不消极怠惰，在合理的职权范围内，章法不散乱，独立而清醒，坚定而富有弹性；进退拿捏得恰如其分，高低立断中体现出质朴的专业素养、合法化意识与合理性精神。

5. 其他的外部监督

医疗质量委员会，前身为国民健康委员会（Health Care Commission，HCC）。自 2009 年 4 月起，依据《健康和社会护理法案》（Health and Social Care Act 2008），医疗质量委员会取代了国民健康委员会。同时被医疗质量委员会取代的还有社会保健检查委员会（CSCI）与精神健康法案委员会（MHAC）。

医疗质量委员会作为重要的独立规制主体，对 NHS、地方管理局、私营公司或志愿者组织提供的健康和成人社会医疗服务进行规制，同时也根据《精神健康法案》的"强制医院治疗病患"对病人权利进行保护。第一次将精神健康以及成人医疗护理的管理统一到一起 [1]。

医疗质量委员会设定了若干医疗领域的最低标准。依据规定，从 2009 年 4 月起，NHS 医院的急症、救护车、精神卫生、初级保健，NHS 血液与器官移植管理局等等所有的健康服务提供方都要在医疗质量委员会那里进行合法化注册登记（若不注册，就没有行医资格），承诺它们会致力于保护民众不受感染；由此证明自己达到了必需的系列标准，并且有底气和实力保证会不断努力以持续符合这系列标准。这需要对照公开标准进行自我评估，辅以数据分析的证据、定期检查和抽查。

所有医院、基金信托医联体及其他，都要向许多其他外部监督主体说明责任，按照要

---

[1] http://www.nhs.uk/NHSEngland/aboutnhs/Pages/CareQualityCommission.aspx

求汇报信息。这些规制主体涉及：健康与安全执行局；临床过失治理方案——互助保险计划；地方消防和环境卫生局；研究生医学教育与培训核准组织。

与NHS的其他组织一样，基金信托医联体也要受到来自地方政府监督委员会的外部审查。审查能力与效力因地而异；它们的直接干预权力有限，尽管它们具有法定的问询权。然而，它们有权对大规模变革提出异议，并将异议呈交给国家卫生事务大臣（卫生事务大臣只能在基金信托医联体违背许可条款的情况下施加干预）。

6. 支付方

在多数案例中，英国初级卫生保健信托机构（Primary Care Trusts，PCT）是基金信托医联体服务的购买方之一，其对基金信托医联体有很大的影响力，当然也意味着其所采取行动的力度要限定在合理范围内，不能威胁到组织生存。PCT试图影响病患临床路径与专业活动定位，在这些方面显得越来越积极。伦敦大学学院医院联合体个案中，还没有一个PCT对伦敦大学学院医院联合体有决定性影响，作为服务购买方的两家PCT合起来只占伦敦大学学院医院联合体收入的19%。

7. 向公众报告

要求公共部门向公众报告其服务质量与公开公共资金使用情况的期待越来越强。公众要求每个基金信托医联体就其各项活动作出全方位的年度报告；向当地民众和病患就绩效水平和目标实现情况作出翔实的汇报。这包括一整套财务账目及有关高管们薪酬的相关信息。根据信息公开法，基金信托医联体作为公共组织也必须服从同样的要求。法律要求公共组织要为接受更广泛的公众问询和征询民意作出实质性的变革和充足的准备。通常购买方可以发挥问询功能，但在某些特定情境下，基金信托医联体必须主动这样做，比如对某些重要的服务内容进行了大的变动时。

8. 伦敦大学学院医院联合体质量报告缩影

伦敦大学学院医院联合体开发了一套质量细目，其中有些信息是国家要求的内容，该联合体选定了五大方面：①在病患满意度方面，争取跻身于NHS医院前20名；②医院病患死亡率力争减少5%；③跌倒以及其他严重外部损伤发生率减少30%；④降低院内感染率；⑤持续的质量改进——开发质量仪表盘，应用于各个科室，涉及病患入院体验、安全和有效治疗方面的指标。

细目包括：①监察组织及其他规制者视线下的联合体绩效；②对公众参与活动反馈意见的回应性；③各种各样的质量测度，安全、感染、死亡率、病患体验、治疗效果、职员的看法、关键指标达标率。

伦敦大学学院医院联合体理事会与公众碰面开会。不少基金信托医联体理事会只在私下会面,对外从不公开但国务大臣对此早有训诫。当涉及敏感性的商务议题或者病患隐私时,理事会可以召开封闭会议。在伦敦大学学院医院联合体的理事会上,薪酬委员会做公开报告,主管们的薪酬给付情况会在年度报告里予以明确说明,治理委员们召开的会议都是公开的。

4.3.7　联合政府对基金信托医联体的新影响

2010 年 5 月,英国保守党与自由民主党组成联合政府。新一届政府宣布了对 NHS 进行重要变革的方案,不少内容对基金信托医联体有重要意义。第一,基金信托医联体经其理事会获准,可以变更组成要素。第二,解除了限制基金信托医联体从私营药品获得收入的禁令。第三,废除监察组织部分功能——监督基金信托医联体的绩效与授权条款的合约性审核,即解除其对集团管理水平的监管,旨在进一步增进集团自主权。监察组织要履行的职责是:①设定价格;②对医疗市场进行经济性规制;③对竞争的规制,反不正当竞争;④对地方医疗供给设定准入与退出门槛(若要撤销某服务项目必须事先报备),保持服务供给的连续性。第四,实施绩效工资与津贴增补方案,税收优惠以及更优惠的借款利率,更畅通的职员培训渠道。第五,优化与精简指标体系(大量绩效指标的使用对改进绩效体系造成过度压力)。

为应对这些变动,对国有资产加强保护以及纠正问责制度中的缺陷,政府向作为问责主体的治理委员们赋权。《健康与社会医疗法案》明确了治理委员的义务,治理委员应提高理事们治理基金信托医联体的责任感,理事会就治理过程与效果向治理委员及当地民众作翔实的报告。治理委员有权任命和解雇主席与非执行理事。法案赋予治理委员的另一项权力是:有权要求集团的某些或者所有理事开会。基金信托医联体理事会应在其年度报告中列出行使相应权力所针对的事项与所处的具体情境。《公司法》也拓展了理事的治理义务。基金信托医联体每年必须召开全体成员大会,会员们一起讨论年度报告及财务账目,以及理事们与主管们的薪酬给付情况(Department of Health,2010)。这些举措的深远意义在于:基金信托医联体运行的制度基础正朝着以市场规则为基础的方向移动;外部规制主体对集团的监管压力减小,同时要担负起促进集团发展的责任;基金信托医联体的自主权更大,会形成一个富有竞争力的多元供给市场;购买方所担负责任的变动促使治理环境更富生机和动态性。只要存在竞争机制,市场主体就可以通过实力与业绩获取更多的市场份额。

4.3.8 结论

英国公立医院自主化治理过程在一定程度上体现了行政机制、市场机制与社群机制的渐进磨合与有机融合。公立医院自治和政治控制间的平衡点取决于医院通过自身力量履行义务与独立处理问题的能力，患者人群的期望，所引入的新模式的性质，市、区域或中央政府的预期、行为和财政状况。医疗集团成为基金信托医疗集团的过程对其财务稳定性、战略规划与治理安排等产生了有力、有益的影响。

至于这种治理模式是否成功，关键在于它能否长期的可持续发展。基于以前的供给方自主权试验，普遍有种强烈的预设，NHS 体系内会发生对控制权的博弈与控制方法的变相重塑。对基金信托医联体的自由度和若干治理方式以立法的方式予以保障，限制了政府官员们的干预动机。许多有影响力的政务官和文官对政策导向表示不能理解，不支持政策调整的潜在逻辑，设法提高影响力。NHS 的 CEO 就传染控制问题书面联系基金信托医联体的 CEO，监察组织对此表示反对。

政策调整带来的各种革新与变动，并没有完全实现预期效果，总体来看，基金信托医联体改进得比较慢的主要原因有：第一，NHS 自 1948 年创设以来采用的中央集权式的管理传统一直延续至今，地方自主创新意识不强，容易有一种等待中央传导新理念与把控战略方向的心理预设。第二，购买功能发育不良意味着新服务难以获得支付方核准，即支付方对新服务往往不感冒。第三，支付方与供给方必须遵循一系列的目标和法定条款，这需要大量的管理时间。第四，由于供给的集权垄断性质，对医院的竞争性威胁有限。

媒体报道斯塔福德基金信托医联体提供劣质服务，国务大臣派高级文官处理，尽管其并没有这样做的法定权力。该集团一度热衷于实现监察组织要求的财务目标，不惜以降低服务质量为代价，特别是病房与急诊部，人力配置不到位（Francis R., 2010）。此时预见与及时识别服务质量恶化方面的监管失灵了。规制主体过度依赖审核认证，在问题识别上反应迟钝；购买方与战略卫生局在这方面也失灵了，它们都没有发挥出相应的作用，对早期预警信号都没有予以足够的重视，对地方病患的怨声及护理们的呼声充耳不闻。监察组织的审核导向潜藏着滋生顾此失彼行为的漏洞。但是类似该集团的狭隘行为与漠然态度也存在于许多非基金信托医疗集团，所以不能因此就否定作为自主化治理的新形式的基金信托医联体。国务大臣有权要求监察组织收回授予基金信托医联体的部分或者全部权力。

增强供给方的经营自主性已呈不可逆转的趋势，是英国政府改革方案的重要内容。医院在很多方面拥有更大的自主权，如服务内容、人事管理、设备投入、资金筹措等。基金信托医联体获取资金的数量不再以医院规模和人口覆盖面积为基础，而是以医院实际提供的医疗卫生服务数量和质量为衡量标准。在更具活力也日趋激烈的市场竞争中，公立医院为了生存和发展必须提质增效，努力实现社会效益与运行效率的统一。

政府须公开各医疗机构的包括风险标准化的死亡率在内的综合评估数据，供公众参考并选择医院；完善医疗领域的竞争机制，促进医院之间为提高医疗质量开展良性竞争，这也是发达国家普遍采用的方法。此外，另有不少议题尚待解决。民间主动融资中的负债与承诺由国家担保，这对形成更为灵活的医疗服务供给模式是个束缚；国家持有基金信托医联体的实体利益会阻碍私人银行市场支持其进行变革。

4.4　葡萄牙公立医院法人化治理实践及启示

受新公共管理思潮与公共治理理念的多重影响，葡萄牙在公有制框架内引导传统的行政化医院转变为面对市场压力的公法人医院，在保持公共所有权以强调社会目标的同时，适度采纳市场化运作方式。以激励绩效合同、管理技能激活能动性，通过信息披露支持的非政治化监督增强责任落实能力。信息技术与网络政策有机融合，以整体性治理防治碎片化。变动的治理形态揭示其旨在寻求社会效益与运行效率的统一，折射出其政治传统与治理现代化的渐进磨合。基于中观框架——从制度安排、财务安排、问责安排及运行治理四维度，在梳理制度文本、官方报告、期刊文献及客观数据的基础上，踪析葡萄牙法人化治理路径，解析其治理转型的实践逻辑，汲取启示。

4.4.1　葡萄牙公立医院法人化：缘起与突破

多年来，葡萄牙国民健康服务 NHS 通过系列立法与制度建设增强卫生系统的可持续性、可及性，兼顾效率与质量的均衡；这些目标自 2002 年以来一直是医疗卫生政策的重点。最显著的实践是在 2002 年至 2009 年间进行的医院改革（FerreiraD，Marques R. C.，2014）。

1. 葡萄牙医疗保健体系概况

创建于 1979 年的葡萄牙国民保健制度为全民税收筹资制度，通过国家一般预算收税和分配资金，覆盖所有居民。医疗保健规划、组织责任和监管集中在卫生部。5 个区域卫生管理局（RHA）在地区负责：①区域人口健康的战略管理；②同私营部门协调向 NHS 患者提供医疗保健；③医院的监督和控制；④初级保健中心融资。葡萄牙医疗系统主要遵循贝弗里奇模式，但也有私立医院和诊所，1990 年《基本卫生法》（第 48/90 号法律）确认了其合法性地位，作为 NHS 的补充，提供临床耗材和药品、辅助诊断和治疗、医疗预约（Barros

P.,2012）。提供临床服务是 NHS 的直接责任，在无法回应或患者等待时间过长的情况下，可以要求社会或私营部门提供。安全、基础设施维护、清洁和消毒、洗衣和焚烧等非临床服务可承包给私营部门。

公立医院筹资由中央政府、卫生部与中央卫生署共同决定，确保遵守国家卫生政策。NHS 也有其他支付方：①私人自愿保险（PVI，自愿、竞争和排他属性），覆盖约 20% 的人口；②健康子系统，与特定职业（如公务员和银行部门）相关的特殊的公共或私人保险计划；③公民自付（通过共同支付）（Simões,2012）。2016 财年尽管特定职业保险覆盖了近 1/4 的公民，但在 PVI 影响下，这一比例下降到 10%，公共来源资金约占 61%，其余 29% 来自共同支付（或适度收费）（Morais Nunes, A.,2019）。

2017 年葡萄牙常住人口约 1 030 万，65 岁以上占 21.1%（欧盟 19.4%）。从 2000 年到 2017 年人均预期寿命增长了近 5 岁，2017 年达到 81.6 岁，略高于欧盟平均水平。和其他欧盟国家一样，男女预期寿命差距很大，2017 年女性比男性寿命长 6.2 岁，高于欧盟平均水平（5.2 岁）；男性与平均水平持平。人均医疗支出持续增长，但低于欧盟平均水平，如图 4-1 所示，2017 年欧盟国家医疗保健支出人均 2 029 欧元（占 GDP 的 9%），比欧盟平均水平（2 884 欧元）低约 1/3，自付款项占总支出的 27.5%。

门诊医疗占医疗卫生支出的最大份额，2017 年人均 994 欧元远高于欧盟平均水平（858 欧元）。住院医疗费支出（520 欧元）和药学服务（382 欧元）大大低于欧盟平均水平（分别为 835 欧元和 522 欧元）。这反映了多年来葡萄牙为提高医疗系统效率和控费所作的持续性努力。葡萄牙预防保健的支出也低于许多欧洲国家，2017 年人均支出约 36 欧元（占总医疗支出的 1.8%，欧盟为 3.2%）（OECD，2019）。

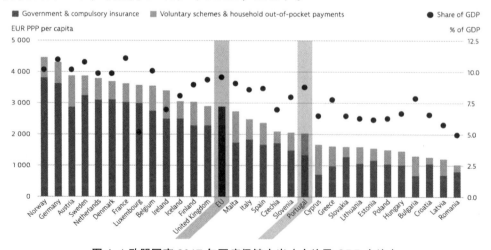

图 4-1 欧盟国家 2017 年医疗保健支出（人均及 GDP 占比）

数据来源：OECD 医疗卫生统计局

2. 葡萄牙公立医院"法人化"的历史路径

1995 年至 2001 年，NHS 总支出增长了 30 亿，但医疗质量并未得到改善。从 1999 年至 2001 年，葡萄牙最大的 40 家医院预算合计增长 26.5%，但服务产出只有少量增加。费用攀升、机械僵化、目标模糊、资源利用率低等问题凸显，对传统医院模式及国家卫生系统确保公平和回应公民需求的能力提出了挑战。2002 年卫生政策议程提议对 NHS 进行深刻改革，促进与其他服务（社会和私营部门）的协调，指导医疗机构采取针对公民需求的综合应对措施（Karanikolos M.,Cylus J., et al.,2013）。

2002 年 4 月开始，医疗系统经历了两大变革。第一，融合不同容量 / 专长的医院以功能整合和资源共享为要点组合医疗中心；在公私合营体制下宣布建造新医院。第二，公立医院法人化。法人化分两波进行，第一波（2002—2005 年）发生在社会民主政府时期。2002 年 4 月开始的结构性改革锚定了系列目标——提升医疗质量、增强可及性与选择自由度、提升技术 / 配置效率及控制支出总额。具体包括：①加强对决策过程及后果的监管和问责能力；②通过分权和新的法律框架，增强医院财务、人力资源、运营管理和投融资管理等方面的自主权；③把大量（几乎一半）公立医院法人化，作为"临界质量"[1] 的试验田；④在供给与购买分离的基础上以预付制取代按项目付费；⑤加强医疗质量管理；⑥以激励机制、绩效合同、管理技能激活能动性，推行标杆管理的最佳实践；⑦与私营部门建立伙伴关系；⑧医院与初级保健中心整合，促进服务和功能联系。

1979 年至 2002 年所有公立医院都是传统的行政化医院（APSH），受公共 / 行政法管辖，但到 2002 年底，40% 的医院法律地位有所改变（FerreiraD.&Marques R. C., 2014）。截至 2003 年 1 月 1 号，约一半的行政化医院转为法人化医院（SA）（国家拥有所有股份、完全公共资本）（Court of Auditors，2006），在承包和采购卫生设备、药品和人力资源方面拥有更多自主权；仍在卫生部和财政部的监管下，债务不能超过股份的 30%。第一波改革引发热议"为何选择法人化"？接下来会不会私有化？第二波（从 2005 年开始）发生在社会主义政府（Socialist Government）时期。各党派对政府和民营部门在医疗服务中的作用（医院自主性）各执己见。2005 年大选后，新政府表态政策议程没有私有化，消除了民众的担忧。为明确公共性质，2005 年新政府将所有 SA 医院转为 EPE 医院（新称谓），自主权低于第一波 SA 医院，由卫生部和财政部加强战略性监督。新目标包括将法人化影响力辐射到更多医院，建立医疗中心和医联体，赋予医院董事会自主权和对管理层的问责权。2005 年

---

[1] 临界质量（critical mass）是指知识技术积累到一定的临界点，新技术就会跟裂变反应一样爆发，并剧烈扩展。

至 2009 年又有些行政化医院逐步转为 EPE 医院（Ferreira D. &Marques R.C., Nunes AM., 2018）。

葡萄牙四类医院[1]并存：①传统的行政化医院（APSH），行政和财务自主权有限，卫生部对其有完全的行政管理权；②法人化医院（EPE），享有与资本、人员和价格有关的自主决策权，在新的管理规则中，EPE 医院可以根据个人劳动合同（而不是公共管理制度）雇用 / 解聘员工，自主决定新员工的职位，并可以制定与绩效相关的专业人员薪酬计划；③公私合营医院（PPPH），始于 2003 年，受英国私人主动融资（PFI）潮影响；④私立医院，始于 2010 年。葡萄牙有 42 家法人化公立医院（EPE），20 家行政化公立医院（APSH）和 3 家公私合营医院（PPPH）。

4.4.2 四维分析框架：管办分开视域下的中观治理框架

法人化旨在解决医院在效率、质量和病患需求回应等方面的问题，确保医院在财务、融资、人事等方面拥有恰如所需的经营自由度来应对环境中的新挑战，以及在市场经济条件下维护公益性的价值观。管办分开，政府负责"头顶"，侧重政策规划；事业单位管"脚下"，拥有一定的自主权（内容和程度），管理人、财、物和业务。裁判员与运动员各司其职，解决政府监管范围覆盖普遍性与事业管理对象特殊性之间的矛盾。在"管办分开"的视域下，以医院自主决策权为关键变量，提出公立医院中观治理的四维框架。

公立医院中观治理框架如图 4-2 所示。

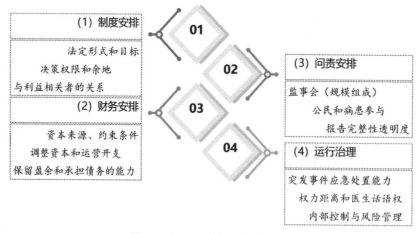

图 4-2 公立医院中观治理框架

---

[1] Court of Auditors, Relatório no. 15/2009: Auditoria ao Programa de Parcerias Público Privadas da Saúde – Primeira vaga de Hospitais. Lisbon, Court of Auditors, 2009.

（1）制度安排

制度安排的关键是法定形式（政府与医院的法定关系）——如英国信托医联体、西班牙公共医疗公司、葡萄牙法人化公立医院等，直观上反映"控制权"从政府下放到医院（去行政化）的程度，医院在哪些方面依法享有多大程度的自主性及运用自主权的策略与方式（实现多重目标的机制工具）。转移的决策权涉及投入要素、人事、业务范围、财务管理、临床和非临床的行政管理、战略管理（制定组织目标）及市场策略等方面。

（2）财务安排

有权处理相关资源吗？从哪得到资金？如何处理资本和盈余？用怎样的流程管理投资和运营成本？医院资本决策仍由科层主导，但日常运营资金分配方式的变化，反映了以市场为导向的策略（医院资金使用效益；更严格的公共采购程序；盈利性细分市场的增长；鼓励私营部门竞争公共资金以缩短等待时间）。除非政府批准，OECD 国家不允许公立医院进行资本投资或承担金融风险。医院渴望自主权，因为在日常经营决策中，要满足病患需要、专业偏好和其他利益相关者的多重要求；医院渴望适度宽松的决策环境，以在处理投资（来源、限制、条件）和调整经营费用方面，找到额外的资金来源和贷款。

（3）问责安排

代表谁的利益与意志？向谁报告？参与决策过程的都有谁？特定背景下的组织结构是什么样的？如何问责？在医院自主权增加的背景下，政治团体和权威性机构的角色定位更为复杂。法人化拟扼制地方和区域政治行为者对医院日常性的临床和财务决策的直接干预。政府作为不可或缺的问责主体，监管公立医院责无旁贷。如何平衡激励与监督？此外，问责制有多重面向（财务，绩效和政治/民主），比传统的管理复杂得多。

（4）运行治理（决策权限、能力与责任的匹配度）

领导团队执行董事会决策的能力其采用何种治理路径与技术？能兑现承诺吗？能与其他方谈判取得共识吗？如何应对突发事件？日常经营决策的透明度如何？"治理"是个特别强调执行能力的概念（Pierre J., Peters B.G.,2000）。

维度（1）（2）（3）强调基于多重目标以民主决策程序驱动和引导医院活动，影响管理者和医护技人员行为；从规范性价值（如公平、职业伦理）到可及性、回应性、质量安全，涉及政治、财政、管理及日常运营议题。其中某些安排是宏观层面的传导渗透至中观层面。利益相关者（员工、患者、供应商等）可能参与"临床服务、战略定位与评估/制裁"等议题的决策过程。对利益相关者的强调凸显治理的协作性特征，意味着对政府及各类主体协同解决公共问题的依赖。在不同的场合，"共治"也称"合作治理""协同治理""网络化治理"等（王名，2018）。共治是必需的，因为在复杂的卫生系统中，没有一个行为者拥有完成工作的所有知识和权力/权利，政府也无法独自解决日益复杂的问题，也因为各方对公共行动的合理目标可能存在分歧，还因为若不让其他关键主体有效参与，政府会日益丧失对前者施加意愿的权威（莱斯特·M.萨拉蒙，2016）。对网络的间接管理是一个治理体系运行准则的突出特点（R.A.W.罗兹，2020）。治理强调协调，科层、市场和网络三种类型基于各自的理论基础（行政学、经济学、社会学的理论），需要政府采取不同的行动。科层需要定义规则、分配资源和责任，自上而下的控制。市场意味着购买、监管和创造激励。对网络的重视意味着建立共同的价值观和知识，并通过专业规范和信息进行管理（Smith, P.C., Anell, A., Busse, R., et al., 2012）。

4.4.3 葡萄牙法人化医院（EPE）治理实践：基于中观框架的多维解析

基于四大维度，从积极性、回应性、质量等方面，踪析葡萄牙公立医院法人化路径与特点，以及在运行与操作层面，医院能切实拥有与运用的自主权（实际自主性）。由于法人化减少了政府对医院的直接控制，因此间接控制机制很重要。政府提升在预算管理、采购、规制、监督和审计方面的能力，激励与约束医院有效利用所获得的自主权（Preker, A.S., Harding A., 2003）。

1.制度安排：依法放管服，激发新动能

葡萄牙改革实践扎根于法治土壤，立法先行、依法推进。针对法人化改革的 558 号法令（1999 年 12 月 17 日颁布）与 27 号法令（2002 年 11 月 8 日颁布）规定法人化公立医院（EPE）具有法定的行政、财务和资产自主权及一定的准企业属性。试点医院选取标准涉及医院规模、医疗活动类型和区域代表性。233 号法令（2005 年 12 月 29 日颁布）规定，EPE 医院所有权仍是公有性质，合约框架由政府规制，遵循 NHS 的战略定位；地理位置与规模由财政部和卫生部商定。

财政部与卫生部负责战略托管与监督。包括：①批准医院工作计划、预算及年度财报。区域卫生局（RHA）和中央卫生署（Central Health System Administration，CAHS）（前身是财政管理与情报所）要求每家医院提交下一年度工作方案（该程序在八月/九月实行），医院结合财政部和卫生部给定的预算额度估量方案的可行性，提请财政部和卫生部批准。②授权房屋的购买与销售（抵押权），国资署（Directorate-General of Treasury and Finance，DGTF）查对交易凭证。③医院需配套资金且额度大于注册金的 2% 时，可向国资署递交申请书（结合审计员意见阐明成本—效益合理性）。④确定注册资本金的增减。⑤授权以贷款方式筹资，该部分不得超出注册资金的 10%。国家备有一笔储备金以减少医院所要偿还的利息。⑥授权医院转让某些服务项目、转变合作关系。⑦就某些事项授权，如根据疾病诊断相关组支付方式（Diagnosis Related Groups，DRG）更新价目表（Raposo V., 2007）。DRG 支付方式需要详细的成本数据核算，通过大样本量测算，建立病种标准成本，加强病种成本核算和精细化成本管理。⑧建立"参考网"（卫生部战略规划项目）。卫生部分析人口疾病谱，预测医疗需求，按人口比例分布、设备储备和人力资源作战略规划。医院在该网公开专科强项，供病人参考选择。参考网是医院交流、发展技术的要道，促进对复杂或罕见疾病及需高度专业化治疗和集中知识资源的疾病的讨论。医院服务内容须遵循参考网规定。虽然法规赋权医院董事会在保证可及性的前提下可自主设定服务内容，但如果没有卫生部许可，不能增设新服务。

法人化医院都有董事会，1 位主席 4 位董事（最多 6 位），须有医疗与护理主管。财政部和卫生部联合任命董事，从业绩优异人员中选出。董事们每周至少碰面一次；召集人为主席或审计员或是两位及以上董事（OPSS，2008）。董事会有权商定部门主管的权限。专业人员的提案由董事会集体讨论表决。董事会能自主安排临床试验，这对研究型医院至关重要，试验常与外部组织合作进行（如药物公司、欧洲癌症研究与治疗组织）。

内通外联，多元参与。①相关科室整合成若干技术支持委员会，应董事会要求或自行主动给董事会提建议。有些是义务性的（如人性化诊疗和服务质量、院感防控、配药和治疗学），有些由董事会创设（如监测等候时间、工作环境与职业健康）。作为内部控制系统的一部分，技术支持委员会的活动轨迹贯穿整个医院，是持续性的、互动的、疏通性的活动，也是不可或缺的风险管控活动。②葡萄牙法律明确规定了医护人员的参与权。"参与"衡量指标涉及：与董事会的融洽度、与科室主任的关系、与中层的配合度、参与技术支持委员会活动。外科医生对外科手术议题参与度很高，对人口医疗需求反馈性规划的参与度很低。③法律许可私营力量参与医院相关活动。董事会可以雇用私营救护车服务，往返不同的医疗中心救送病人。用私营交通工具接送专家、运输产品和物资，接送健康状况不需要救护车的人。医院还可与酒吧、餐馆、金融机构、机器出售商及停车场等建立合作关系。

2. 融资 / 财务安排：从预算拨款转向合同治理

27 号法令明确了法人化医院（EPE）的财务框架，注册资本金额由财政部和卫生部共同决定；投资资本方面，允许医院根据董事会的决定申请增加贷款，须经审计员同意，财政部和卫生部做最后决定，涨幅限制在原注册资本的 2% 到 10% 之间。医院须签订国家预算资助合同，三年为限，每年复审；合同版式源自国家合同框架项目并遵循区域卫生局

（Regional Health Administration，RHA）的常规标准。医院预算根据前一年筹资水平与支出制定。中央卫生署据合同分配预算，留给董事会的决策空间有限 [1]。合同确定的产出指标涉及门诊问诊率、日间护理、家庭护理服务和连续照护（康复和缓和）、住院（医疗和外科）、入院手术流程及应急管理等(eis, M., Costa, C., Mendes, R. et al,2010)。医院围绕产出指标活动，兑现产出承诺；每家医院根据工资基准线、岗位与绩效确定报酬。合同目标（质量、可及性、经济和财务绩效等）根据国家和地区两层级目标细化。地区层指标与消费水平、物资设施储备及外部供应商、人力成本和采购费用有关。后续监控由区域卫生局（RHA）负责，中央卫生署（CAHS）与其联合监督（尤其财务方面）。

医院筹资水平取决于明确的绩效结果和质量指标，如前五年返院率、平均住院日、院感率、复诊病人情况、手术平均延误率等，制度性激励指标的施行提高了资源利用率，减少了不必要的住院治疗。若未达到合约的产出目标，不能获得所有资助。中央卫生署设有财务与合同运行办公室，就边际产量设定惩罚机制；若实际产出低于合同规定水平的50%，供方就没有报酬。可以得到应急资金（虽然比合同定的少）以填补开销（OPSS，2008）。

医院收入还有非基本服务收入（如单间或其他非大众的服务、晚间时段租出实验室给附近医院）、特定职业保险或私人保险，以及法律规定的紧急事件、手术、门诊和补充性治疗相关的特定服务费。还有私人捐赠（设备和产品等）、违反规则以及骗取医疗服务、设备和用品的债务清还，这些占 15% 到 20%（Barros P., JorgeJ.,2007）。医院有义务增加法定储备金（据会计准则不少于每时期收入的 20%）和投资储备金（每年所得的一部分收益和捐款、补助金、津贴及医院享有的其他资金补偿）。

3. 问责安排："信息公开 / 证明正当"与"评估 / 制裁"维度

问责要素涵盖：①董事会报告；②多元投资计划执行年度报告；③资产负债表和损益平衡表；④资金流动表和贷款中介费用及长期资产；⑤审计报告。审计员（从注册会计师中任命）负责保证合法性、正规性、健全的财务会计和资产管理制度；财务报表由会计师每月整理一次；审计员审查、核实月度和年度报表。内部审计员在财会、操作、信息技术和人力资源方面加强内部控制，直接向董事会报告，特别注意价格维持和风险防控。董事会有责任完善监控制度，有权设定日常监控参数。所有医院都执行卫生部的账目计划，只

---

[1] The CAHS web site provides useful information (http://www.acss.min-saude.pt), in particular: information relating to health list prices.

要遵循该计划，医院可以进行权变性调整。当医院运行不稳定时（投资决策运作和经济合理性方面），财政部和卫生部依法施行评审和拒批权。区域卫生局派代表定期出席董事会会议，中央卫生署对财务领域予以重点监测。国家统计局负责数据采集。政府（给付方之一）不能自行休止合同上的项目；若发现医院有重大偏离，董事会依据政府（财政部和卫生部）建议纠偏。如果没达到合约目标，则以少于原定金额给付以示惩戒（CAHS，2005）。若资金使用严重偏离预算致服务质量恶化或未完成合同计划，可依法解雇董事会。

2007 年开始立法促进董事会透明度和责任意识，对照伦理准则审视合规性，引荐国际法人治理和透明度最佳实践，提升整体效能。①评估委员会（成立于 2008 年）负责对照绩效合同目标评估董事会。这是由于公民宪章要求评估董事绩效并记录于年度报告 [1]。制定和执行"宪章"是欧洲公共部门改革的趋势，旨在改进服务质量、增加用户选择、规定服务标准。报告须公之于众，医院内各单元的绩效指标如产出、质量、风险管理、激励强度、训练和科研，经董事会批准后在网站公开。②信息公开准则：所有医院须在国资署（DGTF）建立的网站公开信息并随年度报表更新信息，包括以下一般信息和大量具体信息：财务状况、资产、经济活动、转移支付等公共财政状况；绩效目标、医疗服务合同条款；董事职责、简历、薪资和补贴；医院内部和外部的规章制度，和利益相关方的交易准则；从经济、社会和环境三方面评审医院可持续性与承载力，以及是否依循善治原则和伦理准则；历年与当年财务信息——损益平衡表、收入结构表及现金流动表等（OPSS，2009）。

4. 运行治理：决策权限、能力与责任的匹配

EPE 法规允许董事会自主配置资源（人事、财务和物资），但政府给医院设定了清晰的目标集（合同目标），医院须以这些目标为导向。如前文所述，财务框架中也有约束性要求（申请贷款、把某些服务转给其他供给方、院内开立私人门诊等）。医疗服务内容须遵循卫生部"参考网"。卫生部强调脱离中央预设逻辑的事项须先经主管部门允许。有些董事表示在程序上花了太多时间，用作战略规划和质量管理的时间不足；医院实际自主权有限，尤其是战略规划、服务内容、资本投资及绩效目标方面；如果决策时不考虑政府偏好／偏见，有些事项的准自治权就虚化了（Raposo V.，2007）。大量活动需税收资助，因此争取到区域卫生局（RHA）支持，并获得卫生部与财政部的核准尤为重要。这样的预期从属体现了政府结构性权力的潜在影响。预期从属即组织倾向于实施它所认为的会获得政府或者其他权力组织认同，或者迎合某些权力组织偏好的政策，从而获得这些权力组织较为

---

[1] 报告可在葡萄牙卫生系统观察站网页下载（http://www.observaport.org）。

积极的回应，获取更多的资源和支持（王诗宗，宋程成，2013）。结构性权力即在不直接干预的情况下，影响其他组织活动的能力（DiMaggio, Paul J., Powell,Walter W.,2019）。

董事会在药物引入、启动临床试验等议题上有一定的自主权。是否在治疗方案中引入新药物？董事会听取医院药学和疗效委员会意见后做决定，担任该委员会主任的是临床主管（董事会成员），前提是这种药已经由国家医药和医疗产品总局获批。董事会决定医院单独或合作进行临床试验，专业小组呈交提案，由董事会评议。董事会可自主设定日常活动监控参数，包括定义计分卡系统。标准化的审计报告对医院治理价值有限，需要一个贯穿所有医院的信息集成系统（医院统一使用卫生部统计规划），以可比数据作比对分析，作为监控项目合约执行情况的说明。

从医院上网到数字医院，从数据联通到赋能驱动。针对数据失真、不连续、亚系统不协调等问题，EPE医院斥巨资联合开发新系统，增强数据相容性、共享性、简明性与专业性。内联网有多家EPE医院及医疗团队的信息，通过向医生、管理者和其他员工分享数据促进协作及决策参与、在医院内部形成学习型问责机制（以各类专业人员和各个小组为问责对象）。内联网以聚焦内部治理需求为主，并不面向病人和大众；对审计员等专业人士提供各种文件（损益平衡表、质量报告、病患满意度研究等），以提升其专业问责能力。

国家卫生咨询委员会（独立的咨询机构）就所有与医疗卫生政策相关的问题进行研究并提出建议，以促进NHS用户参与决策。随着NHS门户网站的推出，信息可及性与透明度会大大提高。该网站为患者发布门诊等待时间、药品及实时门诊咨询等信息，以及医院活动、财务状况和向服务供给伙伴付款的延误情况（OECD，2019）。

4.4.4　讨论及启示

1. 讨论

葡萄牙改革的初始动机是摆脱传统低效的行政化预算制单位管理，推进医院与初级保健中心无缝衔接，加强与私营部门及社会服务组织的协议管理，通过绩效合同、标杆管理等激活能动性；自主权增大的同时以问责安排增强责任落实能力，涉及审计、监测能力、董事会胜任力评估、及时全面的财务报告、会计准则和信息披露支持的非政治化监督机制（战略性/促进性/商讨性/调适性监督）。法人化为医院人力资源、资金筹措、设备投入带来了政策灵活性，多数医院在薪资激励、对外合作、病患回应方面更具创新精神。契约机制（如与专业人员商定更具竞争力的薪酬）、业务操作和精细化等有所提升；规划管理、透明度、可问责性也有进步，这也与信息系统和工具开发有关。

法人化对医院绩效诸维度的贡献度究竟如何？如健康促进、财务绩效、临床结果等。某些进步有据可查，但还不宜作为结论。① 2002 年至 2014 年葡萄牙"及时医治可避免的死亡率"有所改善，死亡率低于欧盟平均水平。②评估委员会调查了质量、产出、可及性、支出、人力资源和投资等诸多方面，有证据证明已通过更低消耗（成本控制）产出类似服务量与质量（Costa&Lopes，2005）。③审计报告提供了服务质量提高且未损伤公平性的证据（Ferreira A.S. et al.,2010）④有学者用数据包络分析法评估法人化对医院技术效率的影响，发现它们始终保持着很高的效率（Harfouche A.,2008）。

尽管对社会权利作出了强有力的政治承诺，但社会因素的影响在葡萄牙并不公平，健康不平等仍是 NHS 的关键问题，且受多重因素影响。①地理因素（内陆地区的人在获得医疗服务方面有更多的困难）；②收入（低收入个人在支付药品和获得国民保健制度未涵盖的保健服务（如口腔保健）时面临更大的挑战）；③卫生知识普及（对老年人和低教育水平的人来说，上网以及由此获得大量在线卫生相关信息非常困难）（JorgeJ. et al.,2017）。健康状况不仅取决于卫生系统的应对措施，还涉及收入水平、教育水平、社会地位、就业和生活条件等，特别是经济危机时期。始于 2008 年的国际金融危机对欧洲产生了重大影响。葡萄牙也不例外，在几年疲软的经济增长后，于 2009—2012 年经历了经济衰退（Perelman J.,Felix S.,2015）。

2. 启示

第一，健全的治理结构需具备战略目标、治理机构（董事会/理事会/其他）和竞争环境（绩效评估等）。治理结构从不同方面激励约束医院。无论委托代理、利益相关方还是新公共管理模式，在院长高管层之上都有类似董事会这样的决策议事平台，将医院同出资人（代表）及其他利益相关方关联起来，涉及从战略使命表述到战略执行评估的一连串过程。政府主导（若由多级政府共同出资举办，则要包括多级出资人），社会精英、医护代表、社区代表等多元参与已成趋势。在复杂的医疗领域，影响专业人员及患者决定的因素很多，抵消性力量有时会与改革政策的效力形成博弈。

第二，清晰划分决策层与经营层权责。决策层董事会是在规则体系内（法律法规、治理准则、董事会章程等）促成合约及监管机制与医院内部运营机制有效关联的纽带。财务绩效、医疗质量、病患安全、回应性等议题是引导董事会活动的焦点。在高度竞争的医疗环境中，董事会有许多类似的责任和挑战：对管理层和医护人员关系的理解与引导，同经营的动力和阻力相互作用，在董事会权威和管理层职责间创建平衡。基于财务账簿与财务委员会的财务报告，董事们要付诸时间和精力给管理者作顾问，起到间接的柔性监督作用。

管理者经营层在契约确定范围内充分履行职责。

第三，建立科学的绩效评估体系和薪酬激励制度。公立医院运营业绩难以通过市场客观衡量。鉴于医疗供求双方信息不对称和医疗服务需求的低价格弹性等特性，医疗服务市场无法有充分竞争。因此，医疗服务领域更需要绩效评价指标和信息系统弥补医疗市场本身竞争的不充分。评估委员会评估董事会，董事会评估管理者，管理者收入、续聘及聘期与绩效挂钩。管理者开发工具测量临床治理绩效、改进对专业人员的内部激励机制以及服务表现的绩效评估。有效激励结构的关键是激励相容：当成员为组织创造更高绩效时，该成员本身可以从这种高绩效行为中获得应有的回报。

第四，政府主导与市场机制结合，目标控制与过程控制结合。在特定情况下医院治理取决于两大背景因素：服务过程的信息和衡量服务量/质的能力。①当服务过程和服务量/质的信息都不充分时，医院就可能困入"内部人控制"（投资权、人事权等掌握在医院经营者手中），很难对其行为进行有效的监督。②当对服务过程的了解很少，但服务量/质可准确衡量时，即当合同可以很容易地写出来，并且通过观察服务量/质来监控业绩时，市场机制发挥优势。③当服务过程的信息较为充分，但服务绩效很难衡量时，即当行为可以通过过程规则很容易控制时，发挥科层制优势。

第五，以供给侧改革的思路，从战略角度审视财务管理。强化对医院经济运行和财务活动的会计和审计监督，由单纯的记账算账向注重财务分析转变，提高会计信息质量、财务管理和预算管理水平。适应不确定性增加的内外环境、精准对接内部变化的管理需求，在集成数据处理应用、成本控制与价值创造、风险识别与规避、智慧财务与服务决策等方面发挥作用，实现解析过去、控制现在、筹划未来的有机结合，促进医院健康可持续发展。

第六，以信息技术支撑平台治理，以整体性治理防治碎片化。新公共管理的市场化、分权与解制增加决策系统的复杂性及服务的裂解性。数字时代的治理强调服务的重新整合，强调整体的协同的决策方式。整体性治理是对 NPM 将组织结构、服务供给、决策执行过细分割的一种矫正（刘波，王力立，姚引良，2011）。公共价值管理在垂直的权威模式和平行的协商模式互相交叉的情境下运作（菲利普·库珀，2007）。以公共价值为导向的医院治理须内外兼修、合纵连横，纵向权力线以战略性监督/促进性监督推进学习型问责；横向行动线根据网络类型以商讨性监督/调适性监督营造整体行动的柔性机制。

4.5　西班牙

4.5.1　西班牙医院治理的新安排

西班牙医疗体系为其居民提供全面医疗保健，并在全国范围内征税、公开筹资，用于医疗保健服务。一般而言，公共资金扶持的医疗保健服务项目是免费使用的，该体系极大地依赖于 17 个区或自治区的支持。

自 20 世纪 90 年代早期以来，西班牙已开发出新型医院治理模式。该模式通过点对点，政治动议立法来实现医院管理集权的分散，导致更为混乱的碎片化监管框架，各种国家级和地方级的规范标准互相糅杂。然而这种政治高度参与的模式将继续维持，西班牙弗朗西斯科·弗朗哥（Francisco Franco）之后的时代，政治民主化高度发展，为变革治理方式开拓了道路。

1. 西班牙 SNS 的诞生

目前的 SNS 是税收筹资型医疗体系，由官僚化的、集中式的、资源匮乏的、支离破碎的社会保险资助型医疗体系演化而来，其普及面几乎覆盖了全部居民，基本服务免费使用。这些准则在弗朗哥离世后被收录进 1978 年的西班牙宪法中。

政治民主带来了权力转移，形成了一些自控区（Autonomous Control Regions，ACs）。一些自控区被赋予权力，在医疗统筹管控中心（INSALUD）组织下，发展自己的医疗卫生政策，以因地适宜地提升本地医疗水平。INSALUD 成立于 1978 年，主要负责管理那些没有被授权的地区的医疗体系。经过多年建设，每一个自控地区都自主设立了区域医疗监控组织。2002 年，医疗系统管理权限全权转移到各个自控区，INSALUD 也就随之瓦解了。然而，自控区重复了国家公共行政的官僚化模式，导致了严重的中心化和政治化。从中央大集权演化成了地方小集权。

西班牙医疗体系的系统性变革，在观念和实践上受到了 NPM（新公共管理）思潮的影响，新公共管理思潮对于 20 世纪 80 年代的整个世界而言很新潮。西班牙在医疗上的改动，甚至引发了公共行政上的一系列改变。在此背景下，公共管理吸引了一批人的注意。其中有国家政策制定者，公务员与新 SNS 体系内的一批热血管理者，他们试图使医院管理制度和医疗中心发展走上现代化之路。然而很明显的是，第一波现代化变革缺乏战略眼光和政治支持，其革新影响力有限。1981 年，医疗和消费者事务部同劳动社会保障部的分离，为 20 世纪 80 年代中期，更深层次的现代化改革，铺平了道路。

1986 年的医疗法（Ley 14/1986,de 25 de abril,General de Sanidad）力图将各种医疗架构整

合起来，并使各层级的医疗服务相协调。在第 67 项条款中，甚至提到医疗体系与私营部门建立合作关系的可能性。然而该法律并没有提到有关社会网络体系的可供替代的管理模式，尤其是关于医疗人员的法定地位（Ley 55/2003, de 16 de diciembre,），医疗人员的薪水与绩效无关（Martín & López del Amo, 2003）。

当时，一些有关新公共管理的手段早就逐渐并入系统进行运作，并将继续下去。举个例子，在 1986 年的医疗法颁布之前，医疗指标体系就已应用于地区层面。不过还没有过全国范围的医疗考核策略（全国通用的指标考核体系）。在西班牙某些地方（如Catalonia），也有联合体（Consortia）其运行方式与常规公共医疗管理中心稍有不同。

民主时期，医疗法被认为是时代支柱。确定这一点之后的五年，也就是 1991 年，议会开始资助 SNS 的分析与评估委员会。行政定式与僵化，过度中心化和职员冷漠等成为委员会研讨的特定问题。这些问题的出现，引发了 64 条对 SNS 进行现代化改革的建议，涉及购买方和提供方相分离，采用新管理工具。委员会提出的建议遭到了工会与其他医疗组织群体的极力反对。

在此大背景下，有关提升管理的运动如火如荼地进行着。1991 年，引入最低基本数据集来编纂医院的责任解除文件。1994 年，INSALUD 组织在各个医院里开始使用项目合同（contratos-programa）作为一种推进医院对自身内部活动进行合理规划的机制，拟从外部间接改善医院内部的各种活动，并在资金提供和医院绩效表现间建立更加明确的联系。医院活动经费支付体系最终约在 1997 年正式从追溯型转变成展望型（基于 DRGs：疾病诊断相关分组法），即由埋单制变为预付制。疾病诊断相关分组法（DRGs）首次被引入 18 家公立医院，经过评估，这种支付方式得到了国家和地区卫生局的支持。

2. 改变原始的医院计划

这些地区的革新性、试验性与首创精神，催生了一部法律（Ley 30/1992, de 26 de noviembre）的诞生，用来规制上文提及的联盟。这部法律补充了前一部法律（Law 7/1985on the same matter – Ley 7/1985, de 2 de abril, Reguladora de las Bases de RégimenLocal），开创了西班牙行政机构联合以整合资源的先河，资源也由此得到了更有效的利用。

安达卢西亚的政府（社会党执政）探寻可以强调自己的所有者身份的方式，同时，与竞争对手唱反调，提出反对性或差异化政策（主攻对手提案的软肋，并且寻求差异化的比较优势），于 1993 年签发了一份公文，文件中提出了一种叫作 Empresa Pública Sanitaria 的公共医疗保健公司，并在马贝拉建立了公司化医院 Empresa Pública Hospital Costa del Sol。

就规制"基金会模式"而言，1994 年又有了标志性进展——新法令诞生（Fundaciones,

Ley 30/1994, de 24 de noviembre）。此法令通用于各个领域的基金会规制各种基金会的建立与运作，医疗领域的决策者希望借此引入更具灵活性的组织安排，涉及将购买与供给功能分离，INSALUD 组织正在对此进行尝试。2002 年（如前所述，截至这一年，中央完成了对各个地区的权力下放，废止了 INSALUD），一部新的基金法（Ley 50/2002, de 26 de diciembre, de Fundaciones）取代了 1994 年的 30 号法令。

1996 年，在社会党执政 14 年之后，西班牙人民党（Partido Popular）第一次上台执政。人民党明确新法令 1996 年 10 号令（Real Decreto Ley 10/1996, 17 de junio, sobre abilitación denuevas formas de gestión del Sistema Nacional de Salud）旨在推进医院治理新类型。此法允许应用各种治理模式（联盟、基金会等）来管理先前的 INSALUD 下的那些医院。这种由议会快速跟进式的立法只有在紧急或很特殊的情境下才具有合理性，10 号法令 Real DecretoLey 在短时间内成型与施行，其合理性在于有必要在试点医院建成之前，预测与改进治理模式新类型。

为了引入更灵活的医院职工管理机制，抱着这一明确的目标，当局拟定了国民医疗保健服务改革和现代化协议，但议会没有通过。后来，当局抓紧拟定了一部名称特别的法令——"财务、行政和社会措施法"（Ley 50/1998, de 30 de diciembre, de Medidas Fiscales, Administrativas y del OrdenSocial），并进行了广泛的宣讲，进而创设了"公共医疗基金会"（Public Healthcare Foundations）这种法定模式。这部法律以附属条例的方式写在预算法（Ley 49/1998, de 30 de diciembre, de Acompanamiento a los Presupuestos del Estado）后。关于基金会的 1994 年 30 号法律拟将医院职员变成非编制身份的普通合约工人。但是或许是怕与贸易工会发生冲突，当局并没有完全实行 1994 基本法。一种新的模式反而应运而生，保留了医疗系统中在编人员的法定地位（铁饭碗）。

巴伦西亚自控区同样由保守派统治，该区在 1999 年授予了几家私营企业经营公共医院的权利（行政特许），充分利用了 1995 年的 15 号法（1995 年的采购法——Ley 13/1995 de 18 de mayo, de Contratos de las Administraciones Públicas）提供的机会。这样的特许经营在西班牙还是第一次发生，该事件在西班牙医疗界引发了别开生面的讨论。不久之后，法令 Royal Decree 29/2000（Real Decreto 29/2000, de 14 deenero, sobre nuevas formas de gestión del Instituto Nacional de la Salud）列举了目前的几种医院自主 / 自治模式类型，包括公共医疗基金会、联盟和基金会。该法令明确肯定了这些实体的管理自主权，同时，通过践行各种机制（合乎宪法的基本原则）保证公共服务绩效水平以及医疗中心之间的协调与合作。

2007 年公共部门采购法试图缩小部分地区（先前准备进行或已经进行了治理变革的地

区）在采用新治理模式与手段上的自主权。在 2008 年，议会的医疗委员会就有关医院治理变革的实质意义进行过讨论，但是最终没有得出明确的结论。2010 年末，医界和政界就开发医疗协定问题展开了热烈讨论，议会中各派就 SNS 创办的关键性原则问题寻求共识。对于 SNS 提供的一揽子服务，有许多关键性目标，如医疗花费要能维持系统运转（可持续发展），同时质量也要得到保证等等；医院治理和管理新模式——不再只是个技术问题，而且在很大程度上是政治议程的一部分。值得注意的是，马德里自控区的新举措，面临着非常强大的反对派，认为"医疗协定"将导致公共医疗体系的私有化。

4.5.2　西班牙五种自治的医院类型

上文解释了一个极具热忱、支持民主的政治改变是怎样带来了自治医院的五种"不同模式"，表 4-5 罗列了西班牙医院自治的五种类型及各自的法律地位。主要的选择标准是：①此处所关注的医院为第一个采取这一管理模式的；②"名誉度"意味着这家医院知名度高，总是被评论员提及；③规模类似（上面四家医院服务半径至少都覆盖了 245 000 人）；④通过网络渠道等获取这些医院信息的可及性。更多发现细节将在后面章节展开讨论。

表 4-5 西班牙自治医院类型及其法律地位

法律主体类型	服务供给情况	规制情况	精细化的法律框架
公共医疗保健公司公法人实体	直接（公共实体的服务半径与供给）	公法人实体，但资源使用与管理由私法规制	·安达卢西亚的议会通过的专门法 1992 年 4 号法（Law 4/1992） ·规制这些公共实体的国家颁布的 1992 年 30 号法律（Law 30/1992） ·1993 年 104 号法令（Statutes by Decree 104/1993） ·按私法雇员法管理人员 ·公共部门采购法（物资管理与服务签约） ·公共部门预算法（财政与预算管理，审计控制）
公共医疗保健基金会（国有基金）	直接（公共实体的服务半径与供给）	自身是独立的法人实体，由公法人或者非营利法人创设，资产用于服务大众	·1998 年 50 号法律（Law 50/1998） ·专门法 ·法定职员 ·规制产品和服务签约民法

法律主体类型	服务供给情况	规制情况	精细化的法律框架
基金会	直接（公共实体的服务半径与供给）	自身是独立的法人实体，由公法人或者非营利法人创设，资产用于服务大众	·2002 年 50 号法律（取缔 1994 年 30 号法律） ·专门法 ·据私法雇员法管理人员 ·规范产品与服务签约的民法
联合体	直接（公共实体的服务半径与供给）	自身是独立的法人实体，若干公共行政部门联合创收，或者若干非营利私营实体创设	·1992 年 30 号法令（1985 年 7 号法律的完善） ·专门法 ·据私法雇员法管理人员 ·规范产品与服务签约的民法 ·财务控制（审计）法
行政特许	混合，间接（私营供给，政府为公众购买服务）	包括初级医疗和专科医疗在内，医院建设与运营资格经由行政特许	·1997 年 15 号法律（公开投标法：参照条款） ·70% 的职员由私法雇员法和专门的集体性的工作协议管辖 ·30% 的国家职员 ·发育成熟的司法体系

1. 公共医疗保健公司（Public Healthcare Companies）

第一个也是很显著的一个公共医疗保健公司是位于安达卢西亚的马贝拉的 Hospital Costa del Sol。在 1993 年，这一地区（800 万人口）的政府将公共医疗保健公司这一模式引进，声称此举的目的是给医院管理者带来更大的管理自由。这家全新的 Hospital Costa del Sol 因此变成一家受私人法律调节的企业。接下去几年，同一片地区出现了其他这种模式的医院，包括 Hospital de Poniente、Hospital Alto Guadalquivir、Empresa Pública de Emergencias Sanitarias（负责安达卢西亚的所有应急事件）。位于马德里的 Hospital de Fuenlabrada 同样也是一家公共医疗保健公司。

公共医疗保健公司的主要特征是其医疗从业者不是公务员，并非在编人员。因此他们受普通工人法规（the common Workers Statute/Estatuto de los Trabajadores）和相关立法的调节。诊所员工的薪水是根据他们的绩效结算的。所有这些改变的目的是使得医院更具生产力、医疗质量更高、提高病人和工人的满意度。从一些结果可以印证这一点，但是这一地区排名一向靠前的医院在质量、平均等候时间、合成基元的成本（selected unit costs）等等领域还是表现得更好些。

尽管有这样的战略意图，但是对于公共医疗保健公司来说，权威的极力控制还是最主要的驱动力。目前，尽管治理委员会（Consejode Administración）是法定的医院监管结构，但在实践中，其对于财务控制的积极性更高，对战略管理或者创新计划则显得没那么热忱。其对 CEO 会不定期问责。此外，公共医疗保健公司医院每年要经历三次检查，分别来自外部审计公司、区域政府的审计单位和安达卢西亚议会。

医院预算每年都要由当地议会批准。然而，尽管医院领导层会根据服务半径内的人口规模和需求做预算，但是作为治理委员会的成员，安达卢西亚地区的财务部代表总是会反对任何依据服务人口增量或者服务规模扩张而来的预算增加。事实上，他们规定预算增加每年不得超过 2%~3%，几乎这一地区内的所有医院都被限定在这样的涨幅里。

在 1996 年，地方财政部禁止使用任何利润—— 包括投资仪器升级或者购买任何新的技术，每年医院的净收入都要全额返还给财务部。事实上，最近公共医疗保健公司几乎完全丧失了财务自主权。然而一开始，他们并不需要遵守公共部门采购法，但是现在他们处于这样的规制，没有讨价还价的空间。

从 2008 年起（根据 2008 年 3 号法令 27 款），在安达卢西亚，医院的任何新岗位的招聘都要经过地方财政部和地方司法部的批准。在新岗位公开招聘之前，尽管他们不会实质性地参与招聘过程，但是这两个部门都要对岗位进行评审。

2. 公共医疗保健基金会（The Public Healthcare Foundation）

公共医疗保健基金会形式最显著的例子是位于西班牙北部的 Hospital del Oriente de Asturias "Francisco Grande Covián"，尽管该基金会在 1997 年就建立了，仅仅在第一家公司化公共医院成立后的第六年。反对派在 2008 年的选举中成功掌控了地方政权（政治变革的标志），自此它变成了一个公共医疗基金会。巴利阿里群岛的 Hospital de Inca 是这种模式的另一个例子。

公共医疗保健基金会和公司化公共医院同样是公共实体，但二者关键的不同是基金会模式的员工是国家法定在编人员。治理委员会作为一大治理主体，由地方卫生部门和地方当权的代表组成，负责任命医院的首席执行官。

公共医疗保健基金会在那时候被形容为"西班牙公共医院有史以来的最激进的改变"，但这种首创精神不同于常规公共部门的管理，结果看起来比公司化公共医院（The Public Healthcare Company）要令人失望得多。

3. 基金会（The Foundation）

基金会法律（Law 30/1994）设立了运营公共医院的基金会模式。马德里的 The Universitario 医院是个重要例子，英国医疗评论员对其津津乐道，因为英国前医疗国务大臣艾伦·米儿本在 2001 年对其进行过访问，备受基金会信托模式的鼓舞。这种基金会模式的例子还包括巴利阿里群岛（the Balearic Islands）的 Hospital de Manacor 和加力西亚（Galicia）的一些医院（Barbanza,Virxe da Xunqueira, Verín and Salnés）。尽管其基金会的法定地位在 2008 年 7 月被左翼联合政府废止了，回转至传统的医院治理模式。

基金会是一个非营利组织，受私法的规制，这意味着公共采购法只有部分适用于它。医院每年和地方卫生局签订一份关于其活动的合约，其主要目的是使之与地方医疗系统的项目合同相符。基金会模式的公立医院雇佣非编制员工，实行绩效工资制，奖金额度不超过总收入的 10%。相较于之前提及的两种模式，基金会模式的运营更加自主。例如，有权限决定拟供给的服务的范围。基金会模式的公立医院可以给上了私人医疗保险的病人提供服务，甚至包括完全私人保险的病人。更加重要的是，其非盈利的本质意味着所有可能的利润都必须重新投资到医院中。

基金会模式的公立医院可以自由管理自己的资金流，并直接给付供应商，支付的频率是每月或者每两个月，由此更好地谈判，讨价还价而使得交易更为划算；它们还可以自主地选择投资地点以及是否租借或者购买其所需的设备。基金会唯一需要控制的是首付资金不能低于原始资金的 20%。

基金会模式的公立医院的治理主体是治理委员会 / 理事会，有些委员是公共机构派驻的代表，如市政厅、地方高校。治理委员会 / 理事会每年至少开会两次，所以控制力度较弱，属于典型的保持距离式，管理层的上行责任也较弱。经验显示地方卫生局经常参与基金会的管理，与它们参加任何其他类型的公共医院一样多。

比起上文的公司化公共医院，治理委员会 / 理事会对基金会模式的公立医院的控制显得非常官僚化，比如医院每年要经过三次检查，分别来自外界审计公司、地方卫生部门的审计单位和马德里议会的高等审计院。

更新的基金会法律 50/2002，取代了法律 30/1994，宣称其目的是舒缓僵硬的控制机制和改革理事会 / 治理委员会。这项法令辞藻丰富，试图将其他国家的创新经验与行政法令结合起来，但是，到现在这个阶段，据一些迹象来看，该法令实施效果并不理想，比如，政治家努力增强控制力以及先前提及的一些基金会转变成公共医疗保健基金会。

4. 联合体（The Consortium）

最好的联合财团以加泰罗尼亚（Cataluna）的 Consorci Sanitari del Maresme 为代表，它是西班牙规模最大的联合体之一，设立于 1998 年，替代以前的 consorcio。这一模式的大部分例子位于加泰罗尼亚（比如 Consorcio Sanitario Integral de Cataluña、the Consorcio de Vic、Consorciode Tarrasa）。在安达卢西亚的塞维利亚，刚建立了一家 Consorcio Sanitario Público del Aljarafe。

联合体的员工不是国家法定编制人员，根据他们的表现给付他们收入的 8%~10% 的奖励。他们同意与地方卫生当局每年签订一份合约，合约目标符合项目合约的总目标。比如，加泰罗尼亚的卡塔卢纳（Catsalut）或者安达卢西亚的 SAS。卡塔卢纳（Catsalut）过去根据活动支付医院金额，但最近支付方式变成了按人头支付与根据活动支付的混合支付体系。

联合体拥有实际的自主权，可以自主决定其希望提供的服务量与内容，并经常向服务目录补充额外的服务，如：牙科医疗、颌面外科学、自然疗法等等。尽管在实际操作中，就这些额外的服务（服务筐扩容），它们要与地方卫生当局保持意见一致。换句话说，它们还为私人医疗保险覆盖的病患（大约占其收入的 5%~6%）提供服务，同时也接待完全自费病人，但仅限于门诊。它们还能自主决定是否租借或者购买设备。基于这些原因，联合体仅仅在一些有限的议题和事项上受公共采购法约束。允许外包大部分辅助性活动，用来确保医院持久性的财务要求——收支平衡，但联合体可以不将利润归还给医院（也不必上缴当地政府）。

联合体还可以自主选择投资方向，但是必须经过当地卫生局的讨论和批准。这一过程始于首席执行官向治理委员会呈递投资计划提议，治理委员会包括地方卫生当局和地方当局代表，每月都会开会。为了监督联合体运作，委员会负责以下事宜：批准商务计划、批准投资决定、设立新岗位、任命经理和核准合同（同当地卫生局的签约）。治理委员会要求 CEO 负责医院的日常管理活动，包括监控质量、活动、财务状况、等候名单，等等。治理委员会可以拟定改变医院规范的提案，但最后还是要由地方卫生局做定夺。

医院管理者可以自由重组岗位和功用，且不用经过治理委员会的批准。每家医院有权设计它们自己的医疗信息系统。患者排队名单等数据必须按月递交地方卫生局，每季度更新的医院财务状况必须递交给地方政府的审计单位。正如前面所提到的例子，医院每年经历三次检查，分别来自外部审计公司、地方政府的审计单位和议会里的审计办公室。

5. 行政特许

通过行政特许的方式，一家获得特许权的私营公司（通常是合资企业，涉及私营健康保险公司、建筑资金融资合作社、银行等）建立医院，给特定的人群提供医疗服务，一般来说为期 10 年，也可能延伸至 15 年。第一所也是最出名的一所特许医院是位于阿尔西拉的 Hospital de la Ribera，这所医院目前提供初级诊疗和专业化诊疗服务。这所医院之后，这一片地区建立了其他相同管理模式的医院：Hospital de Torrevieja、Hospital Marina Alta de Denia、Hospital de Manises 、Hospital de Vinalopó。马德里也同样建造了一个行政特许医院：巴尔德莫洛（Valdemoro）的 Hospital Infanta Elena。

与英国等国家的融资计划不同，西班牙的行政化特许医院受管于特许公司，而资金是来自公共的。马德里地区刚刚建立了 7 所新医院，在医院组成方面都属于融资计划，但不包括管理或者服务供给。这些医院的筹资方式是按人头付费（尽管许多项目还没有涵盖进去，比如氧疗法、运输、门诊、药物与假肢等人体修复术）。在 2011 年，巴伦西亚特许医院的人头费是 607.14 欧元。

尽管与地方项目合约的大致目标可能存在一个同盟，但是行政化特许医院自己本身不完全与地方医院项目合约相联系，也许会就自己的合约与地方卫生部门协商。这些医院还可以自行决定它们自己所需要的资金投资，比如用在大量的新设备上、翻新等等（包括银行贷款），也包括常规支出。

首席执行官可以提议增加服务量，如果有要求，还可以外包服务。唯一一个对于医院预设的要求就是医院被授权的利润率上限不能超过整个特许期间的 7.5%（任何额外的税后利润都必须偿还给地方卫生局）。

行政特许医院依据苛刻的责任安排和严格的控制运行，来防止医院风险回避和选择病人。日常控制由当地卫生部派遣一位代表进行，有许多部门支持他，并听从他的领导，他能控制、监督和裁决。这一安排确保他几近完全获知医院的信息，如临床质量、活动、病人满意度和财务等。他负责批准医院治疗不属于这一主要治疗区域的病人。行政特许医院每年经历两次检查，分别来自外界审计公司和地方政府的审计单位。

医院的首席执行官由特许公司任命和解雇。事实上，首席执行官的合同是公司派一位代表来签的，尽管这也需要地方卫生部门的批准。由公司和地方卫生当局组成的联合委员会问责首席执行官，该联合会一年开会三次。

这一节具体描述的五种"模式"在自我管理方面呈现了一个顺序：公共医疗保健公司比公共医疗保健基金会的自主权更少，而公共医疗保健基金会的自主权又比基金会少，接下去是联合体，最后是行政化特许体。自上而下管理的公共医疗保健公司跟传统的公共拥有、公共管理的医院差别不大。然而拥有更多自主权的行政化特许医院有时候表现得像商业公司，它与公共部门的联系更少。

4.6　荷兰整合法案及治理准则

荷兰医院多数是非营利的私立医院，采用典型的"双层"理事会模式——负责医院日常运行的理事会和独立的监事会。虽然医师们掌控着医院的低阶管理职位，但他们在治理结构内没有扮演正式的角色。基于对医院内部治理框架的迫切需求，2000 年 2 月，荷兰施行了医疗整合法案（Dutch Integration Act），以法律的形式使专业医师同医院在财务和组织上的整合正式化。法案第三条明确指出，尽管医院理事会负有管理责任，但对病人的医疗和护理的最终责任还是专业医师。相应的治理准则要求专业医师应当遵从理事会设定的医院组织和财务框架，但理事会也要遵从医师确定的有关专业治疗框架，而且理事会在与医疗保险公司商谈前必须征询医师的意见（Kruijthof K.,2005）。之所以如此，源于整合法案（Integration Act）明确了荷兰医疗体系在很大程度上具有市场驱动的特征，规定了在法律限定的价格上限之内，私营保险公司和病患基金（Sickness Funds）可以同医疗供给者（医院）商议价格和费用（Wasem J, Greb S, Okma KGH，2004）。

继整合法案之后，医院财务系统进行了大刀阔斧的改革，以增进市场调节在病人、医疗服务供给者和保险公司之间的作用：例如推出基于诊断和治疗组合绑定的产出定价，消除了私营保险公司和病患基金之间的差别。

就医院理事会和监事会的组成、角色和功能而言，既有法律为之预留了很大的空间。然而在支撑和评估医院治理的实践方面，荷兰则是典型的让医疗领域的专家特别是专业组织发挥更大的作用。作为一种自我规制的方式，近年来荷兰医疗领域内的各种专业组织接连发布了若干治理准则。

第一部医疗治理准则由莫尔斯委员会（Meurs Commission）于 1999 年发布。它在很大程度上受到了彼得斯委员会（Peters Commission）在 1997 年发布的公司治理准则的启发。它注重发挥监事会和薪酬委员会的作用，强调公共报告的透明度。对于莫尔斯准则提出的相关建议，2000 年颁布的《荷兰医疗机构监管协会准则》和 2004 年的《荷兰医院协会准则》进行了详细说明。各医院所面临的环境改变引发了人们对治理结构和功用的重新考虑。为了填补对医院治理（例如：执行委员会和监事会成员的角色、规模、任命、酬劳）的"管制真空"，在医疗和福利部的明确要求下，医疗服务人员的代表协会在 2005 年一致同意通过了一部全国统一的自我规制的"医疗治理准则"，其中描述了执行委员会和监事会成员的关系结构、任务、能力和责任。然而这一准则没有法律依据，其结果就是欠缺正式的执行和机制。

综合性医院的治理与其他类型医院（私人疗养院、精神病院或者给各种病人提供流动或者住院治疗的组织）之间存在很大的不同，尤其是医务人员的角色。综合性医院的大部分专业人员是个体经营的，并按照服务收费，而非综合医院医务人员拥有雇员身份，并领取工资。教学型医院的治理也在某些方面与综合性医院的治理有差别——不仅仅在于它们的教学研究功效，还因为政府有权限正式任命医院的监事会成员，尤其会根据监事会自己的推荐。相比较于大多数综合性医院，教学型医院的医师都是带薪雇员。

过去十年，荷兰的医疗政策制定中经常使用"治理"一词，在荷兰的语境下，这一术语主要指的是关系、任务、核心成员的胜任力和责任，特别是本章基本假定中的执行委员会和理事会。执行委员会（the Executive Board）是理事会的支持性机构，也是理事会决策的执行者，由首席执行官担任主席，成员来自下属的各职能部门，负责落实理事会决策。荷兰的医院治理经验展示了治理改革如何在微观、中观和宏观层面同时得以体现，也表明医院内外部环境的变化如何对治理架构产生直接影响。

4.7　法国：巴黎公共医疗集团治理模式

4.7.1　"医院2007"规划及配套改革

第二次世界大战以来，法国将德国的社会医疗保险体制和英国的 NHS 机制与本国经济社会发展和文化传统相结合，不断改良卫生医疗体系。2003 年，法国因公平性和效率性被世界卫生组织（WHO）评为全球最佳卫生系统。

1945 年，法国参照德国模式建立针对就业人口及家属医疗负担的社会医疗保险系统。1958 年，进一步改革医疗服务体系，一方面将医院分为四级，即大区大学医院、大区医院、中心医院、基层医院（包括社区医院、农村医院和护理院三类）；另一方面，颁布相关法令强化中央和医院院长权力，包括卫生部负责考核和任命医院院长，院长负责医院日常运行和财务管理，医院管理委员会负责资产处置和并购等决策，各地市长负责审核预算。1970 年，以法规的形式完善医院服务体系，削弱地方政府对医院的控制，在更大的区域开展卫生规划，组建医院集团以整合资源。

1980 至 1990 年代，法国公立医院的管理日趋成熟。一是借鉴英国模式，把部分税收投入医疗保险基金，建立"筹资总额预算法律"形成对公立医院管理的外部压力。二是提出"分析核算指标"和法国版的"疾病诊断相关组支付方式"进入医院预算等技术手段，完善医院的内部管理。1991 年颁布的医院改革法案确立了区域卫生战略规划和医疗服务质量评价原则，成立了国家医学评价发展局作为专门的医疗服务质量评价机构。

世纪之交，随着法国经济发展放缓，医疗卫生改革的重点转向注重医院内部管理的现代化和信息化。2002 年末，法国卫生部部长让弗朗西斯·马蒂（Jean-Francois Mattei）签发"医院 2007"规划，回应同年发布的旨在减少工作时间的皮克马尔报告（Piquemal-report），寻求解决公立医院的能力不足和医疗财务体系效率低的问题（Bosh X., 2004）。

"医院 2007"作为一项意义深远的重组规划，涉及重要的资本投资措施、新财务技术、更透明的规划政策和促进公立与私立机构合作的激励机制等。同时，该规划包括医院治理的重要内容，包括增强院长权限，缩小理事会的权力范围。随后推出的"医院 2012"规划和 2009 年的"医院、病人、卫生与地区法"，也都旨在改革公立医院的内部组织，优化医院筹资，整合区域医疗资源。"医院 2007"改革规划出台前，公立医院的治理结构包含医院理事会，其决策特权采用限制性列举的方式。此外，还有两个咨询机构：①医院医疗委员会旨在确保医师的代表性；②医院技术委员会 （Hospital Technical Committee，CTE）汇集了工会组织的代表。此后，2005 年 5 月的法令作为贯彻"医院 2007"规划的配套性立法文本，对医院的治理结构进行了显著改进，包括设立执行委员会（Executive Committee），汇集相同数量的管理及医师代表（包括 CME 主席），明确了医院理事会（Hospital Board）的构成及其职权范围，以及如何重组 CME 和 CTE 乃至举行联席会议。

该法令对医院的组织结构完全重新设计，将经过调整的临床科室视为"活动中心"。每个"活动中心"皆由医师负责，这些医师作为带头人是医疗委员会的当然委员（ex-officio members），至少要体现执行委员会中那部分医师的意见。所有医师带头人自动成为战略委员会（Strategic Committee）的成员，"活动中心"则由管理经理和医务辅助经理进行协助。相对于医院传统的科室结构，这种组织结构最主要的创新是"活动中心"有基于内部合同的管理和处置自主权，大多数公立医院也秉承了辅助性原则，即将医务管理相关的权限授权给"活动中心"：如员工招聘、小型设备和医疗药物的购买。从此，科室的带头人不必再对资源管理负责，但必须重新聚焦于他们的业务专长：护理的连续性、质量评估和医疗协议开发。"医院 2007"规划被视作一项真正的革新，但需要广泛的沟通和训练计划，加大了落实和执行的难度（Debrosse D.,2006）。对此，有批评指出该规划过于刻板僵化，某些措施如重组"活动中心"针对所有的各级各类公立医院，然而没有考虑到这些医院的规模和环境背景。总体而言，由于经济发展放缓，法国医保筹资赤字呈上升趋势，基于公立医院治理结构的服务效率仍有待提高，但进一步扩大公立医院自主权和提高运行效率的改革方向是明确的，目的是在同等筹资水平下提供更多更优质的服务。

4.7.2　基于医保模式的公立医院集团法人治理比较分析

目前，虽然世界各国医保制度不尽相同，但概括起来主要有四种模式：①普遍医疗型 / 税收筹资型，由国家承担医疗保障的绝大部分责任，以法国、英国、瑞典为代表；②社会保险型，实施缴费和待遇相挂钩的社会医保制度，以德国、日本、韩国为代表；③市场主导型，以市场运作为主、政府仅为老人和低收入者提供基本医保的模式，美国是典型代表；④储蓄基金型，主要通过强制性储蓄积累方式，满足居民医疗保障需求，以新加坡为代表。[1]

基于医保模式的公立医院集团法人治理比较分析如表 4-6 所示。

表 4-6 基于医保模式的公立医院集团法人治理比较分析

普遍医疗型： 英国联合体 （Trust）	法人属性：公法人，法律许可是具有运营自主权的实体，所属医院非独立法人。 董事会职责：决定集团经营战略、任命集团经营层等。 董事会组成：主席为兼职，其他董事中执行、非执行董事各半，执行董事为 CEO、集团医疗、护理、财政、发展或人力资源的主管，非执行董事为社会知名人士，主要提供咨询和建议
普遍医疗型： 中国香港医院管理局	法人属性：独立法人（公法人），所属医院均为非独立法人。 董事会成员：主要为非官方成员（企业家、专业人士、社区代表），以及若干公职人员和 1 名医管局行政总裁。 经营层：设立总办事处负责制定政策方向，统筹全盘策略规划、管治及支持。由行政总裁领导。 运营特点：所属医院进一步划分为 7 个联网，行政总裁依托总办事处各部门总监及 7 个联网总监管理整个集团
社会保险型： 法国巴黎公共医疗救助集团（38 家医院）	法人属性：公法人，所属医院非独立法人。 集团职责：重大决策、指导集团经营层、任命、考核所属医院的院长。 集团经营层：成立执行委员会，设总裁以及其他管理总监来管理整个集团。成立医疗指导委员会、技术指导委员会为经营层提供咨询和建议。 董事会组成：地方首长担任董事长，成员包括律师、社区代表、药学、护理、经济等管理专业，医学专家不占主导地位。 运营特点：所属医院进一步划分为 4 个依托大学医院集团（UHG）的医院群体，集团依托大学医院集团和本部运作管理部门对下属医院实施控制和管理

[1] 中共中央宣传部理论局 .《辩证看，务实办》[M]. 北京：学习出版社，人民出版社 . 2012

储蓄基金型： 新加坡保健集团	**法人属性**：私人有限责任公司性质，独立法人。所属医院仍为独立法人，但无独立董事会，医院院长（首席执行官）直接向集团董事会和集团总裁负责 **集团职责**：业务管理，即医疗质量管理；行政管理，即管人—聘任院长、管钱—预算管理、管事—集团的重大决策和发展方向。 **经营层**：集团总裁带领职能部门负责集团运作，向董事会负责。为提高效率，总裁与副总裁直接兼任集团最大医院——新加坡中央医院的总裁和副总裁 **董事会组成**：主要为外部董事，包括企业高管、大学教授、医生等，以及若干政府官员

4.8 本章小结

4.8.1 OECD 典型国家公立医院治理轮廓

OECD 典型国家通过以"法人治理"为核心的制度安排使公立医院管理体制从政府与医院合一转向公立医院（半）自主的模式，折射的是在欧洲持续了近三十年的辩论议题：决策权在政府与公立医院间分配的程度与方式。政府向医院下放决策自主权，不代表医院会因此产生自主性。理论模型涉及公立医院间竞争的"计划型市场"（Saltman & von Otter,1987），在公立医院体系内创建一个新的"内部市场"，或者引入"准市场"（Le Grand & Bartlett，1993），这些奠定了实践变革的基础。西欧典型国家公立医院改革和其他公共部门的改革一样，努力在设计、实施和成效等方面构建一个强有力的理论框架，探索"统一的情境"和清晰的"路线图"（Ditzel E, Strach P, Pirozek P., 2006）。

从英国、葡萄牙、法国等国家的治理实践来看，医院治理和相应立法呈现出双重特性——"企业式自主的目标"和"公共卫生政策的工具"。这与医院的固有特性有关。一方面，医院作为运营实体，在人事、财务等方面的自主程度或大或小，不一而同。另一方面，在其他领域，治理的法律框架着眼于保护股东及核心利益相关者的权益；在医疗领域，治理的法律框架更具实质性，同医疗机构的任务、财务和功能具有内在的关联性。

总体而言，英国、法国和荷兰等国家的医院治理经验在相当程度上揭示了某些具有共性的恒定因素，这也是很多国家包括中国医疗体系致力于探求的关键性成效：一是完善公平性，即通过整合地区的医疗资源向最需要的人群和社区倾斜，提高国民整体医疗保健水平；二是提高效率性，即适时调整治理结构和运行模式，提高公立医院自主权，强化医院院长的权力，着力解决医院能力不足和医疗财务体系低效率的问题，向患者提供更有效的、有价值的服务；三是增强回应性，即因应医院治理内外部环境的变化，注重运用市场机制满足患者个体差异化的需求及用户愿望。

此外，受所根植的社会思潮和文化传统的深刻影响，医疗体系深受国家及区域社会政策的影响，"路径依赖"于社会保障制度的演化。即便如此，西欧国家的政府部门、专家学者和医院的领导者都在着力通过法律手段使医院内部的治理结构和医疗治理过程与变动着的社会生态和医疗环境相适应（孙涛，范围，2013）。

4.8.2　国际上公立医院法人治理趋势

各国公立医院普遍建立了法人治理结构，沿循着如下路径，处在路径的不同节点上：预算单位→自主化改革（下放经营自主权）→法人化改革（引入企业化管理手段，所有权不变）。公立医院治理结构涉及医院所有者代表（政府）与医院之间的关系。健全的医院治理结构需要具备管理目标（目标管理责任制）、治理机构（理事会/董事会、监事会等形式）和竞争环境（绩效评估）等要素。治理结构从不同方面激励与约束公立医院。

一般情况下，单个医院不建理事会。这由于缺乏现实意义和操作性，若出资人代表单一，理事会组成人员将趋同。由大量非专业人员进入理事会，承担决策和管理医院的社会经济环境尚不成熟。需建立理事会的情形：①公立医院托管；②单个公立医院由多个国有出资人共同投资举办，此时理事会由出资人、托管方共同参与或者由多个国有出资人共同参与。

公立医院集团化成为主流趋势，成立医院集团成为一种潮流，医院集团的治理结构已经成为法人治理结构的一个重要类型。公立医院集团作为具有以资产为纽带的独立法人性质的集团，主要有两种：①单一出资人出资举办的公立医院集团，例如英国、法国、西班牙、新加坡等国的公立医院集团模式，我国上海的申康模式、香港的公立医院管理局治理模式也是这种；②多级政府（多级出资人）共同出资举办的公立医院集团。

4.8.3　对我国公立医院法人治理的启示

从国外公立医院法人治理实践来看，无论是托管模式、利益相关方治理还是新公共管理模式，在院长高管层之上都有理事会/董事会/治理委员会这样的决策议事平台，社会精英、医护代表、社区代表等多元参与已成趋势。政府将公立医院的管理权让渡给决策层，决策层除保留重大决策和监督权外，再将权力逐级让渡给医院管理者，以增强医院的资产聚和能力、提升资金使用价值，也实现了公立医院中观治理中的政府、决策层、管理者的逐级监督和激励约束，经历了一个权责分明而又环环相扣——从外接嵌入到自然融合的过程。

产权清晰是法人治理的前提条件。产权清晰是指公立医院财产的最终归属权清晰。由于公立医院的特性，不适合强调公立医院独立承担法人财产权，因为国家仍承担其债务的最终清偿责任。

两权分离——将公立医院的所有权与经营权适度地、规范地分离，是法人治理变革的焦点，这些模式都是围绕着这一焦点设计与展开的。因此不要拘泥于具体模式之争，黑猫白猫论的精髓依然奏效。所有权与经营权都应有各自完整履行职能的代表。政府塑造出资人代表机构，行使公立医院的所有权；将自主经营权下放给医院，明确院长对医院的日常管理、资产运作、医疗行为、公益性保障、医疗质量、学科建设、服务效率、控费等的管理责任。

有效的激励约束机制是法人治理落实的保障性条件。科学的绩效评价是激励约束机制的核心，是管理者聘任的重要依据。通过薪酬激励调动医务人员积极性，要兼顾受奖员工满意度与未受奖员工的心理平衡感，注意增资幅度合理性与资金承受力。一个组织若要进步，必须在扶持先进与鼓励后进之间实现平衡，同一个组织中的人必须既合作又竞争。CEO为首的高管必须考虑与综合利益相关者的意见、情绪与反应。

公立医院集团法人治理结构的国际探索对我国的启示如下。第一，加强集团的管理委员会等高级执行层的经营管理能力。政府下放医院经营自主权、绩效工资等分配权、人事管理权、医院内部机构设置权、副职推荐权、中层干部聘任权、人才引进权、预算执行权等。赋予院长更大的经营管理权。院长全权负责医院日常经营管理。各国实践表明，在某些突发情况下（如医院面临破产；医院因出现劣质服务而成为媒体焦点），政府会从各医院集中收回一部分经营管理权。第二，两权分离，决策层与经营层的权责划分清晰。一方面，医院管理者的经营自主权得到充分保证。经营层在契约确定范围内，通过市场化薪酬激励机制，充分履行职责，兼顾协调医院公益性导向和经营者个人利益。另一方面，董事会（理事会）结构多元。政府部门（含国资委人员）主导，多方代表组成（若由多级政府共同出资举办，自然要包括多级出资人），反映协调各方利益，医生作为独立力量参与治理。主要涉及对外投融资、资产重组兼并、资产处置等重大决策权议题。第三，集团采取专业化管理、规模化经营。如预算管理、绩效考核，如集团化采购、信息系统建设、双向转诊、资源的重组和合理配置。避免了单个医院建立董事会的法人治理结构的缺陷，非全职社会人士任职导致院长权力过大问题，政府直接委派官员作为医院董事长管理不够专业的问题。第四，建立科学的绩效评估体系和薪酬激励制度是公立医院激励约束机制中最为重要的要素。公立医院运营业绩难以通过市场来客观衡量。

传统"行政"部门与"事业"单位一体化的情境下，政府部门承担提供医疗卫生服务的职责，可通过对医院（预算制单位）的直接控制来追求部门目标。然而，当卫生服务被推向市场环境，医院被鼓励对市场激励因素作出反应时，关键性的部门目标可能受到威胁，这些部门目标包括公平性、成本控制以及弱势群体的服务可及性。政府必须通过加强信息发布、建立有效的管制和医疗服务合同框架等方式来弥补因缺乏直接控制造成的缺陷。医院越是贴近市场激励环境，这些补充性治理措施就越重要。由于增强医院自主性的改革将直接减少政府对医院的直接控制，间接控制机制就变得更为重要。政府在预算管理、采购、产出的监测、审计、通过法律框架审查反竞争行为和实施患者保护方面的能力，将在鼓励医院有效利用它们新获得的自主权方面发挥关键作用。

西班牙的五种半自治"模式"：公共医疗保健公司比公共医疗保健基金会的自主权更少，而公共医疗保健基金会的自主权又比基金会少，接下去是联合体，最后是行政化特许体。自上而下管理的公共医疗保健公司跟传统的公共拥有、公共管理的医院差别不大。然而拥有更多自主权的行政化特许体有时候则表现得像商业公司，它与公共部门的联系更少。政府通过这些公营造物（法定机构）分权来提升医院绩效是比较激进的版本。这几种分权模式中国也有尝试，也取得了一定效果，但是鉴于实践周期较短，这几种模式还有待长期的实践观察与充足的实证分析。

模式的生成、践行与取得成效不是随机的，在很大程度上是因为这种模式在当地的治理和管理环境中最容易成功，当地有滋养其持续推进成长的土壤。评价一项方案优劣的关键在于它是否能有效和可持续地解决现有体制存在的问题，主要考核具体目标的实现程度，路径可以因地制宜，不同模式之间也可以竞争。随着各地的探路摸索，好的模式会逐渐显现；也许还会有一些模式出现问题，需要进一步完善。

4.8.4　医疗纠纷化解的国际经验及启示

1. 美国

（1）法院诉讼解决机制

法律意识强是美国的一大特征，医疗纠纷出现后，诉讼是美国患者解决医疗纠纷的首选，在诉讼过程中，原告需要举证医务人员确实有过错。医患双方存在着信息不对称的问题，原告想要举证难度较大。在对责任与赔偿的认定方面，由医学专家给予意见，并由陪审团与法官进行裁决。赔偿金额方面，法律制度没有进行限制，赔偿金额和保险金额过高，会导致医疗机构负担加重。若事故多发，还会对其整体运营的顺畅性带来直接影响，不利于医疗行业良性发展。为了避免这一问题，很多地区对赔偿金额都有上限规定，从而降低医疗机构的负担。20 世纪 90 年代初，有研究者提出应构建健康法庭，令其作为法院系统的补充系统。卫生法院独立于普通法院系统，由专门的法官来受理事故赔偿问题。

（2）诉讼以外的纠纷解决机制

20 世纪 70 年代时，医疗纠纷越来越多，导致法院资源被过多占用，医疗秩序也受到了不利影响。基于此，美国开始构建多种医疗纠纷处理机制，从而作为诉讼的补充。

①谈判。谈判是医生和病人在自愿的前提下进行对话和讨论的过程。为了确定医疗纠纷的责任和赔偿金额，医生和患者可以进行协商，达成协议后立即执行协议。②预审委员会筛选制度。医疗纠纷产生后，医学与法律领域的专家构建审查委员会，对相关事宜展开调查研究，分析案件是否应提起诉讼，同时对于其诉讼判决提前作预测。最后，将决定转交患者，预审委员会出现之后，大大降低了法庭的重担，节约了法庭资源。③仲裁。仲裁是双方向仲裁机构提交争议并解决争议的一个有效模式。仲裁本身的执法权力决定了它的优势，对于医患双方而言，它都有一定的约束力。为了更好地解决医疗纠纷，在组织仲裁委员会时，会抽调有相关案例处理经验的人员构成委员会。对比诉讼而言，仲裁的方法更简洁，消耗成本也较少，是美国目前解决医疗纠纷的常用方法。④调解。调解的便捷性使其成为医疗纠纷处理运用较多的方式。在调解过程中，第三方会参与其中，对医患双方进行协调，并形成统一意见。调解的优势有：首先，其环境相对私密，医患双方的隐私可以得到有效保护；其次，通过调解进行纠纷处理不需要消耗过多成本；最后，对医疗纠纷的解决更加快捷。调解以平等和自愿为前提，有助于医患双方平等平衡。

2. 英国

在英国，假如患者觉得自己的合法权利在治疗期间受到侵犯或对医疗服务不满，可向医疗机构投诉。在接收到投诉后，相关的医疗机构派专业人员与其展开谈判。假如患者不满意的是治疗过程与结果，便有可能会展开独立审查工作。在与另一位独立非专业人士进行协商之后，根据相关调查内容，决定是否成立专门的团队，针对投诉展开研究，抑或是将投诉转交原医疗机构进行处理。假如患者对于最终的审查结果依然不够满意，可根据自身需求向医疗监察员进行投诉。当前英国在这方面的投诉程序中并不涉及医疗事故的赔偿，也不能完全解决医疗纠纷。假如患者要求赔偿，必须通过诉讼的形式实现。

3. 德国

20 世纪 70 年代，德国进入医疗诉讼高发期。这大大增加了损失和保险费用的成本，迫使医务人员采用保守的治疗方法。防御性诊疗影响了医疗技术的进步、驱逐了更切实有效的治疗方法。全国各地陆续出现了多个医疗纠纷调解中心以及医疗纠纷认定委会员，负责对医疗纠纷进行全面调查、解析成因，研判是否应进行赔偿。医学鉴定由评估委员会完成。如果出现了医疗纠纷，可由调解委员会或评估委员会出面。调解委员会的成员主要是律师和医生。调解过程始于患者将申请提交至调解委员会。委员会依据申请内容展开调解工作，最后的结果以书面形式送达患者。

4. 日本

（1）对话协商

对话协商的优点是不需要消耗过多成本，在医患双方达成共识的基础下，能够快速便捷地化解矛盾。但不足也较为明显，即整个协商过程中缺乏第三方，公平性无法保证。因此，这种方法运用较少。

（2）司法程序和法院调解

如若纠纷不能依靠对话协商解决，司法渠道谈判是人们的进一步选择。与一般情况相比，通过调解处理是目前运用较多的模式。这是由于医疗案件的证明较难，且诉讼时间长，诉讼费用高。在日本，司法程序中的举证责任由患者来承担，但从实践来看，患者顺利举证的可能性几乎为 0，换而言之，通过司法诉讼的形式解决医疗纠纷，患者落败率很高。因此，日本于 2001 年建立了专业调解委员会制度。专业调解即在进行调解时，会聘请专家参与其中，确保专业性的案件可以更公平高效地完成审判。评估师选自医疗行业专业知识和经验丰富的从业者。鉴于法官的要求，评估委员会将其意见以书面形式呈现，而其意见在诉讼时具有很强的法律效力，可助力诉讼。

（3）通过医师协会解决医疗纠纷

若上述措施都无法化解纠纷，可由医师协会来处理。日本医师协会以集体形式与保险公司签订合同。一旦发生医疗纠纷，医患产生争议，医疗协会便会适时出面，避免医患冲突升级。假如被保险人有必要赔偿，将由保险公司为其支付费用。纠纷出现后，患者索赔，而被保险医生接受了申请之后，将其转于协会，协会判断是否给予赔偿。日本医师协会与保险公司合力构建了调查委员会，对各种需要解决的纠纷展开实质性调查。委员会审议后确定是否给予赔偿以及应承担的赔偿金额。日本医师协会和保险公司将医生和患者集中在一个地方，并依据专家组给出的研判结果提出解决策略。

5. 启示

（1）充分发挥医疗纠纷调解委员会的作用

医疗纠纷调解委员会的作用不容忽视，以 T 市为例，从其调解委员会成立至 2018 年，共接待咨询案件 12 000 余件，完成了 4 650 起案件的全面调解工作，其中有 4008 起案件调解成功，调解成功率为 86.2%，其工作也得到了医患双方的高度认可。为高效发挥其作用，应优化其组织结构及资源配置，健全内部管理制度、完善内控机制，充实人才队伍；构建年度报告制度，及时向市司法局、市卫生规划局、市公安局等部门报告医疗事件来龙去脉、医疗纠纷调解处理进展，使各部门务实高效、有针对性地改进工作方法和治理准则。

（2）加强医患沟通

沟通是和谐医患关系的必经途径。目前的医学模型已不再是纯粹的生物医学模型。当前运用的最多的是生理—心理—社会学模式，在此模式下，医生一方面要治愈病人疾病，同时还要帮助病人缓解心理痛苦。在医患沟通的过程中，医生要把握正确的沟通技术，给予患者心理上的支持；要让患者感知到医生的细心、耐心和责任心，尽可能深入浅出地阐释病人的疾病状况，消除病人疑虑。双方的目标都是消除病灶、克服疾病，医患双方不仅仅是委托代理关系，不是简单地交易关系，是与疾病为敌、同仇敌忾的战友伙伴关系，是捍卫生命健康的共同体。

第5章 公立医院治理的理念重塑与路径选择

5.1 健康中国战略下的理念重塑

5.1.1 以全民健康管理理念引领制度安排

长期以来，医院被固化为治病救人的形象，医生的服务式态是守株待兔。全球医疗改革的趋势是把疾病管理和健康管理既作为公众权利，也作为公民责任。以慢病管理为例，把容易患上重大疾病的人群筛选出来，把院中服务提前到院前，让他们少生病，不生病；治疗出院后，定时随访，开饮食处方，引导健康生活方式。这就说明在基于未来的设计中，医院每个临床科室都应该有医师专门帮助居民防病，我们称其为健康管理医师。

"健康中国 2020"战略是卫生系统贯彻落实全面建设小康社会新要求的重要举措，以提高人民群众健康为目标，以解决危害城乡居民健康的主要问题为重点，坚持预防为主、中西医并重、防治结合的原则，采用适宜技术，以政府为主导，动员全社会参与，切实加强对影响国民健康的重大和长远卫生问题的有效干预，确保到 2020 年实现人人享有基本医疗卫生服务的重大战略目标。随着互联网个人健康实时管理的兴起，在未来传统的医疗模式也或将迎来新的变革，以医院为中心的就诊模式或将演变为以医患实时问诊、互动为代表的新医疗社群模式。未来将以健康中国战略下的全民健康管理理念引领制度安排，推进一体化无缝隙的现代化健康管理服务模式，使医生和医院实现最大价值。

5.1.2 转变办医理念：法人治理"分级决策"

公立医院改革不是改革公立医院，是改革政府对公共部门的治理。改革模式是多元的，但不论采纳何种模式，最为重要的是实质性地改变政府与医院的关系。法人治理结构的目的是为了让公立医院独立承担社会责任，围绕目标自主运行，但前提是政府需要放权。如果没有明确的分权，即便号称社会参与，也会形同虚设。现在公立医院的财权已经相当大了，最大的区别就是医院在人事上能否拥有独立的权限，这是公立医院能否法人化的标志分水岭，而这是和政治体制改革联系在一起的。

在完善法人治理结构上，深圳的探索有借鉴意义：法人治理要三措并举——通过政治、法治和管理的途径。第一，建立现代公立医院"出资人"制度。市医管中心代表市政府统一履行举办公立医院的职责。第二，设立理事会，兼顾代表性和专业性，通过部门的协调整合职权，来加强对公立医院治理的机制。由编办、发展改革委、财政委、卫生计生委、人力资源保障局、医管中心等政府相关部门以及社会知名人士为成员组成医管中心理事会，将原本分散的办医职能统一集中到理事会这一议事平台上。理事会割断了行政干预，给管理者管理自主权，给社会参与的空间。第三，依法治理，保障办医职能的法定性、独立性。针对医管中心之类的法定机构制定办法，要有章程，关键是明确主体、明确职责、明确谁来问责，说明不同主体的关系。第四，分级决策，抓大放小。医管中心转变对公立医院的管理方式，从过去直接组建医院领导班子去管理医院，转为委托名校、名院以及其他医院管理组织牵头组建医院管理团队。

5.1.3 转变管医理念：从粗放到精细 从分散到一体

政府重塑管医理念——"从粗放式到精细化，从分散化到一体化"，依法加强行业监管职能；落实出资人职责，推行统一的运营管理标准、服务标准和绩效考核标准，促进基本医疗服务标准化；同时分类制定各类医疗机构投入、运营和监督评价等政策标准，优化公共医疗资源配置，促进各医院专科发展的差异化。

建立专业化、精细化的公立医院运营绩效评价体系；与所属医院建立合约管理制度，每年签订综合目标管理责任书，明确以公益性为核心的医院运行管理目标。包括便民服务、质量管理、持续发展、费用控制、效益效率、员工评价等方面具体的、可测量的定量指标；以及落实制度、公益任务、规范行医、重点工作、行业评估、落实责任、廉政建设等定性指标。

开发公立医院综合管理信息化平台，通过信息化手段实现对各医院运行管理情况的常态化监控，促进医院从过去的粗放式管理回归到精细化管理上来，促进医院持续改进服务和管理绩效，在服务、质量、持续发展能力、效率、满意度和成本费用控制等方面的提升。

改革临床医师专业技术水平评价机制。以医生完成的临床操作质量、数量和难度为考核重点，建立综合考虑医生的科研能力、教学能力、学习能力、专业影响力、医患沟通能力、继续教育等因素的 4 层 N 级等级评价体系；逐步打破以论文、科研定水平的传统评聘模式，引导临床医生不断提升诊疗技术水平。

5.1.4　转变行医理念：诊疗标准化与服务人性化

推进基本疾病诊疗服务标准化建设。推动三级公立医院的信息标准化建设，实现医疗信息平台对接，三级医院之间的检验检查服务标准化管理，结果互联互通互认，减轻患者的负担。推进院感控制标准化体系建设。组织制定外科手术、新生儿病房、内镜室、消毒供应中心等院感防控指南，以及重症医学科、口腔科、新生儿科等院感质控标准。

中国的医疗质量管理往往因外部监管单位要求，多停留在病案的审查、药品的监督、设备设施的管理等方面，还没有进化至质量保证（QA）与持续改善的阶段。国外表现卓越的医院已进行全院性的质量改善活动，有 10S（整理、整顿、清洁、清扫、素养、节约、安全、服务、满意、标准化）、品管圈（QCC）、临床路径、循证医学、标杆学习等各种各样的活动，还包含行政、医技、临床、护理、后勤等各部门的各项工作。

推动国际医疗质量认证，试点实施国际医疗卫生机构认证联合委员会认证（Joint Commission Accreditation of Healthcare Oranizations，JCI）、澳洲医疗服务标准委员会（ACHS）认证，促进医院从过去注重规模扩张转向以人为本、优先关注质量和公平转变。完善医疗质量控制制度，建设临床质量控制中心。制定住院病人核心诊疗质量考核方案和医院运行指数指标体系，重点监控医院正确诊断、合理检查、合理治疗、病情沟通、手术安全等相关核心制度的落实情况。

在医院服务上，探索流程再造、错峰排班、健康卡、移动支付、网络健康管理等一系列让患者少排队少跑腿的便民惠民措施，改善患者就医体验。组建义工队伍，为就诊患者提供咨询、导诊、健康教育、心理疏导等服务，深圳市目前各医院医务人员中注册义工总数已超过 2 000 人，每年服务患者十余万人次，医务志愿服务已成为市医管中心系统的闪亮品牌。市儿童医院建立 Vcare 慈善体验空间，打造全国首家以医院为载体的儿童医疗救助公益信息港、公益服务体验空间。

打造综合性便民服务平台。设立标准化的门诊便民服务中心，为市民提供就诊全过程的咨询、导诊、协助挂号、满意度调查、投诉接待、纠纷疏导、检验检查报告自助打印、电子邮箱收取或快递到家服务等综合性、一站式服务。借鉴酒店管理模式，建立集病人服务、医事管理、后勤管理为一体的住院便民服务中心，让患者享受到整个诊疗过程的无间隙服务。

5.1.5 转变供给理念：从规模扩张到资源整合

我国以"医院集团"的形式出现的医疗合作网络，有些为地方政府外力推动与主导，具有浓郁的行政化色彩，以致"单摆浮搁，集而不团"，或者"马太效应，大鱼吃小鱼"。

国际上非常注重整合医疗供给系统和扩大地理覆盖，在城市地区间进行纵向医疗集团和横向医疗康复护理联合体的建设，推进上下游各机构间利益链整合。按照病种和业务条线，或基于地理区域，建立相互转诊体系和有效内在合作机制。英国等福利型国家注重大医院与社区卫生服务中心以区域规划为依据整合而成的医疗集团；综合性医院与专科医院以功能整合和资源共享为主要内容的医疗中心建设，以实现"优化医疗资源配置效率，降低成本、保证质量、方便就医"的目标。新加坡的医院合作网络，在政府指导下由多个医院、专科中心、社区多科诊所进行医院重组计划，有效避免过于市场化和过于行政化。

深圳在这方面亦有探索。深圳市卫健委组织市属医院结合自身优质资源和区位影响，联合区级和基层医疗机构，建设以基层首诊、分级诊疗、双向转诊为特征的医联体运行模式。市属医院已全面开展专科联盟等试点工作。如市眼科医院与大鹏新区在青少年近视预防、新生儿眼病防治及健康档案建立、重大致盲眼病防治、低视力康复等方面建立全面战略合作关系；市二医院分别与武警医院、龙岗区第二人民医院、龙岗区第三人民医院在肿瘤、骨科、妇科等专业成立医疗联合体，方便患者就近诊疗；市孙逸仙心血管医院也与13家网络医院建立了心血管疾病急救网络，为急性胸痛患者抢救赢得时间。市属医院与康复医疗机构实现了对脑卒中等8个常见病种的双向转诊、信息共享、医务人员柔性流动，取得区域内医疗资源统一配置、高效运作的可喜结果。

5.1.6 管理队伍转型：从医而优则仕到职业化

政府向公立医院管理层下放人事、分配与医院内部机构设置等决策权，以院长为核心的管理团队是否具备与这些权责相匹配的经营管理能力就尤为重要了。

1.欧美院长职业化特点及成因

欧美院长一般非医疗专业出身，由经济、工商管理或者法律专家任职，负责医院财务、人事和日常管理，不插手医疗业务。医疗业务由资深副院长等进行直接管理，院长助理负责行政后勤等事宜。相较于我国，院长在管理方面更具灵活性和主动性，主要原因如下。第一，医院有完备的能够保证医疗质量和高效开展医疗业务的科学有效的管理体系，有一套程式化的制度安排与操作规范，并有一支由临床科室负责人组成的专门负责医疗业务的管理队伍与一支职业化队伍。展开来说，以英国为代表的欧美国家由理事会负责医院宏观战略规划。执行理事包括院长（或称医院总经理）、财务主管、医疗主管、护理主管等。医疗部门负责人由全体医务人员从医师中选出，组成外科、药事等委员会，众多委员会构成管理委员会，医院大小事宜，先由管理委员会审核，再呈交院务委员会（由院长、副院长和院长助理等组成）讨论。第二，欧美国家由理事会治理医师团体（医师拥有契约式的相对自由的身份）。院长不管理医师的医疗业务，院长与医师团体是协作式关系。院长负责管理团队，职责任务相对宽松。第三，这些国家具有一套较为成熟的激励约束院长履责的准则与机制。第四，财政投入多，病人自付占比低，分级诊疗明晰有序，社区分担了不少医疗服务。作为居民健康守门人的全科医生执业前，都需经过非常严格的规范化培训。在取得医学本科学位之后，至少还需要 5 年才能获得职业资格。首先接受两年的基础培训，在不同的科室进行轮转，在 6 个不同的科室各实习 4 个月，或在 8 个科室各实习 3 个月，随后是长达 3 年的专业培训。全科医生还承担慢病管理和公共卫生的任务。由此，民众在社区往往就能有效获得预防、诊疗与康复服务，对全科医生信任度很高，不会蜂拥至大医院，大医院负荷也就没那么大。第五，政府与医院的关系（规制与监管）较规范。

2. T 市三级甲等医院管理队伍职业化调查

通过对 T 市 15 家三级甲等公立医院 257 名不同层级的医院管理者进行问卷调查，汇总信息反映出 T 市管理队伍的结构性特征：学科背景上，医学专业的多，管理专业的少；从职意愿上，偏好医疗工作的多，偏好管理工作的少；兼职的多，专职的少。反映出 T 市三级甲等公立医院职业化管理尚处于初级阶段，医院管理层尚未实现职业化管理的基本转变。

①性别比例：1 人未填。男性 112 人，占 43.75%；女性 144 人，占 56.25%。

②职务分布：5 人未填。院长 14 人，占 5.56%；书记 6 人，占 2.38%；副院长 5 人，占 1.98%；职能处长 92 人，占 36.51%；科长 135 人，占 53.57%。

③学历层次：22 人未填。博士 26 人，占 11.06%；硕士 65 人，占 27.66%；学士 109 人，占 46.38%；其他 35 人，占 14.89%。

④教育背景：医院管理人员中同时具有医学和管理学教育背景的 42 人，占 16.34%；仅有医学教育背景者 155 人，占 60.31%；仅有管理学教育背景的 35 人，占 13.62%；有 25 人既无医学教育背景，也无管理学教育背景，占 9.73%。

⑤从事管理岗之前的岗位类型：一直从事管理岗位的有 67 人，占 26.07%；来源于医生的有 84 人，占 32.68%；来源于护理人员的有 44 人，占 17.12%；来源于医技人员的 24 人，占 9.34%；来源于其他专技岗位的有 38 人，占 14.79%。

⑥从事管理工作年限：调查对象从事管理工作 1~5 年的有 74 人，占 28.79%；6~10 年的 78 人，占 30.35%；11~19 年的有 54 人，占 21.01%；20 年以上的有 51 人，占 19.84%。

⑦目前岗位：目前从事管理岗位的有 117 人，占 45.53%；管理与医疗技术专业岗位双肩挑的有 140 人，占 54.47%。

⑧对管理队伍职业化是否了解：4 人未填；135 人表示了解；118 人回答不了解。院级管理者已普遍认同职业化，但中层管理者对此概念还不是特别清晰。

⑨目前影响医院发展的主要因素（复合勾选题）：管理、体制与人才问题居前三位，有 5 人选择了其他，归因于医院文化、科研发展与社会问题（见表 5-1）。

表 5-1 影响医院发展的主要因素　　　　　　　　　　　单位：人

人才问题	资金问题	管理问题	体制问题	其他（请说明）
151（59.92%）	107（42.46%）	158（62.70%）	152（60.32%）	5

⑩最合适的医院管理人员职业化生涯设计模式（见表 5-2）。

表 5-2 职业化生涯设计模式　　　　　　　　　　　单位：人

上级厅局委派相关管理人员→职业化院长	卫生管理专业学历人员→医院管理培训→部门负责人→职业化院长	临床医学专业的业务人员（医疗专家等技术骨干）→医院管理培训→部门负责人→职业化院长	其他专业毕业生→医院管理培训→部门负责人→职业化院长	其他（请说明）
14	70	147	26	5

院级管理者和中层管理者普遍认为经过系统管理培训的临床专家是院长的最佳人选，所以无论是院长还是中层管理者，都积极支持开展职业培训。培训内容方面，院级管理者更注重战略层面的学习，普遍认为领导艺术、财务和人力资源管理等是必修的课程，中层管理者更需要的是技术和方法类的管理知识。目前的问题集中在内容重复更新慢、与实践应用不搭调，以及培训组织鱼龙混杂。根据处于不同阶段的管理者的工作内容和能力要求，有必要将内容有针对性地分为中级经验者和高级经验者两个阶段，设计符合其岗位工作内容和职业要求的模块和内容，并采取"系统的进阶式"培训模式。学习者可结合自己的工作需求、知识储备与学习能力，在同一级别的模块间选择性搭配，为自己量身定做课程套餐。

管理人员通过考核才可进入更高阶模块的培训。

3. 培训主题模块设计

结合我国医院内外界环境的实际情况，培训任务由类似医院行业协会性质的社会组织承担较为合适。培训组织应借鉴发达国家、地区医院管理培训课程与实际管理经验，联合国内外专家学者共同研发适应我国实际发展需求的"现代医院职业化管理研修班"精品课程；打造一批适应现代医院管理与发展需求的高级管理人才，提升医疗卫生行业的整体管理水平、理论素养，提高医疗卫生行业的可持续发展能力与核心竞争力。

培训课程可围绕以下模块开展。

模块一：行业政策热点。及时掌握政策动态，深入剖析政策内涵。比如：国家医疗体制改革热点问题研讨。模块二：医院管理。①医院创新经营、品牌与文化建设。品牌与文化是组织长期实践中凝聚积累的团队氛围、价值观，品牌与文化的建设将对组织的发展起到不可估量的推动作用。比如，医院品牌文化的策略与传播，医院发展阶段与文化的定位。②医院人力资源管理。以系统的人力资源理论代替传统人事制度，从人员流动与保障、学习型组织的建立等多视角丰富管理者视野。比如：医院职位分类和岗位设计、医院薪酬管理与分配制度改革。③医院财务管理。用财务数据分析医院经营状况和指导决策，实施有效的成本与风险控制。如投融资与资本运作。④医院公共关系与媒体应对。比如：医院公共关系的特征与传播媒介、医院危机预警与应急处理、医院突发事件的媒体应对策略。⑤构建和谐医患关系与医院法律实务。将医疗活动置于法律系统进行全面分析，在医学与法律互动的层面上考察医疗纠纷，有效预防医疗纠纷和处理医疗事故。模块三：管理素养提升，国学与领导智慧，领导力与执行力。

5.1.7　发展理念回归：公益性保障与竞争力提升

1. 城市公立医院公益性保障指标体系设计

如表 5-3 所示，"公益性"保障指标体系涵盖 3 项 1 级指标：提高医疗资源供给水平（3 项 2 级指标）；显著改善大医院看病难问题（5 项 2 级指标）；显著改善医院的优质服务水平（7 项 2 级指标）。

表 5-3 公益性保障指标体系

治理目标	指标名称	指标属性
提高医疗资源供给水平	直属医院实开床位总数（张）	预期性
	直属医院执业医生总数（人）	预期性
	直属医院医护比	预期性
显著改善大医院看病难问题	挂号、收费、取药窗口平均等候时间（分钟）	预期性
	预约诊疗服务预约比（%）：当期预约诊疗量/当期门诊总量	预期性
	市民健康卡使用率（%）：当期使用市民健康卡诊疗量/当期门诊总量	预期性
	门诊便民服务中心设置率（%）：当期开设的医院数/当期医院总数	约束性
	急诊预检分诊服务实施率（%）：当期实施的医院数/当期医院总数	约束性
显著改善医院的优质服务水平	出院后电话随访服务推广率（%）：当期实施的医院数/当期医院总数	约束性
	实现临床路径电子化管理的医院数（家）	预期性
	医学检验、影像检查结果互认项目数（项）	预期性
	市属医院总体每门诊次均费用、每住院次均费用年增幅（%）不包括健康体检人次和计划免疫人次	约束性
	药品收入占总收入的比例（%）	预期性
	卫生材料费、药品费占业务支出的比例（%）	约束性
	优质护理服务覆盖率（%）已覆盖的临床科室数/临床科室总数	约束性

2. 公立医院竞争力提升指标体系设计

新医改以来，党和政府对于公立医院的监管日趋严格，力图通过明晰公立医院的数量、规模和功能定位，建立起一套规模适度、衔接互补、运行高效的公立医院新格局。传统外延式扩展的路径依赖一旦被打破，未来大中型医院必将进入一个比拼专科核心竞争力的新时期。如表 5-4 所示，城市公立医院竞争力提升指标体系涵盖 3 项 1 级指标：显著提升医院的运行管理绩效（6 项 2 级指标）；显著提升医院的诊疗技术水平（5 项 2 级指标）；显著提升医务人员职业发展环境（4 项 2 级指标）。

表 5–4 城市公立医院竞争力提升指标

发展目标	指标名称	指标属性
显著提升医院的运行管理绩效	平均住院日（天）　剔除精神卫生专科医院	约束性
	病床使用率（%）	预期性
	每万元业务收入能耗支出（元）	约束性
	医院管理人员职业化培训率（%）	约束性
	电子病历系统功能应用水平	约束性
	单病种付费种类（个）	预期性
显著提升医院的诊疗技术水平	CD 型病例收治比例（%）	约束性
	建设市级医疗专业临床质量控制中心数（个）	约束性
	国家级重点专科 / 实验室数（个）	约束性
	省级重点学科 / 实验室数（个）	约束性
	高层次医疗人才总数（名）引进或培养；含海外高层医学人才	约束性
显著提升医务人员职业发展环境	科教经费开支达到直属医院预算总支出的比例（%）	约束性
	每百名在岗卫技人员 SCI 论文影响因子	预期性
	医疗执业责任保险参保率（%）：参保医院数 / 医院总数	约束性
	职工对医院管理的总体满意度（%）	预期性

5.2　临床用血质量安全监管路径优化

5.2.1　监管对象层面

1. 临床用血管理委员会应发挥实质作用

按照《医疗机构临床用血管理办法》第八条的规定，二级以上医院与妇幼保健院均应建立临床用血管理委员会，其职责为负责临床合理用血的管理工作。临床用血管理委员会的主任委员按照要求，应当由院长或分管医疗副院长来担任，成员则由输血科、医务部门、麻醉科及需要开展输血治疗的主要临床科室、手术室等相关部门的负责人组成。医务部门、输血部门负责临床合理用血的日常管理工作。

按照《医疗机构临床用血管理办法》第九条的规定，临床用血管理委员会或临床用血管理工作组应履行包括认真贯彻临床用血管理相关法律、法规、规章、技术规范和标准，制订本机构的临床用血管理的规章制度并监督实施；评估确定临床用血的重点科室、关键环节和流程；定期监测、分析和评估临床用血情况，开展临床用血质量评价工作，提高临床合理用血水平；分析临床用血不良事件，提出处理和改进措施；指导并推动开展自体输血等血液保护及输血新技术；承担医疗机构交办的有关临床用血的其他任务。

从上述职责来看，临床用血管理委员会或者临床用血管理工作组应对其所在医疗机构临床用血的管理担负全面责任。而从组成成员上来看，院领导及医务部门在临床用血管理委员会或者临床用血管理工作组中位置排在前列。综合来看，无论是职责还是能力，临床用血管理委员会或者临床用血管理工作组均应发挥实际作用。

参考实际案例，执法人员在对某三级甲等医院提出临床用血申请后未经上级医师核准签发备血案进行查处过程中，曾要求该院输血科严格按照《医疗机构临床用血管理办法》的要求审核用血申请，但效果不佳，后又因该院临床用血管理委员会不履行职责提出整改要求，院领导、医务部门立刻引起重视，最终实现整改。

2. 相关专业科室要保障运行功能

临床用血机构应将保障血液安全与完善输血科（血库）相关配置联系起来，应按照 T 市 2017 年《医疗机构输血科（血库）建设规范》的要求，结合其他法律法规、规范、标准的要求，从人、财、物三个方面全力完善输血科（血库）相关配置，保障输血科（血库）的正常运行。实际监管中发现，某些医院甚至连基本的具有有效执业资质的人员值班、将输血科人员奖金与用血量脱钩、配置专用储血冰箱等最基本的人、财、物保障都无法做到。

2014 年 5 月 9 日公布的《关于确定第二批公立医院改革国家联系试点城市及有关工作的通知》，确定了 T 市进入第二批公立医院改革国家联系试点城市的名单。国务院办公厅《国务院办公厅关于城市公立医院综合改革试点的指导意见》（国办发〔2015〕38 号）明确提出"公立医院逐利机制有待破除，外部治理和内部管理水平有待提升，符合行业特点的人事薪酬制度有待健全，结构布局有待优化"。目前 T 市已在 2016 年全面废除"以药养医"，在实现药品零加成的基础上，于 2017 年取消医用耗材加成。在此形势下，医疗机构内原有的所谓"盈利大户"均不再辉煌，原有科室之间以盈利能力论高下的环境已逐步改变，输血科（血库）的地位已有提升。加之近年血液安全的监管逐渐加强，临床用血相关的行政处罚力度逐渐加大，各医疗机构均在输血科（血库）上增大人、财、物的投入。

3. 管理升级首要依托专业人才培养

由于过去落后观念下输血科（血库）职责仅局限在存血、配血、发血，其中配血由于属于检验项目，需要由检验人员操作，所以输血科（血库）的主要人员基本均为检验人员。但随着 2012 年 8 月 1 日开始施行《医疗机构临床用血管理办法》，明确了输血科（血库）的主要职责，除去传统的存血、配血、发血职责外，"推动临床合理用血""协调临床用血"等需要与临床沟通、协调、合作的职责上升到了前列，而建立临床用血质量管理体系，更是需要对临床科室的用血直接进行管理、干预。

在这种职责转变的情况下，输血科（血库）旧有的检验学背景的工作人员已不足以胜任，迫切需要引进输血专业背景的专门人才。目前，T 市部分临床用血机构已开始探索引进输血专业人员，甚至安排临床医学背景人员进入输血科（血库）工作，作为输血医师进行培养。

4. 制度重完善更要重落实

临床用血作为直接影响患者人身健康、安全的行为，受到严密的制度管理，仅法律法规、规范标准要求必须建立并执行的各项制度就达十余种，如血液发放和输血核对制度、医务人员临床用血和无偿献血知识培训制度、临床用血申请管理制度、科室和医师临床用血评价及公示制度、临床用血不良事件监测报告制度等。但由于目前的监管手段仅能以制度是否建立及是否有执行痕迹来判断制度落实情况，难免浮于表面。加上部分大型医疗机构内部质量控制体系不完善或运行不畅，输血科（血库）的诸多制度一方面处于不受控的状态，即使是部分将临床用血相关制度纳入质控的医疗机构，也出现超出期限未更新等情况。完善内部质量控制系统，提高对制度运行的质控程度，做好制度培训，是切实提高临床用血管理的有效手段。

同时，临床用血管理涉及临床用血机构的多个部门，而输血科（血库）受限于所处位置，对于超出自身领域的管理行为认识有限，同时在临床用血的管理中也确实作用有限。这就要求临床用血管理应由临床用血管理委员会切实负责，以在全院形成功能完善、运行良好的临床用血管理体系而不应局限于输血科（血库）的内部管理。这就要求所有临床用血管理的相关制度要在全院做到知晓、熟悉、掌握、执行。避免因相关部门各自对使用血液的临床科室分头垂直管理，而出现的碎片化，也就是说，除一小部分涉及设备设施维护、档案记录管理等制度外，其他临床用血管理制度均应跨越多个管理部门、临床科室，在全院范围的临床用血管理体系中运行、落实。

5. 输血管理要持续跟踪改进

从患者层面，通过询问输血患者对输血方式的选择，及其知情同意情况，检查其经治医师的输血前告知与输血申请流程掌握的情况。检查过程着重评价输血申请、输血前知情同意等相关制度的执行情况。从医务人员层面，重点询问医师，询问内容应包含输血相关的制度与输血知识等，以了解全院输血培训情况。通过检查病历，还可询问相关经治医师，以了解其对输血适应症及相关指标的掌握情况。通过查看输血科保存的输血不良事件记录，可检查输血不良事件相关制度的落实情况。输血科（血库）层面，应重点检查其在整个临床用血管理中的双重作用，一方面要检查其在临床用血储存、发放等具体职责的完成情况，相关制度落实情况，各项记录是否及时、准确、可靠；另一方面要检查其在临床用血管理中是否起到发现问题、报告问题、解决问题的作用，在其可能达到的范围，是否起到良好的管理、协调作用。在管理层面，可查看输血管理委员会的相关文件，尤其是有关其职能的相关文件与包括会议在内的相关活动记录，对输血管理委员会下发的各文件，应检查其对临床用血管理的重要意义，是否包含有效整改措施，对于已实施的整改，是否跟踪持续改进的情况，有无实施效果的记录。

持续的跟踪检查，无须每次均对整个管理体系进行全面的大排查，应以对个案的跟踪检查为主，通过单一用血病例，跟踪用血申请审核、配血发放、取血输血、效果评价等一系列环节，来发现问题，并通过问题进一步跟踪整个输血管理体系的运行情况，重点对持续改进情况进行跟踪。

5.2.2 监管主体层面

1.完善基础工作统一行业标准

临床用血从出入库、用血申请、配血，最终到发血、输注，需要经过多个步骤，记录、填写多份文书。但由于行业标准的缺少，相关文书、记录及告知书等均无统一样式、要求。建议在没有明确规定的情况下，输血协会应发挥行业管理的重要作用，首先统一书面的各类文书、记录或其他标准文本。各临床用血机构可在规范、统一的标准文书、记录模板基础上，结合自身实际情况，增加细节或提高要求，以作为补充。如能实现，对临床用血的监管工作也是一大利好，能够有效降低临床用血监管工作的门槛，有利于减轻监管机构与临床用血机构之间的信息不对称，提升监管效率。

同时，从临床用血的长远发展来看，在各监管辖区乃至全国建立整体化的医疗机构运行监管信息网络是未来趋势，而当下采供血机构与临床用血机构之间、临床用血机构相互之间，所使用的输血信息管理系统尚无法交换数据，主要就是由于各个机构按照自身需求与成本考虑，自行选择了自认为适合的数据交换接口。在信息化不够成熟的过去，显现不出问题，但随着信息技术飞速发展，"互联网+"时代的到来，封闭的信息系统充其量只能算是一个单机软件，难以发展与进步。可见，统一数据端口是临床用血信息化发展的关键步骤。

同样，从监管机构的角度来看，建立统一的行业标准，一方面有利于直接提高临床用血机构的质量安全水准，另一方面还有助于各监管人员一线监督检查工作的开展。临床用血机构信息化建设发展到一定水平，则需要实现与监管机构间的数据对接，甚至可将监管记录直接即时存储在服务器内。

2. 行业内应多交流共进步

在现有的输血专业人才稀缺、部分中小临床用血机构内部管理水平较低、基层负责临床用血监督的执法人员能力不足的情况下，做好临床用血监管的相关培训尤为重要。目前 T 市输血质控中心、输血协会、部分临床用血机构均定期举办培训、交流活动，仅 2016 年度、2017 年度市输血质控中心举办了《医疗机构临床用血管理办法》专题培训会，《T 市医疗安全管理规范和实施细则》输血管理培训会，T 市医科大学总医院输血科还举办了第二届临床输血沙龙。并且目前的行业内培训、交流除了面向全体临床用血机构外，还向负责临床用血监督的部分基层执法人员开放，提升了整个行业内外的临床用血监管能力。

3. 信息化建设应避免各自为战

近年来，医疗机构管理信息化已成为一种趋势，但由于要求不同、投入不同，各地区、各机构之间的信息化水平参差不齐，发展并不均衡。同时，由于各自为战，各医疗机构分别自行投入开发信息化管理系统，一方面造成重复投入，另一方面数据接口难以匹配，如未来要求全部接入统一监管平台，难免需要重新开发，造成严重浪费。建议应由行业协会等组织牵头，按照统一标准规划、探索、开发功能完备并可互联互通的医疗机构管理信息化平台。可考虑按以下步骤实现。

第一阶段，建立包含血液申请、血液标本管理、配血结果反馈、血液发放登记等基本功能的初级临床用血管理信息系统，其应能保证实现以下目标：对输血申请进行审核并反馈结果；对血液标本接收、保存、报废进行跟踪；对配血结果进行反馈并记录于电子病历中；对血液入库、保存、发放核对情况进行登记保存；跟踪血液输注、不良反应及废血袋处理等等。在此初级系统下，已能确保血液的基本安全要求。

第二阶段，在一阶段初级系统的基础上，应增加输血适应症评估、输血后效果评价等功能，形成智能化的中级临床用血管理信息系统，用以保障血液的科学、合理使用，避免迷信"全血"或过度使用血浆等不合理用血的情况。利用智能化的分析手段，辅助输血科（血库）识别不符合输血适应症的用血申请，评价临床科室、医师的临床用血过程合理性，实现医疗机构内部临床用血使用的动态监控，为提高输血申请的合格率，制定更完善的输血效果评价标准体系，降低无效输血率提供可行的途径（陈麟凤，李卉，庄远，等，2015）。

第三阶段，在二阶段中级系统有效运行并形成固定标准参数的基础上，应完成与外部系统的数据交换。如与监管部门建立的电子监管平台实时交换数据，实现部分监管工作数字化、非现场化，或直接与相对应的采供血机构交换数据，通过临床用血的使用趋势，协助采供血机构对用血情况进行预测。最终提升监管效率，促进科学、合理用血，保证血液安全。

5.2.3　体制机制层面

1.探索新型公立医疗机构管办模式

目前公立医疗机构改革的重点之一就是公立医疗机构去行政化，促进公立医疗机构管办分开，如北京市的医院管理局模式、上海市的医院管理集团模式，均是管办分开的成功尝试。在此形势下，卫生行政部门在医疗市场监管中既当运动员又当裁判员的情况终会成为历史。公立医疗机构也将不再是卫生计生综合监督机构的"兄弟单位"，有利于形成决策、执行、监督相互制约又相互协调的权力结构和运行机制，有助于监管工作的开展。

同样，建立独立的医院管理集团统一管理公立医疗机构，卫生行政部门不再保留对医院的直接管理权，而医院管理集团可更深入地介入各公立医疗机构的管理运营。各公立医疗机构在医院管理方面自行探索、各自为战的情况可得到有效改善。简单以临床用血申请审核流程为例，各医疗机构不尽相同，执行效果也参差不齐，相应的，监管难度也较大。而建立统一的标准化管理模式，研发、使用统一的信息化系统后，各医疗机构在管理能力上均将达到统一高度，标准化的管理模式、统一的信息系统对于外部监管将更加便捷、高效。这也为未来实现全面的电子监管铺平道路。

2.打破现有体制给监督机构松绑

从行政部门来看，一般由卫生行政部门内设的医政（医管）部门负责采、供血机构和临床合理用血的管理工作。而直接与执法机构对接的综合监督部门并没有相关的血液管理职能，仅起到协调作用。属地管理原则下，所有采供血机构及临床用血机构均由区（县）级卫生计生行政部门及其下设的区（县）级卫生计生综合监督机构具体负责日常监管。市区（县）两级卫生计生行政部门之间并无直接的上下级关系，区（县）级卫生计生行政部门实际归属区（县）级人民政府。

从行政执法部门来看，一般由卫生计生行政部门下设的卫生计生综合监督部门负责血液安全监督执法。各地卫生计生综合监督部门一般最低设置到区（县）一级。同样，市区（县）两级卫生计生综合监督机构并非上下级关系。

在这种情况下，整个临床用血监管体系错综复杂，信息交换次数多、跨越层次多，信息传递效率较低。比如，目前采供血机构调整采供血范围、新增临床用血机构等均由市卫生计生委审批通过，对于审批、调整的具体情况市卫生计生委往往并未通知卫生计生综合监督机构，致使卫生计生综合监督机构对于调整、新增信息掌握不及时，存在监督执法覆盖不全、违法行为难以认定的风险，不利于监督执法的全面、准确、有效开展。

在现有的卫生计生行政部门既当"运动员"又当"裁判员"的情况下，如果无法实现管办分开，那么将"裁判员"职能独立也是一个办法。如将现有卫生计生综合监督机构中涉及医疗机构监督的职能提出，成立一支独立于卫生计生行政部门的行政执法队伍，负责行使医疗机构监督职能。

3. 发挥"反向"激励作用

2016 年，全国卫生行政部门依法对血液安全案例作出行政处罚 55 件，其中还包含采供血机构监督与临床用血监督两个专业的处罚案件。而同一年，全国范围内，对医疗机构或医务人员所作出的卫生行政处罚高达 37 279 件。对无证行医行政处罚 12 994 件。传染病防治监督专业依法查处的案件 26 645 件，其中作出行政处罚 26 638 件。可以看出，临床用血监督专业的行政处罚案件与其他卫生行政处罚案件从数量上明显相差巨大，当然，应将临床用血机构占总医疗机构比例较低这一情况考虑进去，但也从侧面反映出，临床用血监督的执法力度略显薄弱。

传统的激励制度注重正向激励，通过法律法规、宣传教育等多种手段正面要求各治理主体完成"指定动作"（例如要求医疗机构将医疗废弃物交由专门企业处理）。但显而易见的是，其忽视了具有一定的约束条件的激励环境。监管部门既要强调对于违法行为的事后惩戒，更要突出"事前违反"的制度成本，改变多元主体的行为约束条件，对多元主体的事前决策产生影响（贾开，2016）。

行政处罚及处罚结果的进一步利用，如行政处罚结果公示等，对于临床用血机构都是典型的"反向"激励行为。以目前各地纷纷采用的医疗责任险来举例，其费率调整并非固定，参照参保医疗机构上年度赔付总额及平均赔付额，来测评并调整该医疗机构下一年度费率（王卫东，宋科，李志远，2017）。在这种"反向"激励下，各参保医疗机构均采取各类措施，加强医疗安全管理，避免出现医疗责任赔付。行政处罚作为"反向"激励行为的一种，也应在临床用血监管中起到应有的重要作用，同样，行政处罚结果除了面向社会公示、作为医疗机构评奖评级参考等传统应用外，还需要进一步研究探讨，加强其"反向"激励的能力。

4.建立公益导向的绩效分配体系

医疗资源作为社会资源的一种，具有其特殊性质，相对于教育等社会资源而言，医疗资源对社会全体成员均为潜在的必需品。这就要求医疗市场开放、发展的同时，要保障公益性、普惠性的医疗资源投放，以满足绝大部分人群的需求。但我国目前仍处于社会主义初级阶段，虽然近年来在经济发展上已取得了一定成就，但受限于我国幅员辽阔、人口众多，地区之间发展并不均衡，人均卫生总费用仍远低于发达国家。根据国家卫生计生委《2016年我国卫生和计划生育事业发展统计公报》的数据显示，经初步核算，全国卫生总费用在2016年预计达到 46 344.9 亿元，在这其中政府卫生支出达到 13 910.3 亿元，而社会卫生支出达到 19 096.7 亿元，个人部分的卫生支出则达到了 13 337.9 亿元。从人均卫生总费用来看，则是人均 3 351.7 元，从占 GDP 百分比来看，总费用占比为 6.2%。

对于公立医院，在管办分离尚属于改革试验的情况下，全国绝大部分地区仍属于由政府任命院长，并相应赋予其权力来管理公立医院，这就体现了政府与院长间的"委托—代理"关系。同时，如同所有"委托—代理"关系一样，在某些情况下，作为委托人的政府与作为代理人的院长的目标可能并不一致。以一项调查的结果为例，该调查对随机抽取的两百名公立三级医院的院长进行了横断面调查，其结果显示出，公立三级医院 83.7% 的院长所最关注的问题其实是增加政府投入（黄菊，2017）。这项调查侧面体现了公立医疗机构全面回归公益化属性还有很长的路要走，而在这样的环境下，公立医疗机构同时也是大部分临床用血机构，由于输血科（血库）的相关收入难以达到其他临床、医技科室的平均水平，其相应的建设资金投入、管理精力投入也难免大打折扣。

5.2.4　依据技术层面

1.相关监管依据要与时俱进

1995 年到 2008 年之间，涉及采供血与临床用血的相关法律法规日趋完善，但 2008 年至今，相关法律法规却几乎没有更新过。除了法律法规之外，全国性的临床用血相关规范、标准也已经相当陈旧了，如 2000 年 6 月 2 日印发的《临床输血技术规范》、2012 年 12 月3 日发布的《血液储存要求（WS399—2012）》，很多规定都早已不适应现行的临床用血运行与监管，更别说引导、规范行业发展了。

第一，部分规定模糊不清，例如《临床输血技术规范》第十八条规定了，交叉配血在两人值班的时候应由两人相互核对，即使一人值班，也应在操作完毕后自己进行复核。但如何界定进行了相互核对，如何界定进行了复核，并无明确说法；《血液储存要求（WS399—2012）》作为强制性卫生行业标准，所有采供血机构与临床用血机构均应严格执行，该标准 4.1.5 规定了血液和血液成分应储存于专用储血冰箱，却未明确此"专用"所指，是指该冰箱专门用于储血之用，还是指专门设计用于储血的特殊冰箱。

第二，部分领域缺乏监管依据，例如脐带血造血干细胞库，作为新兴的一种特殊血站，按照《血站管理办法》，仍要遵守一般血站的种种要求，但由于其业务特性，又难以一一相符。同时，由于缺乏监管依据，在其违反规定或文件要求后，又往往缺乏予以处罚的相应法律依据。

第三，对于临床用血机构的监管缺乏更为有效的处罚手段，按照《医疗机构临床用血管理办法》的规定，对于临床用血机构违反《医疗机构临床用血管理办法》的几种行为，均须现场要求责令限期改正，逾期不改的，也仅仅是通报批评，并予以警告，只有情节严重或者造成严重后果的，才可处以三万元以下罚款。但又未明确规定何种情况符合情节严重。这就使得临床用血机构违反《医疗机构临床用血管理办法》的相应行为难以得到处罚。

第四，部分违法情形规定含糊，同样是《医疗机构临床用血管理办法》第三十五条第八项规定特别设立了"违反本办法的其他行为"这一违法行为，但这一含糊说法难以在行政处罚中予以利用，反而造成了行政处罚中的潜在"不履职"风险。

第五，部分规定客观上极难达到，同时也无意义达到，如《医疗机构临床用血管理办法》，其第四条明确规定，该办法对于各级各类医疗机构临床用血的管理工作均适用。同时，《医疗机构临床用血管理办法》全篇除第十条第二款对于不具备条件的医疗机构适当放宽至安排专人负责临床用血工作之外，并无任何对于不涉及输血治疗的医疗机构（尤其各类门诊部、诊所）排除义务的条款，而从实际来说，要求全部医疗机构遵守临床用血管理义务确实并无必要。

从上述情况来看，应尽快重新系统梳理《献血法》《医疗机构临床用血管理办法》及相关规范标准，逐步更新单个法律、法规、规范、标准，进而更新整个临床用血相关的法律体系。

2. 以"互联网 +"减少信息不对称

从近年来社会办医机构的运行情况来看，从最初的野蛮生长，到经过市场竞争、政府监管的洗礼，社会办医机构已逐步开始进入集团化、专业化、精细化的发展模式，部分社会办医机构甚至全盘引入部分公立医疗机构的管理、临床团队，从这种结果来看，社会资本进入医疗服务市场，已达到了扩充医疗服务覆盖的基本作用。但从市场地位、管理水平、医疗技术来说，社会办医机构仍处于劣势，公立医疗机构仍将长期占据主导地位。

2015 年 7 月，国务院印发了《关于积极推进互联网 + 行动的指导意见》，要求各个行业和领域利用互联网技术来提升产业发展水平和增强创新能力，以互联网思维来审视行业的价值链，对制定战略、构建业务流程和组织架构将起到重要的作用。医疗行业自然也积极响应，部分社会办医机构、互联网企业纷纷布局互联网医疗，试水远程会诊、互联网家庭医生等新兴事物。

而在此之外，应结合公立医院改革，发挥互联网 + 的优势，在引入社会资本之外，更应引入技术，应以政策鼓励的形式，邀请具有实力的互联网企业参与到公立医疗机构的改革中来，以互联网技术为工具，改造公立医疗机构管理、运行体系，通过互联网信息技术的应用，打破医疗信息壁垒，尽最大可能，让政府、医院、患者之间，院内管理部门与临床科室之间均能实现信息共享最大化，减少信息不对称所造成的不利影响。而不同医疗机构间的信息共享，将直接为社区卫生服务中心、独立检验机构、独立影像中心的发展提供便利条件，为分级诊疗、检验结果互认等提供技术支持。

大数据、人工智能等技术的应用，也将对政策制定、监管执行、管理调整带来深远影响，试想一下，一项事关医院管理，甚至行业发展的命令、政策，都将在完善的数据支持、模型分析下被自动提出，迅速而又准确。在此情况下，临床用血监管工作也将成为一种实时的后台监管，危害血液安全的行为将在发生时被记录、提醒，每一个单一行为都可在分析后对整个管理系统提出建议。把握互联网 + 的重大机遇，对整个医疗行业的监管与发展至关重要。

3. 技术升级促无缝隙监管

2017 年 7 月 8 日，天猫无人超市在杭州市中心正式开业，消费者进入超市后，需要通过支付宝或手机淘宝来直接扫码登入。相对于传统超市大量的工作人员，天猫无人超市整个购物区内都没有一个工作人员，消费者只需要挑选喜欢的商品并直接拿走即可，超市收银系统将会在出口处对商品进行自动识别，最终从消费者支付宝中扣取对应的金额，在这种模式下，既有效降低了经营成本，提升了消费者的购物体验，同时整个超市运行流畅，货品的进出均由系统自动完成，避免传统超市每日大量物损的情况。

与超市相比，临床用血在整个流转过程中，也具有大量相似之处，这也代表了无人超市的经验也可在血液的流转中尝试。目前，血袋上的标签主要由文字、条形码组成，从血液的采集、制备到入库、出库等一系列过程，均需要使用扫码枪对条形码进行扫码，以录入电脑系统。相对于过去的单纯人工清点、手写记录，当然有了显著进步，但随着近年来科技的进步，尤其是近场通信技术的发展，大量传统条形码标签早已升级为射频识别（Radio Frequency IDentification，RFID）标签。在此情况下，应建立相应政策，并由政府直接投入，以采供血机构为源头直接进行技术升级，将血袋条形码标签升级为 RFID 标签。同时，应建立完善新一代储血设备、血液操作台等相关设备的强制标准，将 RFID 标签读取功能、联网通讯功能加入，做到从采供血机构到临床用血机构，再到手术室、病房的无缝衔接，切实跟踪每一袋血液的踪迹与保存条件。同时，近场通信技术的应用，大大简化了原有的入库、出库程序，节省大量人力。而在配套程序的支持下，错误的血液在被拿出储血冰箱的一刻，即会及时报警，而血液在运送过程中如果进入错误的手术室或病房，仍会报警提示，直接避免了拿错、输错血液的情况。同样，血液流转中的技术升级，也将直接提升监管效率，将原有的痕迹监管直接进化为实时监管，这将会节省监管中的大量人力、物力，彻底改变传统监管模式。

5.3　口腔医疗机构监督管理路径优化

5.3.1　法律政策方面

BH 区卫生计生综合监督所监督管理辖区内口腔医疗组织及其从业者的执业环境与工作方式，督导口腔医疗机构持续改进卫生环境及治疗能力，保证治疗安全，有效保障消费者的基本权益。

1. 规范设置审批准入

依据《医疗机构管理条例》（2016），口腔医疗组织应拥有与从事项目相匹配的设备和相应的管理制度。灭菌相关设备和制度也应当有所规范。不管是综合医院口腔科或是私营口腔医疗组织，一定要有基础的灭菌设备和卫生管理制度，在审核《医疗机构执业许可证》的过程中，监管单位应当秉持着对群众负责的态度，按照规定执行工作，对未通过审查的，拒绝颁发证件。在对申请材料进行审查的过程中，须查明材料的真实性。

口腔医疗行业卫生管理规范主要有以下几个方面。

第一，基础卫生灭菌有关设备规范。重点包含：①一定要拥有非手动式冲洗龙头，避免洗手结束后出现污染；②一定要配置化学灭菌剂，对医疗物品和室内环境展开灭菌处理；③一定要拥有酶洗液与超声波清洗机，保证对治疗设备的完全清洁，保障设备的卫生处理效果；④一定要配置设备消毒器械，例如高压蒸汽灭菌装置，从而保障牙科手机等各种设备的清洁效果；⑤一定要配置空气灭菌装置，比如动态空气清洁设备、电子灭菌灯和紫外线灯等。

第二，设备数量符合规范。重点包含：各类治疗设备，应当关注消毒周期，在保障卫生处理效果的基础上，通过高压蒸汽方式或是干热法进行卫生处理的，应当结合每台治疗椅每天接待病人的频率，配置对应规模的清洗设备。这是由于消毒设备每次运作都要花费3小时。这个规定是为了保障设备应用的基本需求，尤其是对一部分运作周期短、频次高、卫生处理时间长的治疗设备，包括牙科二级等。每个牙椅应当配置4个成套的高压灭菌后的牙科诊疗设备，同时配置浸泡消毒设备20件。

第三，管理制度规范。重点包含：①建立对卫生处理结果的监察制度，包含消毒的生物检查、化学检查和工艺检查，以及对环境状况的微生物情况检查等，办法与频率应当符合有关规定，检查最终成果应当有文字记录；②推出完善的专业防护方式，从而保证员工自身的健康，包含对意外伤害的处置办法、防护器具以及防范性接种等，必须有明确的详细规定；③推出灭菌隔离制度，并且和自身的医疗项目相匹配，具有较强的使用效果；④口腔科室应当建立专业的灭菌检查小队，有专门从事卫生处理的员工，这些员工要协同制定灭菌相关制度、提供技术教学、开展灭菌内容培训和检查工作等，如有问题应尽早解决。

第四，内部规划要求。重点包含：科室内配备1个口腔诊疗台的，室内面积不能低于30平方米；配备了超过2个综合诊疗台的，每个诊疗台对应的室内面积不能低于25平方米。建筑内部构造应当符合相关规范，申请执业证书必须要提交室内的构造图像，同时审查者应当实地考察。设备清洗、医疗与等待区必须分隔开，一定要配备单独的设备清理区域，技工室应当单独设定，不和灭菌、治疗区域混合。室内每个口腔诊疗台的对应面积不能低于9平方米。

第五，灭菌隔离专业工作者的培训规范。口腔诊疗机构内一定要设立单独进行卫生处理工作的员工，开始工作前其应当进行过有关条文规定的培训，同时对相关的诊疗知识有一定了解。

2.严格执行年度校验

依据《医疗机构管理条例》（2016），床位数不超过100张的诊疗组织，审核获取的《医疗机构执业许可证》每年需要检验1次；床位数超过100张的诊疗组织，审核获取的《医疗机构执业许可证》隔3年检验1次。验证过程由初次登记的部门进行。此外还有规定提到，如果违背了以上内容，超出规定期限不验证《医疗机构执业许可证》依然进行治疗业务的，县级以上的人民政府相关单位需要向其提出在规定期限内提交验证手续的要求；拒绝接受检验的，没收其《医疗机构执业许可证》。《医疗机构管理条例实施细则》（2017）中也有明文规范，有关审核单位能够按照诊疗组织的具体情况延迟 1 到 6 个月进行审核，超过规定期限以后依然无法通过检验的，依法没收《医疗机构执业许可证》。

卫生计生综合监督所等监管主体不仅要审查有关资料，而且一定要实地审查。实地审查内容包含诊疗组织科室开办状况、员工个人状况、医疗废弃物的处理和卫生清洁消毒工作状况等。在诊疗组织每年一次的检验过程中，必须完全根据口腔治疗有关文件的规范增强实地考察力度，对口腔医疗组织在通过审核后内部条件出现变化未通过规范的应当延迟审核，要求其在规定时间内进行改正，到了规定期限依然未通过验证的，应当依法吊销其《医疗机构执业许可证》。经由对诊疗组织每年一次的检验管理工作，实现口腔医疗组织内部不同区域设备完善，工作程序规范，标识清晰，治疗过程规范化目标，尽可能防止出现感染的情况，保障医疗过程的安全性。

3. 提高发证门槛

BH 区口腔医疗组织目前存在的缺陷和有关管理单位对机构的审查力度降低存在关联。这导致了大部分口腔医疗组织在并不符合有关规定的条件下投入运作的状况。为了处理这样的状况，BH 区口腔诊疗产业相关管理单位在今后的工作当中应当根据相关规定对请求营业的口腔治疗组织展开严密的检查工作，机构内的员工一定要符合相关文件规定。如此不仅能让新开办的口腔治疗组织符合有关文件的规定，降低 BH 区口腔诊疗产业监管部门的工作压力，还可以提升口腔医疗组织负责人对待各种规定的重视程度，保障之后在运营时机构会继续严格按照有关规定运作。完善以执业准入注册、不良执业行为记录为基础的医疗卫生行业信用记录数据库。建立医疗卫生行业黑名单制度，加强对失信行为的记录、公示和预警。

4. 建立一户一档

当下 BH 区口腔医疗行业发展很快，并且不同机构的分布情况比较复杂。这就导致了监督管理部门的工作压力变大。在这样的条件下，BH 区口腔诊疗产业监管部门应当严格根据相关法律规范开展工作，对辖区内的口腔医疗组织开展审核，掌握所有的口腔治疗组织的运营位置、卫生处理状况等一线信息，同时构建完善的口腔治疗组织数据库，从而更加有效地对整个产业进行监管。不仅如此，按照目前建立起来的数据库信息，对没有在数据库中登记的违法运营的治疗组织展开处罚，进而净化整个行业的运营风气，保障群众的基本权益。

5. 进一步加强宣传医疗机构培训

深化口腔医疗机构管理者对口腔治疗相关制度的认识理解，应将技术指导与培训工作视为行业监管的基础性环节进行落实。依据"谁执法，谁普法"精神，执法监督人员也是普法宣传员，可通过上门宣传等方式保障各种培训工作的实际效果，对辖区内的口腔医疗机构管理者开展有针对性的集中培训，通过精心设计培训项目督导从业者重视各项医疗卫生安全制度，促使口腔医疗行业内形成主动学习、严格按照规定开展工作的氛围，增强医疗机构和医务人员依法执业的自觉性；营造依法执业社会监督氛围，保障群众身体健康。

5.3.2　外部监督方面

1.加大依法执业监督检查力度

依据法律规定开展工作并严格要求诊疗组织依法依规运营。一是定期引导口腔行业员工参加有关卫生处理工作的培训，规定每年的参与频率，尤其是在政府方面有新规定出台的情况下，更应当尽早开展培训工作。二是加大管理力度，卫生监督部门联合疾控中心等组织，尤其是要邀请口腔治疗方面的专家，共同构成监督管理小组依法定期检查辖区内的口腔医疗组织。三是增加惩罚力度。监管单位应对监管过程中出现的未能按照规定完成卫生处理工作或是消毒产品包装不符合要求、消毒产品超出使用期限等状况进行严惩，在严格检查的基础上促使医疗组织及时纠偏、对医疗过程中易发生污染的部分进行严格管理，对多次违反规定的组织可以考虑吊销其《医疗机构执业许可证》。四是培训注重实效。五是尝试构建积分制度、诊疗组织等级评估、负责人业绩考察、医疗保险偿付、机构评审与政策帮助等制度。

明确专项排查的两部分重点：①对基层医疗机构及其人员的执业资格的检查。检查各基层医疗机构是否严格按照《医疗机构管理条例》等相关法规开展与其功能任务相适应的诊疗活动、是否有超范围执业行为；卫生技术人员是否具备法律效力的资格和职称、非卫生技术人员是否有从事诊疗活动。②对基层医疗机构的服务行为开展检查。检查各基层医疗机构是否按照相关法律法规、规范性文件和技术规范的要求，建立健全并落实各项管理规章制度；是否加强医疗质量管理与控制、规范医疗文书的书写和保管、合理使用药品和医疗器械等。

定期开展基础知识笔试和执法技能竞赛，有效增强执法监督员的专业素质和人文素养，增强其法制政策宣讲能力、执法监督培训能力，实现严格规范公正文明执法；锻造爱岗敬业、热忱负责的工作态度，训练有素、担当奉献的精神面貌，团结效能、一丝不苟的工作作风，业务精湛、精益求精的工作能力，形成本领硬、作风正、业务通、视野宽、思维新、有情怀的学习型执法监督队伍，增强监督公信力与威慑力。

2. 加强卫生监测和监督抽检，积极构建信用监管制度

卫生监测和监督抽检是严格落实相关卫生规定的必要途径，促使口腔医疗组织查漏补缺，提升运营活动的安全性，保障自身和病患的基本权益。监管单位应注重宣传《消毒管理办法》（2018）等文件，加强口腔医疗组织对公共卫生的重视度和责任感。参考不良后果解析重要节点的思维方式，把管理重要环节当作避免感染情况出现的关键方法，抓住医疗机构工作的重要部分，追本溯源全流程无缝隙预防好控制好潜在隐患。对抽样检查发现的问题恶劣、多次暴露出问题的单位采取公开批评、失信记录和处罚等方式。积极构建以实施医疗机构信用等级评价、医疗机构和医务人员不良执业行为记分和医疗机构信用承诺为主要内容的信用监管制度。在医疗机构设置审批、执业登记、变更登记、校验等 4 个环节中实施信用承诺制。将信用管理嵌入卫生监督业务系统，开发信用评价、信用承诺、黑红名单、信用报告、信用修复等信用管理功能，实现卫生健康信用信息的归集、整合、报送及公示全流程自动化管理。

3. 推进在线监测技术在执法监督中的应用

贯彻落实《"健康中国"2030 规划纲要》《"十三五"全国卫生计生监督工作规划》，探索创新监管模式和监管手段，推进在线监测技术在执法监督中的应用，比如 2018 年 T 市监督中心下发了《医疗机构压力蒸汽灭菌效果在线监测应用试点项目研究第二阶段实施方案》。为严格落实方案要求，保证各试点区试点医疗机构实施质量，市监督所完成压力蒸汽灭菌效果在线监测应用试点项目督导工作。随着试点工作的深入，在线监测试点督导工作能及时反映试点工作中出现的问题，做到及时纠偏、及时总结、及时改善，为全年试点工作保质保量完成提供强有力的支持，切实使试点医疗机构提高压力蒸汽灭菌消毒效果，有效保障人民群众健康权益和提高医疗安全。

4. 完善社会监督机制打好基层医疗"攻坚战"

发挥行业协会、专业组织在行业治理、事中事后信用监管、信用管理制度设计、评估评价中的积极作用。及时公布各种重要资讯，确保信息真实、完整、准确，通过公示栏引导诊疗机构及消费者，畅通制度化的投诉渠道，构建和健全重要案例媒体公告制度，及时披露违反规定而未改正、造成严重社会影响的事件，执法必严、违法必究。及时向社会公开检查评估结果，引导消费者理性决策进行投票，促进政府职能部门与公民双向互动、合作治理。

贯彻落实以基层为重点的新时期卫生与健康工作方针，进一步加强对基层医疗卫生机构的监督管理。随着分级诊疗制度建设和家庭医生签约服务的推进，基层医疗卫生机构服

务功能逐步完善。监督检查采用重点抽查与专项排查相配合、主动发现与受理举报投诉相结合、单独检查与联合检查相结合的方式。协助监督员对市内重点区域的社区卫生服务中心、社区卫生服务站、街道卫生院等随机抽查，再对其中普遍存在的问题进行专项排查，复杂情况联合多科室、多部门共同检查。

5. 有序增强社会协管员的行政参与度

有序增强社会协管员的行政参与度——协助医疗卫生监督督导工作、参与普法培训等工作。执法监督员应为社会协管员解析协管人员责任追究案例、阐释医疗卫生行政处罚自由裁量权基准等问题、明确卫生监督协管的要求与技术；对协管员开展系列专题讲解与专项培训，如医保卫生联动中医疗卫生监督工作职责与落实方案、《医疗机构不良执业行为记分管理办法》《医师不良执业行为记分管理办法》等内容。

6. 联合多部门进行整治

BH 区口腔诊疗产业相关管理单位为更加有效地开展各项工作，能够以出台相关的政策的方式，探索不同的管理单位互相协作的具体方法，把各个部门的力量结合起来，对不符合有关规定从事运营活动的机构进行严格处罚。不仅如此，还可以利用多方力量例如市场管理单位、城管、环保部门等的通力合作，提升治理效能。多个单位联同进行针对口腔医疗组织的管理工作，对一直不符合有关标准并且不愿意进行改正的口腔医疗组织展开严格的处理。多部门联合进行整治，建立严格规范的医疗卫生行业综合监管制度，也是全面建立中国特色基本医疗卫生制度、推进医疗卫生治理体系和治理能力现代化的重要内容，形成全面的政府监督管理体制。

7. 加大对违法口腔诊疗机构的处罚打击力度

BH 区口腔医疗组织经由构建对应的管理惩罚措施，对违背口腔医疗组织有关规范文件的机构展开严格的惩罚，让这些人从内心深处不愿意再去违反相关的规范性文件。进而可以显著提高这些员工对待口腔医疗项目的严谨性，不仅如此，口腔医疗组织监管机构能够经由定期审查，对口腔医疗组织检查不过关的机构进行停业处罚等，净化 BH 区口腔医疗产业的整体风气，加强对口腔医疗组织的管理力度。

5.3.3 内部管理方面

1. 健全口腔诊疗机构内部管理制度

口腔医疗组织构建、完善和落实有关规定对防范和限制感染情况的发生非常有必要。所有诊疗组织都应当定期自行摸查整改，尽早构建与健全、落实各种诊疗质量安全相关的工作制度。应及时学习领会法律法规政策，按照自身开展的各种业务的具体状况，构建诸多有实用性的管理制度，包括医疗废物处理制度、专业设备维护制度、卫生处理情况监察制度、规范操作制度、感染事件处置制度和卫生隔离制度等。

综合医院口腔科应当在监管单位的引导下，针对自身具体状况构建由护理人员和医师共同构成的卫生工作专业监督检查小组，私营口腔诊疗机构也应当扩大内部员工队伍，力求增强组织营业的灵活性和稳定性。卫生监督管理部门应定期检验各项制度的落实状况，对操作人员予以指导，见微知著，防微杜渐。每月对高压蒸汽灭菌装置、物体表面、灭菌剂和手以及空气展开检验，审查发现卫生处理工作的缺陷盲点；贯彻落实患者就医测温扫码登记制度，防控病毒感染。

2. 科学合理设置诊疗布局环境

口腔治疗组织的内部构造应当和卫生学规定相匹配。例如应当有足够大的面积，让室内的设备卫生处理区域、治疗区域和等待区域被有效地分离开来，且定时通风换气，保持室内空气清新。

第一，等待区，也就是病患等待治疗的区域。能够专门设立一个房间，还能够设定在走廊上。但在这里等待的患者以及家属不可以随意走进治疗室，避免因为人们的聚集导致治疗区的空气被污染，并且也保障了整个治疗过程的安全和隐私效果。

第二，治疗区。治疗区不应当配备太多的治疗椅，并且应当把综合治疗椅放置在房间中央。假如实现不了这个要求，还能够选用 1.25 厘米的分隔板把不同医师的治疗区域分离开来。技工室应当为独立的房间。治疗区应当符合储存无菌设备的场所要求，在此还可以设立消毒物品专用存放室。

第三，设备卫生清理区域。一定要设定单独的口腔治疗设备卫生清理区域，并进行清晰的标识，如果有闲置的空间还可以考虑配备独立的灭菌室。灭菌室内污染物和灭菌物品之间应当是严格分离的，这个区域内应当设定分开的废弃物品放置区和污染物回收区以及灭菌预备区、灭菌处理区等部分，同时进行清晰的标识。在这个房间里各种物品不能从一个通道移动。在灭菌室当中，对储存、卫生处理、包装、上油和清洗等环节，应当保证从污染到洁净的单相流通，绝对不能出现逆流状况。在灭菌室操作过程中，物品应当从门口进入，通过窗口递出，或是在灭菌室内设立两个门，污染物从其中一个进入，灭菌完成后从另外的门送出。

第四，办公辅助区。能够设立卫生间、洗衣室、仓库、更衣室等辅助性功能房间。

3. 加强口腔医疗机构专职人员的配备和培养

本次分析的结论表明口腔医疗机构所拥有的人才资源非常有限，对诊疗手段的选择方式不多，特别是私营性质的医疗机构，内部的员工大部分来自发展较为落后的区域，还有一些是从其他医院退休的老员工，还包括一部分应届毕业生，因此在人力资源方面比较紧缺。因此口腔医疗机构内部员工展现出医师年龄偏大、整体知识水平不高、卫生处理专业人才匮乏等特征。

根据以上状况，口腔医疗机构想要开展好卫生处理工作，最为重要的是要吸引知识水平高、有相关从业经验的专门进行口腔治疗设备清洁工作的员工。这样的员工不仅要在工作上严格按照要求进行，拥有一定的知识基础，并且还应当具备一定的组织协调能力，如此才可以对口腔医疗机构内部开展的卫生处理工作以及卫生感染处置工作有一个明确、清晰的认识。但是目前，中国在口腔医疗机构中的任职员工水平参差不齐，并且普遍缺乏一个有相关工作经验的专业卫生处理员，所以目前口腔医疗机构方面应当注重对口腔诊疗设备卫生清洗工作专业人员的培训，鼓励这些员工主动去了解、学习有关制度，按照规范文件从事工作，自主学习、努力发展，同时还要为这些员工的工作打造一个优质的环境，降低口腔诊疗设备清洗员工的流通性，加强对口腔治疗设备的清洁工作的重视程度，加强口腔医疗机构感染预防工作。

4. 切实规范内部管理操作

口腔医疗机构一定要在设备清洁方面规范操作，对经过卫生处理的物品进行严格管控，对卫生清洁过程严格规范。口腔医疗机构内部员工一定要遵守以下卫生清洁工作的基本原则：灭菌的最佳方式是利用高压蒸汽灭菌装置、环氧乙烷灭菌方式或是严格定量的进行甲酸蒸汽灭菌操作，针对一部分比较珍贵的可以完全浸泡在灭菌剂里的设备能够考虑通过化学消毒法进行处理；任何会在病患口腔中使用的设备必须每次使用后都进行卫生处理。

第一，设备卫生处理的基础规范。口腔医疗机构应该按照下述规定进行处理：①灭菌操作以后的设备应当保存在干净的橱柜中，如果是暴露在空气中的应该放在洁净区域并加上盖子；②凡是和病患的体液有所接触的治疗设备，在传递到技工室以前一定要展开灭菌处理并且符合灭菌要求；③凡是要和人体的黏膜或是皮肤有所接触的口腔医疗设备，例如牙科镊子、探针以及口镜等口腔检查设备，以及各种用来辅助操作的物理测量设备和漱口杯、印模托盘等，在应用以前一定要符合灭菌标准；④凡是会和病患的血液、被破坏的黏膜接触或是要伸入人体内部组织的诊疗口腔设备，包括敷料、洁牙器、牙周诊疗设备、手术诊疗设备、把压设备、根管诊疗设备、车针和牙科手机等，应用以前一定要符合消毒要求。

被封装起来的，外包装上一定要标示清楚灭菌时间、使用期限，外包装破坏以后一定要在规定时间内使用。

第二，卫生处理器械的规范。口腔医疗机构应当符合下述规定：①应用高压蒸汽灭菌方式的，可以选择暴露式灭菌，也可以选择封装以后灭菌，推荐采用一次性高压蒸汽灭菌特殊包装把灭菌设备封装起来；②清洁完成后对设备展开注油等维修与保养，有利于设备寿命的延长，如有可能还可以购置全自动注油保养仪；③口腔设备使用完成以后需要马上展开彻底的清洁，推荐通过多酶清洗液以及超声清洗机处理牙科手机，有效去除内部污染。

干热灭菌重点用来对金属、油脂以及玻璃等材料的物品进行灭菌。灭菌方式是：温度在 160℃ 左右，时长为两个小时；或是温度为 170℃，时长为一个小时；或是温度为 180℃，时长为半个小时。

高压蒸汽灭菌重点用于对牙科手机进行清洁，为了防止灭菌过程对设备产生损耗，推荐的灭菌方式是：环境温度不低于 132℃，灭菌时长在 3~4 分钟间，盛放灭菌设备的器具不能是搪瓷盒或是一般的铝盒，应当用带透气小孔的容器盛放。

使用其他灭菌办法不管是灭菌剂还是灭菌装置，都应当有相关管理单位印发的审核通过文件，包括卫生许可批件等。

5. 加大相关硬件设施投入

（1）灭菌装置

在所有的灭菌区域里都需要配置一个高压蒸汽灭菌装置，用来对口腔诊疗设备进行灭菌。如果有可能，还可以选择干热灭菌器以及有定量加药设备以及温度调节设备的甲醛消毒灭菌装置、环氧乙烷灭菌装置和微波灭菌装置等。

（2）设备清洁装置

在所有的卫生处理区域都要配置一定的多酶清洗液以及超声清洗机，从而对内部构造比较复杂、不易清洗的设备进行完全清洁。

（3）器械数量要求

通过高压蒸汽灭菌装置以及干热方式灭菌的口腔设备，一定要按照每个综合治疗椅日常接待病人的数量与装置灭菌操作时长进行购置，并配置成套的设备，包含车针和牙科手机等，从而保证装置运作符合科室的实际要求，并且还要配置相应的容器，防止灭菌好的设备受到污染。

（4）空气消毒设施

治疗区内一定要配置电子灭菌灯或者紫外线灯，装置数量应当可以满足基础的灭菌需求。紫外线灯应当严格符合《消毒技术规范》（2017）规定，实现每一平方米不低于1.5 瓦的功率，紫外线光强度必须平方厘米高于 70 微瓦。如有可能可以考虑在治疗区配置一些动态空气清洁仪，便于在治疗室内有人的状况下，可以对空气及时展开清洁处理。

（5）洗手设施

不宜手动使用，减少触碰；可配备红外感应、肘碰或脚踏式设施。如有可能，应当配置烘干机。

5.4　医疗纠纷化解路径优化

5.4.1　界定政府职能，加强组织协同

1. 界定政府在医疗纠纷化解中的职能

早期政府一般会全面介入整个事件全权处理；当今政府开始秉持放管服理念，医患出现纠纷之后，医患双方自行协商或由第三方调解，抑或到法院进行诉讼。政府相关部门的角色定位日益明确。比如，公安部门职责重在避免冲突升级、维护秩序，司法系统以法律阐释与准确适用为己任。

当今医患纠纷的治理主体日趋多元，医调中心、医调委等第三方组织的作用显著增强。医调委、医调中心成为很多地方医患双方医疗纠纷调解的首选。发展社会组织，以相对"柔性"的治理模式来处理民事冲突，有助于摆脱治理困境（张晶，2016）。第三方调解组织的顺畅运转、可持续发展，需要政府提供制度保障和一定的财力支撑。

2. 正视利益诉求，统一调解标尺

构建多元主体调解模式对于医患纠纷的处理有诸多益处。在运转实践中，各主体的地位要平等，这和主体间信任度息息相关，有助于形成共识。参与方有自己的利益诉求，须精准找到各方的利益平衡点；调解人员应正视且深入理解各方的利益诉求。

医疗纠纷调解组织首先须谙熟纠纷调处的适用依据，以法律规章制度为前提，确保调解过程在相应的准则框架内进行，并且尺度统一，避免因人而异。相同情况不同对待，不同情况同样对待，都有失偏颇、有违公平公正的法治原则。针对内部存在异议的情况，应及时做好应对措施，避免分歧，宜由具有较高权威性的主体予以协调，建立专门的监督委员会，增强公正性、公信力。

5.4.2 完善医保体系，降低医疗费用

近年来，国内医疗卫生系统改革不断深化，患者及其家属对医疗费用的关注度也越来越高。建立健全医疗保障制度，发挥医保部门谈判及监控效能，保证医院医疗费用的合理性，可避免由于费用而引发的纠纷。

1. 分级诊断分级就医

分级诊疗是缓解看病难问题、促进病人有序分流的抓手，视病情轻重缓急选择合适级别的医院就医，可优化医疗资源的使用。在基层医院看轻微病、常见病和慢性病，基层药物目录日渐丰富，相关药物报销比例高于三甲医院；同时，限期、限量取药以防止病人囤药，既增强居民基层就医获得感，又防止过度用药，资源浪费；缓解大医院供需紧张的情况。

2. 探索多种支付方式提高医疗保险支付能力

推行疾病诊断相关分类（Diagnosis Related Groups，DRGs）支付方式。DRGs 支付方式首先对疾病进行筛查，明确疾病的临床路径，根据以往病案记录，对各组别疾病的实际住院情况及其所需费用进行统计分析。在统计时，势必要结合疾病谱中的疾病，对常见病和多种疾病进行排序，遵循"从简单到复杂"的思路，增加疾病的数量，逐渐扩大。医保部门、医疗机构与药品供应商应谈判，以集体带量采购方式促进药品质优价廉。

5.4.3 改变人事编制，提高人员能力

扩充医务人员队伍以提高医患比例。根据医患比和床位比设计更合理编制，同时向临床一线倾斜，解决一线人才不足的问题。

1. 加强基层医务人员队伍建设

对于长期在农村工作或在中西部地区居于第一线的基层医护人员，应给予他们更多的培训机会，同时制定更优惠的就业促进政策和在论文方面减少对基层医疗专业人员的要求。同时，对于在工作中表现良好的基层医疗专业人员，应采用激励政策来提高工作积极性。还可以通过媒体宣传其积极形象。

2. 加大对基层医务人员的投入

通过增加财政投入，提升基层医疗卫生服务机构的财政转移支付水平，增加基层医疗专业人员的收入。此外，在初级卫生保健服务机构内，可以实施收入分配制度改革，优化完善绩效工资制度，全面分析工作职责、工作绩效和实际贡献。

3. 引导各级医疗卫生机构与高水平机构进行合作

构建人力资源协作的长效机制，以"传、帮、带"、异地交流、远程指导等形式对水

平较低的医疗卫生机构予以人力资源援助，带动人才队伍发展。构建合作性医联体模式，以大型公立医疗机构牵头，多家民营医疗机构为节点，各社区卫生服务中心为基底，实现"人才流通、信息互通、设备共通"，依托信息化建设，促进优质医疗卫生资源的下沉、普及与共享。

4. 完善落实现代医院管理制度，建设"基于价值"的优质服务体系

在单位成本内追求更高患者获益，包括"更高性价比"的医疗服务、医药产品、医疗保障。中国特色价值医疗意味着医疗健康系统的绩效最大化，既不盲目追求医疗费用最小化而牺牲医疗安全与质量，也不热衷于追求创新技术应用而引发过度诊疗、不当诊疗。卫健委已对三甲、二甲医疗机构开启了系统化的多维度的绩效评估；医疗机构业已构建出较为完备的内部考评体系及激励机制；院、科两级质控员要切实负起质量安全监督责任，依照《中华人民共和国基本医疗卫生与健康促进法》等法律法规，确保医疗卫生人员遵循医学科学规律，遵守有关临床诊疗技术规范和各项操作规范以及医学伦理规范，使用适宜技术和药物，合理诊疗，因病施治，不得对患者实施过度医疗。

5. 加强医务人员能力培训 激发责任感和使命感

医疗机构须优化就诊流程，促进人性化管理，以精细化、集约化管理为患者节省时间精力成本；有针对性地开展专业知识业务技能培训，追求卓越、精湛的医疗技术；建立以医疗质量为基础的评估体系，保障医疗质量安全。激发医务人员责任感和使命感，改善服务态度，转变服务方式，促进医患沟通，增进医患双方的相互理解。同时加强医学伦理教育，从患者的角度出发，贯彻"以患者为先，提高服务质量"的理念。医院是医务人员与患者和患者家属关系最密切的地方，作为医务工作者，不但要提高诊疗能力，还要为患者营造温暖、安全的就医环境和人文的氛围，增强患者对医疗机构的信任和依赖，在这里找到疼痛的解药、精神的灵丹，赢得患者的尊重和信任。

5.4.4　减少利益冲突，以治理促管理

1. 合理规划医疗服务价格

医疗服务价格调整、医疗费用合理规划是新医改的一大重点。在市场经济不断发展的情况下，医疗服务价格的改革一方面要重视市场的自主调节作用，另一方面还要结合当前国家的相关政策，不再以政府定价的形式决定其价格，发挥市场在资源配置中的决定性作用，政府适时引导、调控与监管，确保医疗服务价格的合理性。

2. 健全医疗责任保险制度

在风险管理体系里，保险是重要的机制，运用十分广泛。医疗责任保险的投入宜进一步加大。首先，要加大医疗责任保险相关知识的宣传，尤其是对于当前已经实施了强制保险的地区（杨风寿，李婷，2017）。举例而言，对于保险解决责任主体方的部分风险要有明确的认知，对于赔付额度不能有过高要求，同时也避免保险方的责任被不合理加重。其次，丰富保险产品类型，对保险产品的开发加大投入，开发更多的险种，避免患者过分依赖医疗事故保险。保险机构应尝试创新保险品种，尝试研究由医患双方共同投保的险种，不仅医生要有专门的保险类型，护士、麻醉师等各个不同的责任主体都应有相应的责任保险产品。另外，还可以开发药品不良反应保险、输血意外感染保险等多种新型、细化的保险产品。加大对医疗责任保险费率的厘定投入力度，比如借助于数据库联网，实现医疗卫生数据的全面共享，确保费率厘定的科学合理（孔卫拿，郭淑云，2018）。

加快对国内医疗责任保险制度的完善，确保为国内医疗纠纷的处理提供良好的制度环境，从供给侧结构改革的大环境出发，结合政府职能的变化，切实了解当前社会治理体系对于制度的实际需求，加强对民生的维护，确保社会的和谐发展。从完善法律制度、提升保险公司的综合能力、加大财政支撑等多个层面着手，逐步健全国内的医疗责任保险体系。

（1）健全法律制度体系

强调强制保险的重要性。从其他国家和地区的经验分析可知，医疗责任保险对于纠纷的解决具有重要意义。因此应考虑将部分医责险视作强制保险，医疗机构要充分重视强制保险，并提前购买强制性保险。由于医疗技术与经济水平等因素的差异，可采取分阶段推广的模式。

对当前的规范进行全面整理与分析，确保规则应用具有较强、较高的一致性。当前国内有多个法律法规都与医疗保险服务有一定关系，但是其规范却存在着差异，规范和引入时间不同，不同规范的内容重复甚至冲突。以医疗通知义务为例，《医务人员法》第二十六条，《医疗事故处理条例》第十一条，《医疗机构管理条例》第六十二条，《侵权责任法》第五十五条，《医疗纠纷预防与处理条例》第十三条，通知的内容与对象并不一致，这些都导致实践过程中也存在着差异。

加快建立医疗纠纷非诉讼机制。重视地区医调委的全面建设，由第三方组织负责调解处医疗纠纷，加强对医疗纠纷调解机制的改革与创新发展，在调解体系中借助于保险中介机构的参与，令其作用得以充分发挥，确保调解可以得到更多的资源支持。

（2）完善医疗责任保险合同条款

采取强制责任保险的策略，将强制保险引入医患纠纷治理中，同时要求被保险人、初级医疗机构等及时进行投保，确保医疗责任保险可以更好地覆盖更多的人，尽可能做到全面投保。医务人员持有保单，同时其保费支付占比可适当低一些。针对被保险人而言，目前的保险合同中，通常都是将医疗机构视作为合同中的被保险方，都会对保险范围设置一定的索赔条件。应将医生、护士等都作为被保险人，同时，也可以进一步对实习生、外部专家等作为被保险人展开研究（张博源，2016）。

据目前的医责险合同，如果被保险人、医务人员在医疗活动中使用了假冒伪劣的药品或者是器械（高雪娟，2017），抑或是使用了被感染的血液制品等，保险公司将不对其所引发的后果负责。在此情形之下，保险责任与侵权责任两者便有了一定的关系，而执业医疗机构以及相关的工作人员也将会面临着更多的风险。依据我国侵权责任法中的相关规定来看，患者可向血液供应机构、器械与药品生产者或者是医疗机构进行合理的索赔。在实践中，患者往往寻求医疗机构的赔偿，从而更好地进行后期的诉讼，这也就导致了医疗机构所承担的风险被加大。从这一层面来看，可将这种情况也添加在保险理赔的可控范围之中。

（3）加强风险管控能力

保险公司要加强自身的风险管控能力，对医疗数据做好充分的挖掘与运用。保险公司利用研讨会、培训会、交流会等形式，收集医疗损害与医疗纠纷的多种案例、详细数据，对于医疗风险有更好地把控，从而制定有效的风险管理策略。构建医疗信息共享平台，实现保险机构之间信息的共享。同时，从美国法院对惩罚性赔偿的认识中学习，了解高额补偿激增的重要原因，对于医疗责任保险限额赔付的规则予以必要的澄清。举例而言，以人保财险责任保险合同而言，其实际的赔付额不得高于保单中所列示的责任。

（4）加大财政支持，完善医责险制度

财政要对医责险加大支持力度。首先，从保险公司层面来看，适当予以税收优惠，从而减少其公司的实际运作成本。其次，针对具体的保险种类给予补贴。一、二级医院以及乡镇医疗机构等有大量的医务服务者。引导基层医疗机构购买相应保险，合理防范风险（张莉，2015）。

5.4.5 积极引导舆论，树立良好形象

纠纷如果演变为危机势必会浪费社会资源。纠纷与冲突通常都与财产、生命方面的损失息息相关，为了尽可能降低消耗，首先应正视危机，将之视为查摆问题、查漏补缺、励

精图治的机会。传统的纠纷处理过程，政府往往借助于公安力量强硬地处理；如今医调委、医调中心介入，通常能运用客观中立的地位、娴熟的专业能力、保险等资源，巧妙平衡各方利益。医疗纠纷的起因通常具有明显的共性。基于案例与事实所分析出的结论对于后续类似事件的预防有积极意义（陈效林，2018）。政府应从社会建设、制度构建的高度对纠纷案件与危机事件追本溯源，提升源头治理、依法治理与综合治理能力。

附 录

附录一 T市BH区口腔医疗行业从业者调查问卷

调查问卷

女士／先生，您好！

非常感谢您能协助我们完成本次调查。本次调查的主要目的在于了解BH区口腔医疗机构监督管理情况，为BH区口腔医疗行业监督管理提供调查依据。本次调查采用无记名的方式进行，因此，本次调查的内容不会泄露您任何个人信息。同时，本次调查不会用于商业用途，请您在调查中，根据您的实际感受回答！

一、基本信息

1. 您的性别：（ ）

A. 男；   B. 女。

2. 您的文化程度：（ ）

A. 高中及以下；   B. 大专；   C. 本科；   D. 硕士及以上。

3. 您的从业时间：（ ）

A.1 年以内；   B.1~3 年；   C.3 年以上。

4. 您的参加卫生机构相关知识培训次数：（ ）

A.0 次；   B.1 至 2 次；   C.3 次以上。

二、单选题

1. 采购医疗器械或药品是否需要索取合格证或化验单。（　）

A. 需要；　　　　　B. 不需要。

2. 机构使用医疗器械或者药品必须标明厂名、厂址、保质期限以及下列哪些内容？（　）

A. 价格；　　　　　B. 生产日期；　　　　　C. 品名。

3. 您单位口腔科口腔器械热力消毒的温度和时间是多少？（　）

A.134℃，3分钟；　　B.121℃，20分钟；　　C.132℃，4分钟；　　D. 其他。

4. 您每年会主动体检和接受卫生知识培训取得健康证和卫生知识培训合格证吗？（　）

A. 会；　　　　　B. 不会。

5. 您认为参加培训对自己的卫生知识水平有没有提高？（　）

A. 有提高；　　　　B. 没有提高。

6. 您坚持上岗前、操作前、便后彻底洗净双手，消毒吗？（　）

A. 坚持；　　　　　B. 不坚持。

7. 口腔诊疗机构中要有防蚊、防尘设备，不得有苍蝇、蚊虫等病媒虫害。您单位是否设置紫外线消毒灯，并每天对机构内部进行消毒杀菌。（　）

A. 是；　　　　　B. 不是。

8. 您单位提供患者使用的非一次性医疗器械是否应定期消毒，是否一人一消毒。（　）

A. 是；　　　　　B. 不是。

9. 您单位是否建立传染病防治、疫情报告、医疗废物、生物安全等管理组织。（　）

A. 已建立；　　　　B. 未建立。

10. 您单位建立的传染病疫情报告等制度是否定期更新。（　）

A. 更新；　　　　　B. 不更新。

11. 您单位是否建立医疗废物处置等制度及应急预案。（　）

A. 已建立；　　　　B. 未建立。

12. 您单位是否开展综合评价自查。（　）

A. 已查；　　　　　B. 未查。

13. 您单位进入人体组织或无菌器官的医疗用品是否执行一人一用一灭菌。（　）

A. 是；　　　　　B. 不是。

14. 您单位是否重复使用一次性使用医疗器械。（　）

A. 是；　　　　　B. 不是。

在此，再次感谢您愿意付出自己宝贵的时间，帮助我们完成此次问卷调查工作，谢谢！

附录二　口腔医疗机构监督检查表

口腔医疗机构监督检查表

单位名称：

地址：

联系人：　　　　　　　　　　联系电话：

医疗机构（三级□ 二级□ 一级□ 未定级□）

人员情况：医师情况（高级□ 中级□ 初级□）护士情况（高级□ 中级□ 初级□）

技师情况（高级□ 中级□ 初级□）

检查项目	检查内容	检查情况	备注
口腔医疗机构规章制度完善情况	消毒隔离制度	是□否□	
	医院感染知识培训制度	是□否□	
	标准操作规程	是□否□	
	职业卫生防护制度	是□否□	
	消毒灭菌状况检查制度	是□否□	
	医疗废物处置制度	是□否□	
	人员岗位管理制度	是□否□	
	消毒产品采购、验收制度	是□否□	
口腔医疗机构环境布局情况	病人候诊区域设在诊室外	是□否□	
	设有诊疗区域、器械清洗消毒区域	是□否□	
	诊疗区域和器械清洗消毒区域分开	是□否□	
	器械清洗消毒区设污染区、清洁区、无菌区、标志清楚	是□否□	
	设立单独的技工室	是□否□	

检查项目	检查内容		检查情况	备注
口腔医疗机构诊疗环境卫生情况	每日对诊疗区清洁消毒		是□否□	
	每日对牙椅等清洁消毒		是□否□	
	诊疗环境和设备消毒记录		是□否□	
	诊疗区域环境整洁		是□否□	
	清洁消毒区域整洁		是□否□	
	每日定时通风或空气净化		是□否□	
口腔医疗机构器械、设备配备情况	牙科手机配备		是□否□	
	配备压力蒸汽灭菌器		是□否□	
口腔医疗机构设备使用、消毒、维护情况	备用牙科手机在消毒有效期内		是□否□	
	牙科手机是永久及时拆卸		是□否□	
	牙科手机使用后用酶洗液清洗		是□否□	
	牙科手机使用后采用超声波清洗		是□否□	
	牙科手机清洗后进行维护和保养		是□否□	
	备用牙科手机灭菌后包装符合要求		是□否□	
口腔医疗机构管理效果监测情况	备用牙科手机在消毒有效期内	工艺监测	是□否□	
		化学监测	是□否□	
		生物监测	是□否□	
	消毒剂浓度监测		是□否□	
	对使用中的消毒剂进行微生物监测		是□否□	
	空气、物体表面、医务人员手细菌监测		是□否□	

陪同检查人：　　　　　　　　检查人：　　　　　　　　检查时间：

附录三　T市公立医院管理队伍职业化调查问卷

调查问卷

尊敬的女士 / 先生：

您好！

十分感谢您填写此份问卷。我们希望通过这份无记名调查问卷，了解 T 市医疗卫生事业管理队伍现状及其发展需求。您的任何个人信息都将得到严格保密。希望得到您积极配合，认真、详实地填写该问卷，我们对您的积极参与和配合表示感谢！

问卷填写须知

1. 本问卷为无记名问卷，题目无对错之分。请根据天津市医疗卫生事业管理队伍的真实情况与您的工作感受，在相应的选项上打"√"，或在横线上填写相关内容。

2. 请将填写完毕的调查问卷装入专用信封，密封后交到项目组。

第一部分：基本情况

1. 您所在医院名称：级别：。

2. 您的性别：（1）男（2）女。

3. 年龄：岁。

4. 现任职务：

（1）院长；（2）书记；（3）副院长；（4）副书记；（5）职能处长（或）科长；（6）其他。

5. 学位：

（1）博士（2）硕士（3）学士（4）其他。

第二部分：对医疗卫生事业管理人员职业化发展认识

6. 您认为目前影响医院发展的主要因素是（可多选）：

（1）人才问题；（2）资金问题；（3）管理问题；（4）体制问题；（5）其他（请说明）。

7. 您对医疗卫生事业管理人员职业化是否了解？

（1）了解；（2）不了解。

8. 您认为现阶段医疗卫生事业管理队伍职业化建设是否完善？

（1）不完善；（2）勉强完善；（3）基本完善；（4）非常完善。

9. 您认为医疗卫生事业管理人员的最佳来源为：

（1）具有医疗卫生事业管理专业学历的人员；

（2）具有行政管理或工商管理专业学历的人员；

（3）临床医学专业的业务人员（医疗专家等技术骨干）；

（4）上级厅局委派相关管理人员；

（5）其他（请说明）。

10. 您认为您单位现有的医疗卫生事业管理人员能否胜任现阶段管理工作岗位？

（1）不能胜任；（2）勉强胜任；（3）基本胜任；（4）完全胜任。

11. 您所在单位的医疗卫生事业管理人员在下列哪些方面不能胜任现阶段管理发展需要（可多选）。

（1）人员数量；（2）年龄结构；（3）；知识水平；（4）专业能力；（5）学历结构；（6）职称系列及比例；（7）其他（请列明）。

12. 您认为国家对医疗卫生事业管理人员应给予什么政策支持（可多选）：

（1）设置管理技术职称；（2）提高收入；（3）建立培训制度；（4）建立准入制度；（5）其他（请说明）。

13. 您认为医疗卫生事业管理人员是否有必要设立管理职称？

（1）非常有必要；（2）有必要；（3）无必要。

14. 目前医疗卫生事业管理专业技术职称任职适用于人事管理、科研管理、医务管理、医保管理、质量管理的在岗专业技术人员，您认为这些专业合理吗？

15. 如果您认为不合理，你认为还应包括哪些专业？（多项选择）

（1）行政管理；（2）医疗安全管理；（3）教务管理；（4）其他。

16. 您认为医疗卫生事业管理专业技术职务任职资格评审条件应包括以下哪几个方面？（多项选择）

（1）学历；（2）资历；（3）学识水平；（4）实践能力（经历）；（5）业绩成果；（6）其他。

17. 您认为您单位医疗卫生事业管理专业职称晋升存在什么问题？该如何解决？

问题：   。

如何解决：   。

18. 如果没有管理职称是否影响医疗卫生事业管理人员的稳定与发展？

（1）影响很大；（2）有影响；（3）无影响。

19. 您认为现阶段对卫生事业管理人员是否有健全的绩效考评体系？

（1）是；（2）否。

20. 您认为医院职业化管理人员应具备的能力是（可多选）：

（1）管理能力；（2）创新能力；（3）决策能力；（4）协调能力；（5）沟通能力；（6）其他（请说明）。

21. 您认为现阶段对医疗卫生事业管理人员是否有健全的培训体系？

（1）是；（2）否。

22. 您认为医疗卫生事业管理人员需要专门培训吗？

（1）急需；（2）需要；（3）不需要。

23. 您认为医疗卫生事业管理人员需要培训的主要内容是（可多选）：

（1）医院管理学；（2）卫生管理学基础；（3）政治理论；（4）人文素养；（5）心理学；（6）领导艺术；（7）外语或计算机；（8）沟通；（9）其他（请说明）。

24. 您认为最合适的医疗卫生事业管理人员职业化生涯设计模式：

（1）模式1：医学专业毕业生——医院管理工作、医院管理培训——部门负责人——职业化院长；

（2）模式2：卫生管理专业毕业生——医院管理工作、医院管理培训——部门负责人——职业化院长；

（3）模式3：医学专业毕业生——业务工作——医院管理工作、医院管理培训——部门负责人——职业化院长；

（4）模式4：其他专业毕业生——医院管理工作、医院管理培训——部门负责人——职业化院长。

25. 请您对医疗卫生事业管理人员职业化建设发表意见和建议：

参考文献

[1] 罗兹.理解治理：政策网络、治理、反思与问责 [M].丁煌，译.北京：中国人民大学出版社，2020.

[2] 菲利普·库珀.合同制治理：公共管理者面临的挑战与机遇 [M].竺乾威，卢毅，陈卓霞，译.上海：复旦大学出版社，2007.

[3] 葛延风，贡森，等.中国医改：问题、根源与出路 [M].北京：中国发展出版社，2007.

[4] 莱斯特·M.萨拉蒙.政府工具：新治理指南 [M].肖娜，等，译.北京：北京大学出版社，2016.

[5] 李玲，江宇，等.中国公立医院改革：问题、对策和出路 [M].北京：社会科学文献出版社，2015.

[6] 任文杰.世界视野下的"中国模式"：医疗联合体模式的实践探索与管理创新 [M].武汉：武汉大学出版社，2014.

[7] 世界银行东亚和太平洋地区减贫与经济管理局.中国：深化事业单位改革，改善公共服务提供 [M].北京：中信出版社，2005.

[8] 王名.中国社会组织：1978—2018[M].北京：社会科学文献出版社，2018.

[9] 王兴.第四次全国口腔健康流行病学调查报告 [M].北京：人民卫生出版社，2018.

[10] 张安.推进事业单位改革，创新公共服务体制，聚焦中国公共服务体制 [M].北京：中国经济出版社，2006.

[11] 中共中央宣传部理论局.辩证看，务实办 [M].北京：学习出版社，人民出版社.2012.

[12] 陈麟凤，李卉，庄远，等 . 临床输血智能管理与评估系统的构建与应用 [J]. 中国输血杂志，2015，28（9）：1167-1173.

[13] 陈效林 . 自治组织视角的医患纠纷调解机制：基于启东医调委的案例研究 [J]. 中国行政管理，2018（4）：142-148.

[14] 陈啸宏 . 继续推进无偿献血，全面加强血液管理，努力开创我国血液管理工作的新局面 [J]. 卫生政务通报，2006（5）：1-12.

[15] 邓国胜，纪颖 . 从治理模式看公立医院改革：以无锡市为例 [J]. 国家行政学院学报，2007（2）：70-73.

[16] 范围 . 港大深圳医院管理制度创新的探索与实践 [J]. 中国医院管理，2019，39（1）：71-72，75.

[17] 范围 . 政事分开视域下的公立医院法人治理研究 [J]. 电子科技大学学报（社科版），2015，17（5）：5-11.

[18] 方鹏骞，苏敏，闵锐，等 . 中国特色现代医院管理制度的问题与对策研究 [J]. 中国医院管理，2016，36（11）：4-7.

[19] 方鹏骞，张霄艳，谢俏丽，等 . 中国特色现代医院管理制度的基本框架与发展路径 [J]. 中国医院管理，2014，34（10）：4-7.

[20] 冯占春，熊占路 . 公立医院治理结构变革引入利益相关者理论的必要性分析 [J]. 中国医院管理，2007，27（3）：11-12.

[21] 高雪娟 . 福建省医疗责任保险述评 [J]. 医学与哲学，2017（9）：54-58.

[22] 顾昕 . "健康中国"战略中基本卫生保健的治理创新 [J]. 中国社会科学，2019（12）：121-138，202.

[23] 官田田，单俊杰 . 网络与医患关系报道研究：以新浪新闻为例 [J]. 西部广播电视，2014（23）：40-41.

[24] 郭蕊，韩优莉，吴欣 . 公立医院法人治理结构改革的难点与挑战：基于利益相关者理论视角下的探讨［J］. 中国医院管理，2012，32（12）：1-3.

[25] 黄二丹，李卫平 . "管办合一"的体制困境：潍坊市公立医院治理改革分析 [J]. 卫生经济研究，2010（7）：12-15.

[26] 黄菊 . 院长最关注的改革重点：基于三级公立医院的调查 [J]. 中国卫生政策研究，2017，10（11）：41-45.

[27] 黄梅花，钟春梅，陈运生 . 口腔器械污染状况与消毒方法及其消毒效果观察 [J]. 中国消

毒学杂志，2013，11（1）：109-110.

[28] 贾开.激励与协调："实验主义治理"理论下的食品安全监管 [J].社会治理，2016（2）：50-59.

[29] 江捍平.深圳市公立医院法人治理结构改革探索 [J].卫生经济研究，2010（2）：9-11.

[30] 孔卫拿，郭淑云.社会组织参与医疗群体性纠纷的作用与机制研究 [J].中国卫生事业管理，2018（3）：182-189.

[31] 李博博.对我国医疗损害赔偿中举证责任的思考 [J].知识经济，2012（18）：22.

[32] 李乐乐.我国基本医疗保险支付方式改革研究：基于两个典型案例的探索性分析 [J].当代经济管理，2018（3）：75-82.

[33] 李卫平，黄二丹，龙江.调动院长积极性：完善公立医院自主化：成都武侯区人民医院治理结构分析 [J].卫生经济研究，2010（8）：9-12.

[34] 李卫平，黄二丹.以"管办分开"理顺公立医院治理结构：上海申康医院发展中心公立医院治理改革剖析 [J].卫生经济研究，2010（7）：5-7.

[35] 李卫平，黄二丹.公立医院法人化治理改革实践：浙江东阳市人民医院的法人治理结构 [J].卫生经济研究，2010（8）：5-8.

[36] 李卫平，周海沙.我国公立医院的治理结构分析 [J].中国医院管理，2005，25（8）：19-23.

[37] 李晓颖，代英姿.我国公立医院"法人化"的治理结构分析：基于互动治理模式的思路 [J].宏观经济研究，2013（8）：18-25.

[38] 李志刚，李斌，林峻，等.江西省卫生计生综合监督行政执法机构规范化建设现状与对策分析 [J].中国卫生监督杂志，2016，23（3）：242-245.

[39] 梁铭会，邓利强，王霞，等.公立医院法人治理结构改革三种主要模式分析 [J].中国医院，2007，11（5）：15-18.

[40] 梁铭会，李敬伟，王霞，等.我国部分公立医院治理结构改革实例 [J].中国医院，2007，11（5）：11-14.

[41] 刘波，王力立，姚引良.整体性治理与网络治理的比较研究 [J].经济社会体制比较，2011（5）：134-140.

[42] 刘晓美，潘国鹏.天津市医疗纠纷第三方调解的现状及对策 [J].卫生软科学，2015（11）：711-713.

[43] 吕兰婷，余浏洁.我国现代医院管理制度研究进展 [J].中国医院管理，2018，38（4）：1-4.

[44] 施敏，赵永冰."管办分离"模式下公立医院出资人制度的探索：以上海申康医院发展中心为例 [J]. 医学与哲学（人文社会医学版），2008，29（1）：4-7.

[45] 水克冬 . 我国的全民覆盖之路 [J]. 医学信息，2015（2）：1-2.

[46] 孙涛，范围 . 西欧的公立医院治理：基于英法荷三国的实证分析 [J]. 第一资源，2013（6）：101-102.

[47] 王诗宗，宋程成 . 独立抑或自主：中国社会组织特征问题重思 [J]. 中国社会科学，2013（5）：50-66，205.

[48] 王卫东，宋科，李志远 . 我国手术意外险与医疗责任险的区别 [J]. 中国卫生法制，2017（3）：58-60.

[49] 王兴伦 . 多中心治理：一种新的公共管理理论 [J]. 江苏行政学院学报，2005（1）：96-100.

[50] 夏少明，杨波，李萍 . 物联网信息化平台的临床用血管理模式探索与实践 [J]. 中国数字医学，2016，11（8）：75-78.

[51] 徐琨，杨敦干 . 建立以章程为统领的现代医院管理制度初探 [J]. 中国医院管理，2017，37（10）：1-3.

[52] 杨风寿，李婷 . 完善医疗责任险、缓解医患矛盾：基于医疗风险管理的视角 [J]. 重庆理工大学学报（社会科学版），2017（12）：45-53.

[53] 尤海菲，尹文 . 国内外输血医学教育初探 [J]. 中国输血杂志，2016，29（5）：535-538.

[54] 张博源 . 我国医疗风险治理模式转型与制度构建：兼评《医疗纠纷预防与处理条例》[J]. 河北法学，2016（11）：114-124.

[55] 张吉俊 . 新医改背景下甘肃卫生计生监督在公立医院综合监管方面的探索 [J]. 中国卫生监督杂志，2017，24（5）：15-20.

[56] 张晶 . 正式纠纷解决制度失效、牟利激励与情感触发：多重面相中的"医闹"事件及其治理 [J]. 公共管理学报，2016（1）：61-74.

[57] 张静，王虎峰 . 新时代现代医院管理制度的演进路径及政策衔接 [J]. 中国卫生政策研究，2018，11（1）：37.

[58] 张莉 . 医疗纠纷与赔偿责任体系建立：法国医疗赔偿制度最新发展及其启示 [J]. 行政法学研究，2015（5）：103-109.

[59] 钟东波 . 现代医院管理制度建设的两个基本问题 [J]. 中国卫生资源，2017，20（2）：83.

[60] 周倩慧. 南京市鼓楼区医患纠纷第三方调解案例研究 [D]. 南京：南京医科大学，2016.

[61] 朱光明. 关于政事分开的几点思考 [J]，中国行政管理. 2005（3）：55-58.

[62] ALEXANDER J A，WEINER B J，BOGUE R J. Changes in the structure，composition and activity of hospital governing boards，1989–1997：evidence from two national surveys[J]. Milbank Quarterly，2001，79（2）：253-279.

[63] HARDING A，PREKPR A S. Private participation in health services[M].Washington：The World Bank，2003.

[64] BALDING C. Strengthening clinical governance through cultivating the line management role"，Australian Health Review，2005，29（3）：353-359.

[65] BARROS P，JORGE J. Portugal：health system review[J]. Health Systems in Transition，2007，9（5）：126-140.

[66] BARROS P P，Health policy reform in tough times：the case of Portugal[J]. Health Policy，2012，106（1）：17-22.

[67] BENHABIB S. The claims of culture：equality and diversity in the global era. [M]. Princeton：Princeton University Press，2002.

[68] BLUMENTHAL D，EDWARDS N. A Tale Of Two Systems：The Changing Academic Health Center：Premier teaching institutions in London and Boston faced challenges during the 1990s—and adapted to survive[J]. Health Affairs，2000，19（3）：86-101.

[69] BOSANQUET N.The health and welfare legacyin Britain from 1997 to 2007[M]. Cambridge：Cambridge University Press，2008.

[70] BOSCH X. French health system on verge of collapse，says report[J]. The Lancet，2004,（9406）：363-376.

[71] BRAITHWAITE J，TRAVAGLIA J F. An overview of clinical governance policies，practices and initiatives[J]. Australian Health Review，2008，32（1）：10-22.

[72] BRICKLEY J A，VAN HORN R L，WEDIG G J. Board structure and executive compensation in nonprofit organizations：Evidence from hospitals[C]//Organizational Economics of Health Care Conference，Simon Graduate School of Business Administration Rochester，NY. 2003.

[73] BRUCE A，JONSSON E. Competition in the Provision of Health Care：The Experience of the US，Sweden，and Britain[M].Aldershot：Arena，1996.

[74] CADBURY A，CADBURY C A. Corporate governance and chairmanship：A personal

view[M]. New York: Oxford University Press, 2002.

[75] CADBURY S A. The corporate governance agenda[J]. Corporate Governance: An International Review, 2000, 8（1）: 7-15.

[76] CAHS.Resultados da Avaliação dos Hospitais SA – SumárioExecutivo da Comissão de Avaliação dos Hospitais SA[R].Lisbon: Evaluation Commission of Hospital Companies, 2005.

[77] LISTER E, CAMERON D L. The Role of the Board in Assuring Quality and Driving Major Change Initiatives Part 1: Maintaining Organizational Integrity[J]. GROUP PRACTICE JOURNAL, 2001, 50（6）: 12-21.

[78] CUERVO A, VILLALONGA B. Explaining the variance in the performance effects of privatization[J]. Academy of management review, 2000, 25（3）: 581-590.

[79] SAPPINGTON D E M. Incentives in principal-agent relationships[J]. Journal of economic Perspectives, 1991, 5（2）: 45-66.

[80] DEBROSSE D. New Governance. Creation of an executive committee and regrouping by centres[J]. Hospital, 2006, 8（2）: 45-46.

[81] Department of Health. Equity and excellence: liberating the NHS[R]. London: The Stationery Office, 2010.

[82] Department of Health. Liberating the NHS: legislative framework and next steps[R].London: The Stationery Office, 2010.

[83] Department of Health. Delivering the NHS plan: next steps on investment, next steps on reform[R].Department of Health London, 2002.

[84] POWELLW W, DIMAGGIO P J, The new institutionalism in organizational analysis[M]. Chicago: University of Chicago press, 2012.

[85] DITZEL E, ŠTRACH P, PIROZEK P. An inquiry into good hospital governance: A New Zealand-Czech comparison[J]. Health Research Policy and Systems, 2006, 4（1）: 1-10.

[86] DIXON A, STOREY J, ROSETE A A. Accountability of foundation trusts in the English NHS: views of directors and governors[J]. Journal of Health Services Research & Policy, 2010, 15（2）: 82-89.

[87] DRUCKER P. What business can learn from non-profits[J].Harvard Business Review, 1989(7): 88-93.

[88] DUCKETT S J. A new approach to clinical governance in Queensland[J]. Australian Health

Review，2007，31（5）：16-19.

[89] DUNCAN-MARR A，DUCKETT S J. Board self-evaluation：the Bayside Health experi-ence[J]. Australian Health Review，2005，29（3）：340-344.

[90] DUNLEAVY P，MARGETTS H，TINKLER J，et al. Digital era governance：IT corpora-tions，the state，and e-government[M]. Oxford：Oxford University Press，2006.

[91] FAMA E F. Agency problems and the theory of the firm[J]. Journal of political economy，1980，88（2）：288-307.

[92] EECKLOO K，VAN HERCK G，VAN HULLE C，et al. From Corporate Governance To Hospital Governance.：Authority，transparency and accountability of Belgian non-profit hos-pitals' board and management[J]. Health Policy，2004，68（1）：1-15.

[93] European Commission.White Paper on European Governance[R].Brussels：European Commis-sion of the European Union，2001.

[94] FERREIRA D，MARQUES R C. Did the corporatization of Portuguese hospitals significantly change their productivity？[J]. The European Journal of Health Economics，2015，16（3）：289-303.

[95] FERREIRA D C，MARQUES R C，NUNES A M. Economies of scope in the health sector：The case of Portuguese hospitals[J]. European Journal of Operational Research，2018，266（2）：716-735.

[96] Human Development Department. Four Nation Survey：Latin America and Caribbean Re-gion[R].the World Bank，2007：44-50.

[97] FRANCIS R. The mid-Staff ordshire NHS foundation trust independent inquiry，January 2005–March 2009[R]. London，The Stationery Office，2010.

[98] GARVEY G T，SWAN P L. The interaction between financial and employment contracts：a formal model of Japanese corporate governance[J]. Journal of the Japanese and International Economies，1992，6（3）：247-274.

[99] GEROWITZ M B，LEMIEUX-CHARLES L，HEGINBOTHAN C，et al. Top management culture and performance in Canadian，UK and US hospitals[J]. Health Services Management Research，1996，9（2）：69-78.

[100] GOLDEN B R，ZAJAC E J. When will boards influence strategy？Inclination × power= stra-tegic change[J]. Strategic management journal，2001，22（12）：1087-1111.

[101] GOODSTEIN J，GAUTAM K，BOEKER W. The effects of board size and diversity on strategic change[J]. Strategic management journal，1994，15（3）：241-250.

[102] HAM C，HUNT P. Membership governance in NHS foundation trusts：a review for the Department of Health[M]. London：University of Birmingham Press，2008.

[103] PREKER A S，HARDINGA L. Private participation in health services[M]. Washington：The World Bank，2003.

[104] HARFOUCHE A.Hospitals transformed into enterprises–impact on efficiency analysis：a comparative study[R]. Lisbon：Institute of Social and Political Sciences，Technical University of Lisbon，2008.

[105] HM Government. Health and Social Care（Community Health and Standards）[S]. London：National Archives，2003.

[106] HM Treasury. Managing public money[EB/OL].http：//www.hm-treasury.gov.uk/psr_mpm_index.html：2009.

[107] HOFSTEDE G. Culture's consequences[M]. Beverly Hills：Sage，1980.

[108] HOFSTEDE G. Cultures and organizations[M]. London：Harper CollinsBusiness，1991.

[109] HOWELL B. Lessons from New Zealand for England's NHS Foundation Trusts[J]. Journal of health services research & policy，2004，9（2）：104-109.

[110] JOHN K，SENBET L W. Corporate governance and board effectiveness[J]. Journal of banking & Finance，1998，22（4）：371-403.

[111] 美国医疗机构评审联合委员会（JCI：Joint Commission International）.医院评审：应审指南 [M].4 版 .北京：北京大学医学出版社，2013.

[112] SICSIC J，LE VAILLANT M，FRANC C. Intrinsic and extrinsic motivations in primary care：An explanatory study among French general practitioners[J]. Health Policy，2012，108（2-3）：140-148.

[113] JORGE J.Portugal: health system review[J]. Health Systems in Transition，2017，19（2）：1–16.

[114] KARANIKOLOS M，MLADOVSKY P，CYLUS J，et al. Financial crisis，austerity，and health in Europe[J]. The Lancet，2013，381（9874）：1323-1331.

[115] KLEIN R. Big Bang Health Care Reform：Does It Work？：The Case of Britain's 1991 National Health Service Reforms[J]. The Milbank Quarterly，1995：299-337.

[116] KLEIN R. The First Wave of NHS Foundation Trusts[J]. British Medical Journal，2004，328

（7452）：1332.

[117] KRUIJTHOF K. Doctors 'Orders：Specialists' Day to Day Work and Their Jurisdictional Claims in Dutch Hospitals[C].Rotterdam：Erasmus University Press，2005.

[118] BILODEAU N，LAURIN C，VINING A. "Choice of organizational form makes a real difference"：the impact of corporatization on government agencies in Canada[J]. Journal of public administration research and theory，2007，17（1）：119-147.

[119] LE GRAND J，BARTLETT W. Quasi-markets and social policy[M].Basingstoke：MacMillan Press，1993.

[120] LYNN JR L E，HEINRICH C J，HILL C J. Improving governance：A new logic for empirical research[M]. Washington：Georgetown University Press，2001.

[121] LEE S Y D，CHEN W L，WEINER B J. Communities and hospitals：social capital，community accountability，and service provision in US community hospitals[J]. Health services research，2004，39（5）：1487-1508.

[122] LINDLBAUER I.，WINTER V.，SCHREYÖGG J. Antecedents and consequences of corporatization：An empirical analysis of German public hospitals[J]. Journal of Public Administration Research and Theory，2016，26（2）：309-326.

[123] MAGNUSSEN J，VRANGBAEK K，SALTMAN R. Nordic Health Care Systems：Recent Reforms and Current Policy Challenges：Recent Reforms and Current Policy Challenges[M]. New York：McGraw-Hill Education ，2009.

[124] MARINI G，MIRALDO M，JACOBS R，et al. Giving greater financial independence to hospitals—does it make a difference？ The case of English NHS trusts[J]. Health Economics，2008，17（6）：751-775.

[125] MARTÍN J，LÓPEZ DEL AMO GONZÁLEZ M.Organizational and managerial innovations in the National Health System[M]. Madrid，Spanish University Press，2003.

[126] MEYERS S. Cultivating trust：the board-medical staff relationship[J]. Trustee：the journal for hospital governing boards，2008，61（10）：8-12.

[127] Monitor. What we do[EB/OL]. http：//www. monitor-nhsft.gov.uk/home/about-monitor/what-we-do. London，2010.

[128]Monitor. Phase one—SHAled trust development phase[EB/OL].http：//www.monitor-nhsft. gov.uk/home/becoming-nhs-foundation-trust/how-assessment-process-works/phase-one-sha-led-

trust-development）：2010.

[129] MONKS R，MALDEN M A，MINOW，N. Corporate Governance[M]. Blackwell Publishers，2013.

[130] MORAIS NUNES A，CUNHA FERREIRA D，CAMPOS FERNANDES A. Financial crisis in Portugal：Effects in the health care sector[J]. International Journal of Health Services，2019，49（2）：237-259.

[131] NQF（National Quality Forum）.Hospital governing boards and quality of care：a call to responsibility[EB/OL].http：//www.quality forum.org：2004.

[132] The European Commission.State of Health in the EU·Portugal·Country Health Profile[R]. OECD，2019.

[133] OLIVER A，MOSSIALOS E. European health systems reforms：looking backward to see forward？ [J]. Journal of Health Politics，Policy and Law，2005，30（1-2）：7-28.

[134] TIEMANN O，SCHREYÖGG J. Changes in hospital efficiency after privatization[J]. Health care management science，2012，15（4）：310-326.

[135] OPSS. Spring report 2009 of the Portuguese Health System Observatory：reasons for continuing[R]. Lisbon：Portuguese Health System Observatory，2009.

[136] OPSS. Spring report 2008 of the Portuguese Health System Observatory – Portuguese health system：risks and uncertainties[R]. Lisbon：Portuguese Health System Observatory，2008.

[137] MILGROM P，ROBERTS J.Economic of Organization and Management[M]. Englewood Cliffs：Prentice-Hall Press，1992.

[138] PERELMAN J，FELIX S，SANTANA R. The great recession in Portugal：impact on hospital care use[J]. Health Policy，2015，119（3）：307-315.

[139] PETTIGREW A M. On studying managerial elites[J]. Strategic management journal，1992，13（S2）：163-182.

[140] PHUA K H. Attacking hospital performance on two fronts：network corporatization and financing reforms in Singapore[J]. Innovations in health service delivery：the corporatization of public hospitals，2003：451-485.

[141] PIERRE J，PETERS B G. Governance，politics and the state[M]. London：Red Globe Press，2019.

[142] POINTER D D，ORLIKOFF J E. Board work：Governing health care organizations[M].

Hoboken：Jossey-Bass，1999.

[143] PREKER A S，HARDING A.Innovations in health service delivery：the corporatization of public hospitals[M].Washington，The World Bank，2003.

[144] RAPOSO V. Hospital governance – a conceptual and methodological proposal for the Portuguese case[C]. Coimbra：University of Coimbra Faculty of Economics，2007.

[145] RECHEL B，WRIGHT S，EDWARDS N. Investing in hospitals of the future[M]. Copenhagen：WHO Regional Office Europe，2009.

[146] REIS M，COSTA C，MENDES R，et al. The funding system and incentives in Portuguese hospitals[C]//BMC Health Services Research. BioMed Central，2010，10（2）：1-2.

[147] BOGUE R J，HALL C H，LA FORGIA G M. Hospital Governance in Latin America[J]. Washington DC：World Bank，2007：536.

[148] SALTMAN R B. Melting public–private boundaries in European health systems[J]. The European Journal of Public Health，2003，13（1）：24-29.

[149] SALTMAN R B，VON OTTER C. Re-vitalizing public health care systems：A proposal for public competition in Sweden[J]. Health Policy，1987，7（1）：21-40.

[150] SCALETTI A. Evaluating investments in health care systems：health technology assessment[M]. Cham：Springer，2014.

[151] SHLEIFER A，VISHNY R W. A survey of corporate governance[J]. The journal of finance，1997，52（2）：737-783.

[152] SMITH P C，MOSSIALOS E，PAPANICOLASI，et al.Performance measurement for health system improvement：experiences，challenges and prospects[M]. Cambridge ：University Press，2009.

[153] SMITH K G，SMITH K A，OLIAN J D，et al. Top management team demography and process：The role of social integration and communication[J]. Administrative science quarterly，1994：412-438.

[154] SMITH P C，ANELL A，BUSSE R，et al. Leadership and governance in seven developed health systems[J]. Health policy，2012，106（1）：37-49.

[155] STOLZENBERG E A. Governance change for public hospitals[J]. Journal of Healthcare Management，2000，45（5）：347-350.

[156] SUNDARAMURTHY C，LEWIS M. Control and collaboration：Paradoxes of governance[J].

Academy of management review，2003，28（3）：397-415.

[157] VAN DOEVEREN V. Rethinking good governance：Identifying common principles[J]. Public Integrity，2011，13（4）：301-318.

[158] WASEM J, GREB S, OKMA KGH. The Role of Private Health Insurance in Social Health Insurance Countries[M]//SALTMAN RB, BUSSE R, FIGUERAS J. Social health insurance ssystems in western Europe. Berkshire: Open University Press, 2004.

[159] WEIL T P. Governance in a period of strategic change in US healthcare[J]. The International journal of health planning and management，2003，18（3）：247-265.

[160] WEISBROD B A. To profit or not to profit：The commercial transformation of the nonprofit sector［M］. New York：Cambridge University Press，1998.

[161] WEST M A，ANDERSON N R. Innovation in top management teams[J]. Journal of Applied psychology，1996，81（6）：680.

[162] YOUNG D R，HOLLISTER R M，HODGKINSON V A. Governing，leading，and managing nonprofit organizations：new insights from research and practice[M]. New York：Jossey-Bass，1993.

[163] DE CONTAS T. Relatório Global de Avaliação do Modelo de Gestão dos Hospitais do SEE—Período de 2001–2004[J]. Relatório，2006（20）：1.